国家卫生和计划生育委员会"十二五"规划教材
全国高等医药教材建设研究会"十二五"规划教材
全国高职高专院校教材

供检验技术专业用

临床检验基础

第4版

主　编　龚道元　张纪云

副主编　张家忠　郑文芝　林发全

编　者（以姓氏笔画为序）

尹卫东（河北北方学院）　　　　　　张家忠（襄阳职业技术学院医学院）
石青峰（桂林医学院附属医院）　　　陈少华（广州医科大学卫生职业技术学院）
刘　艳（邵阳医学高等专科学校）　　林发全（广西医科大学第一附属医院）
严家来（安徽医学高等专科学校）　　郑文芝（海南医学院）
李　红（四川中医药高等专科学校）　胡志坚（九江学院临床医学院）
李　晖（北京卫生职业学院）　　　　姜忠信（青岛大学医学院）
张式鸿（中山大学第一临床学院）　　胥文春（重庆医科大学检验医学院）
张纪云（山东医学高等专科学校）　　龚道元（佛山科学技术学院医学院）

人民卫生出版社

图书在版编目（CIP）数据

临床检验基础/龚道元,张纪云主编.—4版.—北京：人民卫生出版社,2015

ISBN 978-7-117-20086-8

Ⅰ.①临… Ⅱ.①龚…②张… Ⅲ.①临床医学-医学检验-高等职业教育-教材 Ⅳ.①R446.1

中国版本图书馆CIP数据核字(2014)第287439号

| 人卫社官网 | www.pmph.com | 出版物查询,在线购书 |
| 人卫医学网 | www.ipmph.com | 医学考试辅导,医学数据库服务,医学教育资源,大众健康资讯 |

版权所有,侵权必究！

临床检验基础
第4版

主　　编：龚道元　张纪云
出版发行：人民卫生出版社（中继线 010-59780011）
地　　址：北京市朝阳区潘家园南里19号
邮　　编：100021
E - mail：pmph @ pmph.com
购书热线：010-59787592　010-59787584　010-65264830
印　　刷：北京盛通印刷股份有限公司
经　　销：新华书店
开　　本：850×1168　1/16　印张：17
字　　数：468千字
版　　次：1997年10月第1版　2015年1月第4版
　　　　　2018年1月第4版第6次印刷（总第34次印刷）
标准书号：ISBN 978-7-117-20086-8/R·20087
定　　价：49.00元

打击盗版举报电话：010-59787491　E-mail：WQ @ pmph.com
（凡属印装质量问题请与本社市场营销中心联系退换）

全国高职高专检验技术专业第四轮规划教材修订说明

为全面贯彻党的十八大和十八届三中、四中全会精神，依据《国务院关于加快发展现代职业教育的决定》要求，更好地服务于现代卫生职业教育快速发展的需要，适应卫生事业改革发展对医药卫生职业人才的需求，贯彻《医药卫生中长期人才发展规划(2011—2020年)》《教育部关于"十二五"职业教育教材建设的若干意见》《现代职业教育体系建设规划(2014—2020年)》等文件的精神，全国高等医药教材建设研究会和人民卫生出版社在教育部、国家卫生和计划生育委员会的领导和支持下，成立了第一届全国高职高专检验技术专业教育教材建设评审委员会，并启动了全国高职高专检验技术专业第四轮规划教材修订工作。

随着我国医药卫生事业和卫生职业教育事业的快速发展，高职高专相关医学类专业学生的培养目标、方法和内容有了新的变化，教材编写也要不断改革、创新，健全课程体系、完善课程结构、优化教材门类，进一步提高教材的思想性、科学性、先进性、启发性和适用性。为此，第四轮教材修订紧紧围绕高职高专检验技术专业培养目标，突出专业特色，注重整体优化，以"三基"为基础强调技能培养，以"五性"为重点突出适用性，以岗位为导向、以就业为目标、以技能为核心、以服务为宗旨，力图充分体现职业教育特色，进一步打造我国高职高专检验技术专业精品教材，推动专业发展。

全国高职高专检验技术专业第四轮规划教材是在上一轮教材使用基础上，经过认真调研、论证，结合高职高专的教学特点进行修订的。第四轮教材修订坚持传承与创新的统一，坚持教材立体化建设发展方向，突出实用性，力求体现高职高专教育特色。在坚持教育部职业教育"五个对接"基础上，教材编写进一步突出检验技术专业教育和医学教育的"五个对接"：和人对接，体现以人为本；和社会对接；和临床过程对接，实现"早临床、多临床、反复临床"；和先进技术和手段对接；和行业准入对接。注重提高学生的职业素养和实际工作能力，使学生毕业后能独立、正确处理与专业相关的临床常见实际问题。

在全国卫生职业教育教学指导委员会、全国高等医药教材建设研究会和全国高职高专检验技术专业教育教材建设评审委员会的组织和指导下，当选主编及编委们对第四轮教材内容进行了广泛讨论与反复甄选，本轮规划教材修订的原则：①明确人才培养目标。本轮规划教材坚持立德树人，培养职业素养与专业知识、专业技能并重，德智体美全面发展的技能型专门人才。②强化教材体系建设。本轮修订设置了公共基础课、专业核心课和专业方向课（能力拓展课）；同时，结合专业岗位与执业资格考试需要，充实完善课程与教材体系，使之更加符合现代职业教育体系发展的需要。③贯彻现代职教理念。体现"以就业为导向，以能力为本位，以发展技能为核心"的职教理念。理论知识强调"必需、够用"；突出技能培养，提倡"做中学、学中做"的理实一体化思想。④重视传统融合创新。人民卫生出版社医药卫生规划教材经过长期的实践与积累，其中的优良传统在本轮修订中得到了很好的传承。在广泛调研的基础上，再版教材与新编教材在整体上实现了高度融合与衔接。在教材编写中，产教融合、校企合作理念得到了充分贯彻。⑤突出行业规划特性。本轮修订充分发挥行业机构与专家对教材的宏观规划与评审把关作用，体现了国家卫生和计划生育委员会规划教材一贯的标准性、权威性和规范性。⑥提升服务教学能力。本轮教材修订,在主教材中设置了一系列服务教学的拓展模块;此外,教材立体化建设水平进一步提高,根据专业需要开发了配套教材、网络增值服务等,大量与课程相关的内容围绕教材形成便捷的在线数字化教学资源包(edu.ipmph.com),为教师提供教学素材支撑,为学生提供学习资源服务,教材的教学服务能力明显增强。

  本轮全国高职高专检验技术专业规划教材共19种,全部为国家卫生和计划生育委员会"十二五"国家规划教材,其中3种为教育部"十二五"职业教育国家规划教材,将于2015年2月陆续出版。

全国高职高专检验技术专业第四轮规划教材目录

	教材名称	主编	副主编
1	寄生虫学检验（第4版）	陆予云　李争鸣	汪晓静　高　义　崔玉宝
2	临床检验基础（第4版）	龚道元　张纪云	张家忠　郑文芝　林发全
3	临床医学概要（第2版）	薛宏伟　王喜梅	杨春兰　梅雨珍
4	免疫学检验（第4版）*	林逢春　石艳春	夏金华　孙中文　王　挺
5	生物化学检验（第4版）*	刘观昌　马少宁	黄泽智　李晶琴　吴佳学
6	微生物学检验（第4版）*	甘晓玲　李剑平	陈　菁　王海河　聂志妍
7	血液学检验（第4版）	侯振江　杨晓斌	高丽君　张　录　任吉莲
8	临床检验仪器（第2版）	须　建　彭裕红	马　青　赵世芬
9	病理与病理检验技术	徐云生　张　忠	金月玲　仇　容　马桂芳
10	人体解剖与生理	李炳宪　苏莉芬	舒安利　张　量　花　先
11	无机化学	刘　斌　付洪涛	王美玲　杨宝华　周建庆
12	分析化学	闫冬良　王润霞	姚祖福　张彧璇　肖忠华
13	生物化学	蔡太生　张　申	郭改娥　邵世滨　张　旭
14	医学统计学	景学安　李新林	朱秀敏　林斌松　袁作雄
15	有机化学	曹晓群　张　威	于　辉　高东红　陈邦进
16	分子生物学与检验技术	胡颂恩	关　琪　魏碧娜　蒋传命
17	临床实验室管理	洪国粦	廖　璞　黎明新
18	检验技术专业英语	周剑涛	吴　怡　韩利伟
19	临床输血检验技术+	张家忠　吕先萍	蔡旭兵　张　杰　徐群芳

*教育部"十二五"职业教育国家规划教材

+选修课

第一届全国高职高专检验技术专业教育教材建设评审委员会名单

主任委员 赵汉英 杜 贤

秘书长 金月玲 武天安 窦天舒

委 员（按汉语拼音排序）

崔玉宝 高 义 龚道元 侯振江 胡颂恩

黄泽智 李剑平 李晶琴 林逢春 刘观昌

陆予云 马少宁 孙中文 王海河 夏金华

张纪云 张家忠 郑文芝

秘 书 汪仁学

网络增值服务(数字配套教材)编者名单

主　编
　　张家忠

副主编
　　龚道元　张纪云

编　者（以姓氏笔画为序）
　　尹卫东（河北北方学院）
　　刘　艳（邵阳医学高等专科学校）
　　孙　莉（襄阳职业技术学院医学院）
　　严家来（安徽医学高等专科学校）
　　李　晖（北京卫生职业学院）
　　张纪云（山东医学高等专科学校）
　　张家忠（襄阳职业技术学院医学院）
　　徐　倩（沧州医学高等专科学校）
　　唐　敏（重庆医科大学检验学院）
　　龚道元（佛山科学技术学院医学院）
　　董　立（山东医学高等专科学校）
　　韩际梅（襄阳职业技术学院医学院）

前 言

《临床检验基础》是医学检验技术专业学生的主干课之一。为了适应我国医学教育改革和发展需要，提高医学检验技术专业的教学质量，培养适应 21 世纪医疗卫生发展需要的医学检验技术人才，在全国高等医药教材建设研究会和人民卫生出版社的组织与领导下，我们对《临床检验基础》第 3 版进行了修订，以更好地满足高职高专医学检验技术专业的教学。本教材同时可以作为卫生专业技术资格考试和临床检验工作者的参考用书。

本教材编写以医学检验技术专业高职高专培养目标为依据，以 ISO15189、GB/T 22576—2008 和《医疗机构临床实验室管理办法》等文件为指南，结合医学检验技术专业特点和临床实验室的实际，力求反映 21 世纪医学检验发展的现状和趋势，充分体现"三基"（基本理论、基本知识和基本技能），突出"五性"（思想性、科学性、先进性、启发性和实用性）。内容编写以临床检验岗位需求为原则，注重实用性和应用性，加强基本操作技能培养，与临床岗位无缝接轨，力求达到教师好教，学生好学。

本教材在第 3 版的基础上，进行了以下修订：

1. 调整和缩减了全书章节　将第 3 版教材的 13 章调整、缩减为 7 章，即：血液一般检验、血细胞分析仪检验、血型与输血检验、尿液检验、粪便和分泌物检验、其他体液检验及脱落细胞学及细针吸取细胞学检验。以减少章节太多和各章内容不平衡的状态，同时以检验标本分类编排，排列先后顺序合理。

2. 调整了编排顺序及形式　因显微镜形态学检查非常重要、内容相对较少且每种标本显微镜检查方法基本一样，编排时将每种标本显微镜检查内容提前介绍，按一般性状检查、显微镜检查、化学成分及其他检查的顺序进行编排，以突出形态学检查的重要性。白细胞手工检查比红细胞检查内容少、简单，而且实验时低倍镜计数计数池四个大方格，从循序渐进的角度出发，将简单、易掌握的白细胞计数调整至红细胞计数前。在教材中去掉鱼尾弧，以示与实验指导区别，也有利于编写的灵活性。

3. 删减和增加了内容　删除或精练了每个标本检验的"生理、病理"内容，以突出理论知识够用的原则；除"血细胞分析仪检验"等章外，删除了每种标本单独一节的质量控制内容，避免与每个检验项目质量保证内容的重复；对尿液、精液、脑脊液、浆膜腔积液、羊水等标本中临床上基本不开展的指标不进行介绍或用表格的形式简要介绍；精练了脱落细胞的内容，以体现高职高专理论知识必需、够用。

为了指导学生学习本课程，增加了绪论部分；强化了各项目仪器分析相关内容。由于高职高专医学检验技术专业没有《临床输血检验学》配套教材，"血型与输血检验"单列一章，加强了血液成分制备和临床输血等内容。每种标本的每个项目检查，增加了重要器材、试剂及简要操作的内容，以保证理论教材的完整性及便于质量保证内容的介绍，有利于教师好教，学生好学。为了便于学生学习、复习和总结，每章增加了学习目标、本章小结和复习题，提高学生学习的兴趣。

4. 理论教材与实验指导质量保证各有侧重,尽量避免重复。理论教材每个检查指标质量保证包括分析前、分析中和分析后质量控制和管理内容,并按此先后顺序编写,用特征小标题标识,其中操作过程从宏观角度描述;实验指导则从操作详细步骤角度出发,重点描述注意事项、生物安全等细节问题。

5. 增加了表和图,体现教材的精练性、直观性和概括性,方便学生学习。

本教材在编写过程中得到刘成玉教授、罗春丽教授的关心和指导,在此谨表示衷心的感谢。《临床检验基础》第4版全体编者衷心感谢前3版主编和编者的辛勤劳动成果,同时感谢被引用的参考书作者,是他们的工作和劳动成果为本版教材的编写提供了基石。最后也感谢各位编者,是他们的大力支持和真诚合作,使得本版教材保质按期问世。

尽管各位编者在编写过程中倾心尽力,但由于时间短促,更因编者水平和经验有限,难免有纰误疏漏之处,恳请使用本书的教师、学生以及临床检验工作者提出宝贵意见,以便今后进一步修订和完善。

龚道元　张纪云

2015年1月

目 录

绪论 ·· 1
 一、医学检验技术的形成和发展 ·· 1
 二、临床检验基础的主要任务、内容和临床应用 ···················· 2
 三、学习临床检验基础的基本要求 ·· 2

第一章　血液一般检验 ·· 4

第一节　血液标本采集与处理 ·· 4
 一、血液标本类型 ·· 4
 二、血液标本添加剂 ·· 5
 三、血液标本采集 ·· 6
 四、血液标本运送、保存与处理 ·· 10
 五、血液标本采集、运送与保存质量保证 ······························ 11

第二节　血涂片制备与染色 ·· 14
 一、血涂片制备 ·· 14
 二、血涂片染色 ·· 16

第三节　白细胞显微镜检查 ·· 18
 一、白细胞计数 ·· 18
 二、白细胞分类计数 ·· 21
 三、白细胞形态检查 ·· 24
 四、嗜酸性粒细胞计数 ·· 28
 五、红斑狼疮细胞检查 ·· 30

第四节　红细胞检查 ·· 31
 一、红细胞计数 ·· 32
 二、血红蛋白测定 ·· 33
 三、红细胞形态检查 ·· 36
 四、血细胞比容测定 ·· 40
 五、红细胞平均指数 ·· 42
 六、网织红细胞计数 ·· 43
 七、嗜碱性点彩红细胞计数 ·· 46
 八、红细胞沉降率测定 ·· 46

第五节　血小板检查 ·· 49
 一、血小板计数 ·· 49
 二、血小板形态检查 ·· 51

第六节　血栓与止血一般检查 ·· 52
 一、出血时间测定 ·· 52
 二、血浆凝血酶原时间 ·· 53
 三、血浆活化部分凝血活酶时间 ·· 55
 四、血浆凝血酶时间 ·· 56

　　　　　　五、血浆纤维蛋白原测定 ··· 56
　　　　　　六、血浆纤维蛋白(原)降解产物测定 ··· 57
　　　　　　七、血浆 D-二聚体测定 ··· 58

第二章　血细胞分析仪检验 ·· 61

第一节　血细胞分析仪检测原理 ··· 61
　　　　　　一、电阻抗检测原理 ··· 61
　　　　　　二、光(化)学检测原理 ·· 63
　　　　　　三、联合检测原理 ·· 64

第二节　血细胞分析仪的临床应用 ··· 66
　　　　　　一、血细胞分析仪各项检测参数及临床应用 ·· 67
　　　　　　二、血细胞分析仪细胞分布图及临床应用 ·· 70
　　　　　　三、血细胞分析仪常见报警和干扰因素 ··· 74
　　　　　　四、血细胞分析仪检测结果显微镜复查规则 ·· 76

第三节　血细胞分析仪安装、使用、保养和维护 ·· 79
　　　　　　一、血细胞分析仪的安装 ·· 79
　　　　　　二、血细胞分析仪的使用 ·· 79
　　　　　　三、血细胞分析仪的保养和维护 ·· 79

第四节　血细胞分析仪校准、性能评价及比对 ··· 80
　　　　　　一、血细胞分析仪校准 ··· 80
　　　　　　二、血细胞分析仪性能评价 ·· 80
　　　　　　三、血细胞分析仪比对 ··· 82

第五节　血细胞分析仪检验结果的质量保证 ··· 83
　　　　　　一、血细胞分析仪分析前质量控制 ··· 83
　　　　　　二、血细胞分析仪分析中质量控制 ··· 84
　　　　　　三、血细胞分析仪分析后质量控制 ··· 84

第三章　血型与输血检验 ·· 87

第一节　红细胞血型系统 ·· 87
　　　　　　一、红细胞血型分类及命名 ·· 87
　　　　　　二、ABO 血型系统 ··· 89
　　　　　　三、Rh 血型系统 ·· 93
　　　　　　四、红细胞其他血型系统 ··· 95

第二节　红细胞血型及相关检验 ·· 97
　　　　　　一、ABO 血型鉴定 ··· 97
　　　　　　二、RhD 血型鉴定 ·· 101
　　　　　　三、交叉配血试验 ··· 102
　　　　　　四、红细胞抗体筛查及鉴定 ·· 105
　　　　　　五、血型鉴定和交叉配血自动分析 ··· 106
　　　　　　六、吸收放散试验 ··· 106

第三节　白细胞抗原系统 ·· 107
　　　　　　一、人类白细胞抗原分类 ··· 107
　　　　　　二、HLA 抗原及抗体 ·· 107

　　　　三、粒细胞抗原系统 ··· 110
第四节　血小板血型系统 ··· 110
　　　　一、血小板血型系统抗原 ··· 110
　　　　二、血小板血型系统抗体 ··· 111
　　　　三、血小板抗原抗体检查 ··· 112
　　　　四、血小板抗原抗体检查的临床意义 ··· 112
第五节　采供血机构及成分血制备 ··· 113
　　　　一、采供血机构分类及职能 ·· 113
　　　　二、献血者教育、动员和招募 ·· 113
　　　　三、献血者健康检查 ·· 113
　　　　四、全血采集、保存与运输 ·· 114
　　　　五、血液检验 ·· 116
　　　　六、成分血制备 ·· 117
　　　　七、血液隔离与放行 ·· 122
　　　　八、血液储存、发放和运输 ·· 122
第六节　临床输血 ··· 123
　　　　一、输血科(血库)主要职责 ·· 123
　　　　二、血液预订、入库、核对及贮存 ·· 123
　　　　三、临床输血程序 ··· 124
　　　　四、临床输血的应用 ·· 125
第七节　血型与输血相关疾病 ··· 128
　　　　一、输血不良反应 ··· 128
　　　　二、输血传播性疾病 ·· 129
　　　　三、新生儿溶血病 ··· 129

第四章　尿液检验 ··· 132
第一节　尿液标本采集与处理 ··· 132
　　　　一、标本采集与运送 ·· 132
　　　　二、尿液标本接收与处理 ··· 133
　　　　三、尿液标本采集与处理的质量保证 ··· 134
第二节　尿液一般性状检查 ·· 135
　　　　一、尿量 ·· 135
　　　　二、颜色 ·· 136
　　　　三、透明度 ··· 137
　　　　四、比重 ·· 137
　　　　五、尿渗量 ··· 139
第三节　尿液显微镜检查 ··· 140
　　　　一、未离心尿未染色涂片显微镜检查 ··· 140
　　　　二、离心尿未染色涂片显微镜检查 ··· 140
　　　　三、离心尿染色涂片显微镜检查 ·· 140
　　　　四、标准化定量计数板计数 ·· 141
　　　　五、1小时尿液有形成分排泄率 ··· 141
　　　　六、质量保证 ·· 142

13

	七、方法学评价	142
	八、参考区间	143
	九、尿液有形成分形态及临床意义	143
第四节	尿液化学成分检查	151
	一、尿液 pH 测定	151
	二、尿液蛋白质定性检查	152
	三、尿液葡萄糖定性检查	154
	四、尿液酮体定性检查	156
	五、尿液胆红素定性检查	157
	六、尿液尿胆原定性检查	158
	七、尿液亚硝酸盐定性检查	159
	八、尿液血红蛋白定性检查	160
	九、尿液白细胞酯酶定性检查	161
	十、尿液维生素 C 定性检查	161
	十一、尿液本周蛋白定性检查	162
	十二、尿液肌红蛋白定性检查	164
	十三、尿液微量清蛋白定量检查	165
	十四、乳糜尿定性检查	166
	十五、尿液含铁血黄素定性检查	166
	十六、尿液人绒毛膜促性腺激素定性检查	167
第五节	尿液分析仪检查	169
	一、尿液干化学分析仪检查	169
	二、尿液有形成分分析仪	173
第五章	**粪便和分泌物检验**	**178**
第一节	粪便检查	178
	一、标本采集、运送与处理	178
	二、一般性状检查	179
	三、显微镜检查	180
	四、隐血试验	183
	五、其他检查	184
	六、粪便分析工作站	185
第二节	精液检查	185
	一、标本采集、运送与处理	186
	二、一般性状检查	187
	三、显微镜检查	188
	四、精液化学与免疫学检查	193
	五、精液分析仪检查	194
第三节	前列腺液检查	196
	一、标本采集与处理	196
	二、一般性状检查	197
	三、显微镜检查	197
第四节	阴道分泌物检查	198

　　　　一、标本采集、运送与处理 …………………………………………………………… 198
　　　　二、一般性状检查 ………………………………………………………………………… 198
　　　　三、显微镜检查 …………………………………………………………………………… 199
　　第五节　痰液检查 ……………………………………………………………………………… 202
　　　　一、标本采集与处理 ……………………………………………………………………… 202
　　　　二、一般性状检查 ………………………………………………………………………… 202
　　　　三、显微镜检查 …………………………………………………………………………… 204

第六章　其他体液检验 …………………………………………………………………………… 206

　　第一节　脑脊液检查 …………………………………………………………………………… 206
　　　　一、标本采集与处理 ……………………………………………………………………… 206
　　　　二、一般性状检查 ………………………………………………………………………… 207
　　　　三、显微镜检查 …………………………………………………………………………… 208
　　　　四、化学检查 ……………………………………………………………………………… 210
　　　　五、脑脊液检查的临床应用 ……………………………………………………………… 213
　　第二节　浆膜腔积液检查 ……………………………………………………………………… 214
　　　　一、标本采集与处理 ……………………………………………………………………… 214
　　　　二、一般性状检查 ………………………………………………………………………… 215
　　　　三、显微镜检查 …………………………………………………………………………… 215
　　　　四、黏蛋白定性试验 ……………………………………………………………………… 216
　　　　五、其他检查 ……………………………………………………………………………… 217
　　　　六、浆膜腔积液检查的临床应用 ………………………………………………………… 218
　　第三节　关节腔积液检查 ……………………………………………………………………… 220
　　　　一、标本采集与处理 ……………………………………………………………………… 220
　　　　二、一般性状检查 ………………………………………………………………………… 220
　　　　三、显微镜检查 …………………………………………………………………………… 221
　　　　四、化学和免疫学检查 …………………………………………………………………… 221
　　第四节　胃液与十二指肠引流液检查 ………………………………………………………… 222
　　　　一、胃液检查 ……………………………………………………………………………… 222
　　　　二、十二指肠引流液检查 ………………………………………………………………… 224
　　第五节　羊水检查 ……………………………………………………………………………… 225
　　　　一、标本采集与处理 ……………………………………………………………………… 225
　　　　二、一般性状检查 ………………………………………………………………………… 226
　　　　三、显微镜检查 …………………………………………………………………………… 226
　　　　四、羊水其他检查 ………………………………………………………………………… 226
　　　　五、羊水检查的临床应用 ………………………………………………………………… 227

第七章　脱落细胞学及细针吸取细胞学检验 …………………………………………………… 229

　　第一节　细胞学检验基本理论 ………………………………………………………………… 229
　　　　一、正常细胞形态 ………………………………………………………………………… 229
　　　　二、上皮细胞退化变性 …………………………………………………………………… 232
　　　　三、良性病变细胞学 ……………………………………………………………………… 233
　　　　四、恶性肿瘤细胞学 ……………………………………………………………………… 234

第二节	细胞学检验基本技术	237
	一、标本采集	237
	二、涂片制备	238
	三、涂片固定	238
	四、涂片染色	239
	五、诊断程序	239
	六、质量保证	240
第三节	各系统细胞学检验	241
	一、女性生殖道细胞学检查	241
	二、浆膜腔积液细胞学检查	245
	三、尿液细胞学检查	246
	四、呼吸道细胞学检查	247
	五、淋巴结细针吸取细胞学检查	249
	六、乳腺细针吸取细胞学检查	250

参考文献 ······ 253

中英文名词对照索引 ······ 254

绪　　论

医学检验技术专业(101001)是归属于一级学科医学技术类(1010)的二级学科。医学检验技术为细胞病理学、化学病理学和分子病理学与临床医学有机结合形成的技术类学科，其任务是应用细胞生物学、生物化学、病原生物学、免疫学、血液学、遗传学及分子生物学等技术，检测血液、体液、组织等标本中的疾病相关标志物，为疾病的诊断、预后评估和疗效监测提供客观依据。

检验科(department of clinical laboratory)即国外的"临床实验室"，原卫生部2006年颁布的《医疗机构临床实验室管理办法》将临床实验室定义为：对取自人体的各种标本进行生物学、微生物学、免疫学、化学、血液免疫学、血液学、生物物理学、细胞学等检验，并为临床提供医学检验服务的实验室。

一、医学检验技术的形成和发展

早在远古时期，人们就了解到尿液的变化与疾病有关。古印度的医生曾将尿液倒在地上，如果这种尿液能够招来蚂蚁，就说明它是患者排出的"蜜尿"，这可能是人们所知道的最早的尿糖检查方法。公元400年前，希腊名医希波克拉底就已开始通过感官直觉法(色、嗅、味等)对尿液进行观察，以辅助诊断有关的疾病，开拓了最早、最原始的实验诊断。

16~19世纪，基础医学、临床医学和科学技术得到快速发展，尤其是17世纪末显微镜的发明与应用，为细胞形态学、微生物学检验及寄生虫学检验等奠定了基础。人们相继用显微镜观察到血液中的红细胞(1673年)、白细胞(1749年)和血小板(1842年)。19世纪末，Ehrlich 和 Romanowsky 发明并使用染色技术，能观察区分血液中的各种细胞。血细胞的发现距今虽有300多年历史，但血细胞数量和形态检查至今仍是临床检验基础的重要内容。当前临床实验室一般均配备有血液(细胞)分析仪；尿液检查从传统的尿常规检验发展到尿干化学和尿有形成分自动分析；体液方面，新的技术、仪器也逐步应用，检验指标更加丰富。脱落细胞检验是一个年轻的分支，1928年由 Papanicolaou 创立并发明了 Pap 技术，由于这一技术的发展，使得许多恶性肿瘤得以诊断和治疗。因此，显微镜、细胞和细菌染色技术、培养以及定性、定量化学技术的发明和应用，为医学检验的形成和临床实验室的出现创造了条件。19~20世纪，各种现代化技术如光学技术、电子技术、自动化技术、网络通讯技术、免疫标记技术、生物芯片技术、流式细胞技术等推动了医学检验技术的发展。

目前，医学检验技术也由单一学科发展成为一个拥有临床检验基础、临床生物化学检验、临床分子生物学检验、临床微生物学检验、临床免疫学检验、临床血液学检验、临床输血学检验及临床实验室管理等众多亚学科的综合学科。医院检验科科室设置按专业一般分为临床体液检验实验室、临床血液检验实验室、临床化学检验实验室、临床免疫检验实验室、临床微生物检验实验室、临床分子诊断实验室、血库(大医院血库独立为输血科)等。

2003年，国际标准化组织颁布了关于临床实验室管理的国际标准，即 ISO15189(2003)《医学实验室——质量和能力的专用要求》。该标准进一步推动了我国医学检验的发展，我国越来越多的临床实验室申请参加了 ISO 15189 实验室认可。2006年，由原卫生部制定的《医疗机构临床实验室管理办法》开始实施，标志着我国临床实验室的管理走上标准化、法制化轨道，为提高临床检验质量和临床诊治水平打下坚实的基础,使我国临床实验室管理提高到一个新的水平。

近年来,我国临床医学检验快速发展,临床实验室基本实现或正在实现医学检验的"十化",即检验技术的现代化、检验分析的自动化、检验方法的标准化、检验试剂的商品化、检验项目的组合化和分子化、检验人员的合格化、质量管理的全程化、临床实验室的信息化、临床实验室管理法制化和生物安全制度化。目前,医学检验技术已成为发展最迅速、应用高精尖技术最集中的学科之一。全自动化实验室、一体化实验室、即时检测(point-of-care testing,POCT)和独立实验室是未来实验室发展的方向。

21世纪,医学检验已经发展到检验医学阶段,检验医学除了提供及时、可靠的检验结果外,还要提供临床咨询服务。检验医师与临床医师共同制定诊断和疗效判断的标准,运用循证医学和循证检验医学(evidence-based laboratory medicine,EBLM)理论,为临床提供有临床价值、成本低、价格合理的检验项目和快速、准确的检验结果。从"以标本为中心、以检验结果为目的"的理念,向"以患者为中心、以疾病诊断和治疗为目的"的理念转化。

二、临床检验基础的主要任务、内容和临床应用

临床检验基础是医学检验技术专业最基础、最重要的主干课程之一,其主要任务是采用各种技术、方法和仪器,对人体的血液、尿液、粪便及其他分泌物和排泄物、体腔积液和脱落细胞等标本进行一般性状、理学、化学、显微镜形态学等最基础的检查,满足临床筛查、诊断疾病的需要。本课程是医学检验技术专业其他专业课程的基础,而其本身又综合应用医学检验技术的其他学科来丰富自己,是医学检验技术的交叉学科。

《临床检验基础》所涉及的检查方法,随被检查标本和目的不同而异,一般包括:一般性状的检查、理学检查、化学检查、显微镜检查和自动化仪器分析。其中一般性状检查即直接观察被检标本在颜色、透明度、气味、性状等方面有无异常改变;理学检查即借助物理学方法,检测体液比重、血液黏度、红细胞沉降率、血细胞比容等方面的变化;化学检查即用化学的方法,对被检标本中的各种化学成分进行定性或定量检测;显微镜检查主要检查标本中的细胞、细菌、寄生虫虫体和虫卵及其他有形成分的数量和形态,观察有无量和质方面的改变;自动化仪器检查主要是通过自动化仪器对标本的一般性状、理学、化学甚至有形成分进行检查。

传统的《临床检验基础》内容主要包括三大常规,即血常规、尿常规和粪便常规。目前,随着医学检验"十化"基本实现,检测技术和手段日趋现代化,《临床检验基础》的内容也更加丰富。因此,《临床检验基础》内容一方面要反映国内外医学检验发展趋势和临床实验室发展实际,介绍以自动化、信息化为特征的仪器分析方法;另一方面仍需介绍传统手工检验方法,尤其是"金标准"方法,其中有形成分的显微镜检查是《临床检验基础》的主要内容。因为虽然在日常临床检验工作中,较多的自动化仪器分析替代了部分手工检验,但其只能替代对健康人群标本的筛查,而不能完全替代对异常标本的手工复查,而且许多手工检验方法可以对检验仪器进行校准和评价,并且进行质量控制,同时手工操作可以培养学生的动手能力和专业素质。

本教材分7章,主要有:血液一般检验、血细胞分析仪检验、血型与输血检验、尿液检验、粪便和分泌物检验、其他体液检验、脱落细胞学及细针吸取细胞学检验。

临床检验基础的临床应用主要包括:①为疾病诊断、鉴别诊断、疗效监测和预后判断提供依据。②为健康评估和疾病预防提供依据。③为流行病学调查、环境监测及食品卫生监测提供依据。④为医学研究提供可靠数据和支持。

三、学习临床检验基础的基本要求

1. 加强基础理论学习 以检验项目为中心,重点学习每个检验项目所涉及的主要知识,即检验项目8个关键词:背景知识、检测原理、实验用品、操作程序、质量保证、方法学评价、参考区

间和临床意义。

每个项目的背景知识主要包括检查项目所涉及的解剖、生理、生化、免疫及病理等知识,检测该项目可以采用的检测方法及其发展历史等;实验用品包括器材、试剂和标本,它们是影响检验结果准确性的重要因素;操作程序即完成某项检验项目需进行的操作规程,即标准操作规程(standard operating procedure,SOP),检验时必须严格遵守。

检测指标评价包括检测指标所采用方法的方法学评价和该指标临床效能评价。方法学评价指标主要包括准确度、精密度、检测限和可报告范围评价等;检测指标临床效能评价主要包括特异度、灵敏度、假阳性、假阴性、阳性及阴性预测值、似然比、诊断效率(准确度)、尤登指数及实用性评价等,具体参见《临床实验室管理学》内容。为了确保教材简明扼要,本教材方法学评价将上述两部分内容融合并在一起介绍,评价指标主要有敏感性(sensitivity)、特异性(specificity)、快速(speed)、简单(simple)和安全(safety),即医学检验方法的5S目标。

检验项目参考区间是指对某一规定人群进行抽样测定,由此得到的均值及分布范围,它只能作为代表人群的判断参考标准。参考区间建立是在一个地区的健康人群中,规定若干条规格标准,从参考总体中随机抽取一定数量的参考个体进行调查测定,将测定结果经过统计学处理,求出均值($\bar{X}$)和标准差(S),通常将$\bar{X}$定为参考值,将95%的分布区间定为参考范围(正态分布以$\bar{X}\pm 2S$表示,非正态分布用百分数表示)。检验人员要熟知常见检验项目的参考区间,同时要注意参考区间与危急值和医学决定性水平的区别,对检验结果进行有效的分析。

2. 重视手工操作,加强操作技能训练 高职高专医学检验技术专业是培养实用型、操作能力强的技能型人才,因此要高度重视实验课和课程见习,理论联系实际,加强操作技能训练,培养学生动手能力。在实验和见习前要提前预习,熟悉、掌握每个检验项目的8个关键词,实验或见习时要做到"五勤",即"勤动手、勤动眼、勤动脑、勤动嘴、勤动腿"。用双手灵活规范操作,用双眼仔细观察,用大脑认真分析思考,有问题时多问老师,需要时不停走动,与同学进行有效协作。

3. 加强有形成分显微镜技能训练 有形成分显微镜检查是临床检验基础的重要内容,虽然自动化仪器分析在临床实验室应用广泛,但不能替代有形成分显微镜检查,有形成分显微镜检查是有些疾病诊断的"金标准"。因此,在实验、见习或实习时要勤学苦练,只有对实际标本反复观察和分析比较,才能提高识别细胞、细菌、寄生虫虫卵等有形成分的能力,提高阅片水平。

4. 强化质量意识 检验结果的质量是临床实验室的生命,为了保证每个检验项目结果的准确性,必须加强分析前、分析中和分析后质量控制和管理,即全面质量管理(total quality management,TQM)。分析前质量控制所涉及的环节主要包括检验申请,患者准备,标本采集、运送与接收等;分析中质量控制和管理重点是控制好检测系统和按操作规程操作。所谓检测系统是指完成一项检验项目测定所涉及的检测方法、仪器、试剂、校准物、质控品、消耗品、操作程序、质量控制程序等因素的组合,若是手工操作,则还必须包括具体操作人员;同时分析中质量控制要做好日常的室内质控(internal quality control,IQC);分析后质量管理包括检验结果的审核、报告、检验结果的解释、临床咨询和与临床沟通等。

5. 强化生物安全意识 临床实验室是医疗机构病原体最集中的区域,这些病原体对实验室工作人员、周围人员及环境具有一定的潜在危害,它甚至可以造成疾病的流行,危及广大群众的健康和安全,妨碍经济的发展及和谐社会的建设。从学校开始,要学习实验室生物安全的基本知识,强化生物安全的意识和防护措施。

6. 注重专业素质、职业道德的培养 临床检验工作是一项细致严肃的工作,检验结果是疾病诊断、治疗和疗效观察的依据,稍有一时的疏忽,一念的差错,或一笔的贻误,就可能延误疾病的诊断和治疗。这就要求检验工作者具有认真负责、严谨细致、一丝不苟、有条不紊、实事求是、规范操作的工作态度和工作作风。从学校开始,就要加强专业素质培养,具有救死扶伤和革命人道主义高尚的职业道德。

(龚道元)

第一章

血液一般检验

> **学习目标**
>
> 1. 掌握：血标本的采集、血涂片制备、血细胞染色的原理及质量保证；血细胞显微镜计数和分类计数、血红蛋白测定、血细胞比容、网织红细胞计数、血沉测定的方法、原理和质量控制。
> 2. 熟悉：血液一般检验项目的正常参考区间、临床意义；血细胞形态学检查及临床意义；红细胞平均指数、嗜碱性点彩红细胞计数、嗜酸性粒细胞显微镜直接计数的方法、原理、方法学评价及临床意义；血栓与止血一般检查的方法、原理、方法学评价及临床意义。
> 3. 了解：红斑狼疮细胞检查的方法、原理及临床意义。

血液由血浆和血细胞两部分组成，通过循环系统与全身各组织器官密切联系，参与机体的各项生理功能活动，维持机体正常新陈代谢和内外环境平衡。病理情况下，血液系统疾病不仅直接累及血液，亦可影响全身组织器官，全身其他组织器官的病变也可直接或间接地引起血液发生变化。临床上对血液标本进行检验的项目较多，但血液一般检验是最常用和最重要的检验项目之一，也是临床检验工作者必须掌握的基本知识和技能。

第一节　血液标本采集与处理

血液标本的采集与处理是血液一般检验分析前质量保证的主要环节，正确采集和处理血液标本是获得准确、可靠检验结果的关键。

一、血液标本类型

1. 全血

（1）静脉全血：来自静脉的全血（whole blood）标本应用最广泛。常用的采血部位有肘前静脉、腕静脉，幼儿和新生儿有时采用颈静脉和股静脉。

（2）动脉全血：主要用于血气分析，采血部位有股动脉、肱动脉和桡动脉。

（3）末梢全血：适用于某些仅需微量血液的检验项目，采血部位有指端、耳垂，小儿有时为踇趾或足跟。

2. 血浆　全血标本经抗凝离心去除血细胞成分后即为血浆，主要用于化学和凝血项目检测等。

3. 血清　为血液离体凝固后分离出来的液体，主要用于化学和免疫学等项目检测。血清与血浆比较，主要是前者缺乏纤维蛋白原及某些凝血因子。

4. 血细胞　根据需要从全血中提取特定的血细胞，如浓集的粒细胞、淋巴细胞和分离的单个核细胞等，主要用于某些特殊项目的检测。

二、血液标本添加剂

使用全血和血浆标本时,通常需要加入抗凝剂进行抗凝;为了快速获得血清,有时要使用促凝剂和分离胶等其他添加剂。

(一) 抗凝剂

采用物理或化学的方法去除或抑制某种凝血因子的活性,以阻止血液凝固的方法称为抗凝。能够阻止血液凝固的化学物质称为抗凝剂(anticoagulant)或抗凝物质。常用的抗凝剂有以下几种:

1. 枸橼酸钠(trisodium citrate) 又称柠檬酸钠,有 $Na_3C_6H_5O_7 \cdot 2H_2O$ 和 $2Na_3C_6H_5O_7 \cdot 11H_2O$ 等多种晶体,通常用前者配成109mmol/L(32g/L)浓度的水溶液。

(1) 抗凝原理:枸橼酸钠能与血液中的 Ca^{2+} 结合形成可溶性螯合物,使 Ca^{2+} 失去凝血作用,从而阻止血液凝固。

(2) 临床用途:枸橼酸钠通常以1:9(V:V)的比例用于血栓与止血检验,1:4(V:V)的比例用于魏氏法血沉测定。因其毒性较小,也用于配制血液保养液。

2. 乙二胺四乙酸(ethylenediamine tetraacetic acid,EDTA)盐

(1) 抗凝原理:EDTA有二钠、二钾和三钾盐,均可与血液中的 Ca^{2+} 结合形成螯合物,从而阻止血液凝固。

(2) 临床用途:$1.5 \sim 2.2mg$ $EDTA \cdot K_2 \cdot 2H_2O$ 可阻止1ml血液凝固,适用于全血细胞分析,尤其适用于血小板计数。但因其影响血小板聚集及凝血因子检测,不适合做凝血因子和血小板功能检查。国际血液学标准化委员会(International Committee for Standardization in Hematology,ICSH)建议,血细胞计数用 $EDTA-K_2$ 作抗凝剂,用量为 $EDTA-K_2 \cdot 2H_2O$ $1.5 \sim 2.2mg/ml$ 血液。实验室常配成15g/L水溶液,取0.5ml放入试管或小瓶中,干燥后可抗凝血液5ml。

3. 肝素(heparin) 广泛存在于肺、肝、脾以及肥大细胞、嗜碱性粒细胞的颗粒中,是一种含有硫酸基团的黏多糖,分子量为15 000。

(1) 抗凝原理:肝素可加强抗凝血酶Ⅲ(AT-Ⅲ)灭活丝氨酸蛋白酶,促进其对凝血因子Ⅻ、Ⅺ、Ⅸ、Ⅹ和凝血酶活性的抑制,抑制血小板聚集,从而达到抗凝。

(2) 临床用途:肝素具有抗凝能力强、不影响血细胞体积、不引起溶血等优点,是一种较好的抗凝剂,适用于血细胞比容测定和临床生化项目的检查,但不适用于凝血功能、白细胞计数和分类计数检查(可使白细胞聚集并使血涂片染色后产生蓝色背景)。通常用肝素钠粉剂(每1mg含$100 \sim 125U$),配成1g/L水溶液,取0.5ml放入小瓶中,$37 \sim 50℃$烘干后,可使5ml血液不凝固。

4. 草酸钠(sodium oxalate)

(1) 抗凝原理:草酸钠可与血液中的 Ca^{2+} 形成草酸钙沉淀,从而阻止血液凝固。

(2) 临床用途:草酸钠通常用0.1mol/L浓度,与血液按1:9比例使用。主要用于血栓与止血检查,但目前已很少使用。

5. 双草酸盐 含草酸钾与草酸铵。

(1) 抗凝原理:与草酸钠相同。

(2) 临床用途:草酸钾可使红细胞体积缩小,草酸铵则可使红细胞胀大,两者按适当比例混合后,恰好不影响红细胞形态和体积,因此可用于血细胞比容、血细胞计数、网织红细胞计数等项目的检查。但双草酸盐可使血小板聚集并影响白细胞形态,故不适用于血小板计数和白细胞分类计数,目前已很少使用。

特殊情况可采用物理方法获得抗凝血液标本。将血液注入有玻璃珠的器皿中并不停转动,使纤维蛋白缠绕于玻璃珠上,从而防止血液凝固,此方法常用于血液培养基的羊血采集。另外,也可用竹签搅拌去除纤维蛋白,以达到物理抗凝的目的,此方法主要用于检查结果易受抗凝剂影响的血液标本抗凝,如用于红斑狼疮细胞检查等。

(二) 促凝剂

真空采血时,为了快速分离血清和防止溶血,常常在真空管内预添促凝剂和分离胶。促凝剂是采用非活性硅石等非生理性促凝成分,经特殊加工制成。常用的促凝剂有凝血酶、蛇毒、硅石粉和硅碳酸等。

1. 促凝原理　促凝剂能激活纤维蛋白酶,使可溶性纤维蛋白变成不可溶性的纤维蛋白聚体,进而形成稳定的纤维蛋白凝块。

2. 临床用途　加速血液凝固,快速分离血清标本,缩短了检验时间,具有很高的使用价值,特别适用于急诊化学检查。但离心后,常常还会有少量的纤维蛋白凝块或凝丝悬浮在血清中。

(三) 分离胶

分离胶是一种聚合高分子物质,不溶于水,具有抗氧化、耐高温、抗低温、高稳定性等特性。

1. 分离原理　分离胶的比重介于血清与血细胞之间,在 1100~1500g 离心力作用下液化移动到管中央,离心后固化,在血清与血块之间形成隔离层,使血清和血细胞完全分离。

2. 临床用途　分离胶能保证血清化学成分的稳定,在冷藏状态下 48 小时无明显改变,适用于生化、血库和血清学等相关检验。但分离胶的质量可以影响分离效果和检验结果,且其成本较高。

三、血液标本采集

血液标本的采集方法按采集部位可分为皮肤采血法、静脉采血法和动脉采血法。

(一) 皮肤采血法

皮肤采血法又称为毛细血管采血法,主要用于需要微量血液的检验项目和婴幼儿血常规检验。皮肤采血法所获得的血液标本是微动脉血、微静脉血和毛细血管血混合的末梢全血。

1. 采血针皮肤采血法

(1) 主要器材:一次性采血针、微量吸管、消毒用品等。①一次性采血针:有传统采血针和新型采血针,现已基本用后者。②微量吸管:一般标有两个刻度,最下方刻度为 10μl,上方靠近吸头处刻度为 20μl,应校准后使用。微量吸管的校准方法有水银称重法、氰化高铁血红蛋白(或其他有色溶液)比色法,误差不应超过 ±1%,以水银称重法最为准确。现一般使用一次性微量吸管(图 1-1)。

(2) 采血部位:一般采用手指指端或耳垂(婴幼儿可选择蹈趾或足跟内外侧缘,图 1-2)。世界卫生组织(WHO)推荐采取毛细血管血的部位为左手中指或无名指指端内侧。局部有水肿、

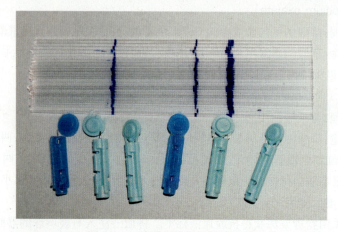

图 1-1　一次性采血针和微量吸管

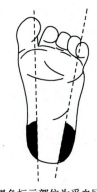

(黑色标示部位为采血区)

图1-2 婴幼儿足部采血部位示意图

发绀或冻疮等病变均不可作为采血部位;严重烧伤的患者,可选择皮肤完好处采血。

(3) 简要操作:选择采血部位→消毒→针刺→取血→止血→稀释、混匀。

(4) 注意事项:①采血时必须注意严格消毒和生物安全防范。②采血针应为一次性使用的"专用采血针",针刺深度以2~3mm为宜。③取血时可稍加挤压,但切忌用力过大,以免使过多组织液混入血液中。④采血要迅速,防止流出的血液发生凝固。⑤采用手工法进行多项常规检验时,血液标本采集顺序为血小板计数、红细胞计数、血红蛋白测定、白细胞计数及白细胞分类计数、血型鉴定等。

2. 激光皮肤采血法 激光皮肤采血法属于非接触式采血法,在一次性耗材(镜头片)的配合下,激光采血器能在极短时间内发出一束特定波长的激光束,接触皮肤后瞬间在采血部位产生高温,使皮肤气化形成一个0.4~0.8mm的微孔,血液自微孔流出,从而实现采集末梢全血的目的。该方法具有感染机会少、被检者痛感轻和工作人员工作强度低等优点。

(1) 主要器材:激光采血器、一次性激光防护罩、微量采血管、消毒用品等。

(2) 采血部位:手指指端(其他要求与采血针皮肤采血法相同)。

(3) 简要操作:选择采血部位→消毒→激光照射→取血→止血→稀释、混匀。

(4) 注意事项:①禁止在易燃易爆气体环境中使用激光采血器,以免发生爆炸事故。②在使用过程中,禁止用肉眼观看激光窗口,或将激光窗口对准采血部位以外的身体其他位置;禁止使用反光镜或其他反光器材观察激光窗口,以免造成视力损害。③采血时防护罩要紧贴采血部位,不能倾斜或悬空,以免影响血液标本采集效果。④激光采血器的透镜是其重要的部件之一,在使用一段时间后会有挥发物附着于表面,一般工作50次后需要清洁1次。

(二) 静脉采血法

静脉采血法是临床广泛应用的采血方法,所采集的静脉血能准确反映全身血液的真实情况,因其不易受气温和末梢循环变化的影响,更具有代表性。静脉采血法根据采血方式不同,可分为普通采血法和负压采血法。

1. 普通采血法 即传统的静脉采血方法。

(1) 主要器材:试管、注射器、消毒用品等。

(2) 采血部位:凡位于体表的浅静脉均可作为采血部位,通常采用肘部静脉(图1-3)。当肘部静脉不明显时,可采用手背部、手腕部和外踝部静脉。幼儿可采用颈外静脉采血,必要时还可以从股静脉、大隐静脉及锁骨下静脉等处采血,但在这些部位采血,必须在有经验者指导下进行,或由临床医生、护士采集,以免发生意外。

(3) 简要操作:选择静脉→扎压脉带→消毒→穿刺→抽血→松压脉带→拔针,同时按压止血→将血液注入试管→混匀。

(4) 注意事项:①根据检验项目判断所需采血量,选择注射器。②严格执行无菌操作。③采血时切忌将针栓往回推,以免注射器中的空气进入血液循环形成气栓。④为避免溶血,注射器和容器必须干燥,抽血时应避免产生大量气泡,抽血完毕后应先拔下针头,然后将血液沿管壁徐徐注入容器,需要抗凝时应与抗凝剂轻轻混匀,切忌用力振荡试管。⑤进行血小板功能试验,为了防止血小板激活,须使用塑料注射器或经硅化处理后的玻璃试管或塑料试管。⑥采血一般取坐位或卧位,不能立位采血,因为体位影响水分在血管内外的分布,影响被测血液成分的浓度。⑦压脉带捆扎时间不应超过1分钟,否则会使血液成分浓度发生改变。

2. 负压采血法 又称为真空采血法,是将有头盖胶塞的采血试管预置一定的真空度,利用

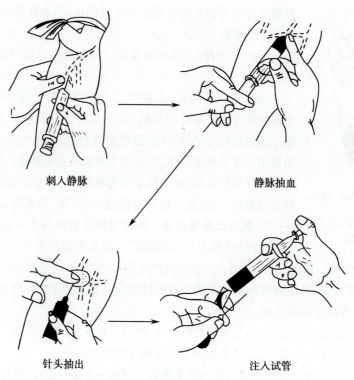

图 1-3 静脉采血示意图

其负压自动定量采集静脉血样。目前真空采血器有软接式双向采血针系统(头皮静脉双向采血式)和硬接式双向采血针系统(套筒双向采血式)两种,都是一端为穿刺针,一端为刺塞针,另附不同用途的一次性真空采血管,有的加有不同抗凝剂(或其他添加剂)。负压采血法具有定量准确、传送方便、封闭无菌、标识醒目、刻度清晰、容易保存等优点,符合生物安全措施,是国际血液学标准化委员会(ICSH)推荐的方法。

(1) 主要器材:负压采血系统由双向采血针、真空采血管构成。真空采血管管盖上按国际通用的色标分紫、红、黄、蓝、黑、绿等不同颜色(表 1-1),标记分明,易于区别不同用途。

表 1-1 常用真空采血管的种类和用途

采血管	添加剂	添加剂作用机制	标本	用途
红色	无(内壁涂有硅酮)		血清	生化/血清学试验
橘红色	促凝剂	促进血液凝固	血清	快速生化试验
绿色	抗凝剂:肝素钠、肝素锂	抑制血液凝固	血浆	快速生化试验
金黄色	惰性分离胶,促凝剂	促进血液凝固	血清	快速生化试验
浅绿色	惰性分离胶,肝素锂	抑制凝血	血浆	快速生化试验
紫色	EDTA-K$_3$ 或 K$_2$(液体或干粉喷洒)	螯合钙离子	全血	血常规试验
黄色	无菌,茵香脑磺酸钠	抑制补体、吞噬细胞和某些抗生素作用,用于检出细菌	血清	微生物培养
灰色	氟化钠和碘乙酸锂	抑制葡萄糖分解	血浆	血糖试验
浅蓝色	枸橼酸钠:血液=1:9	结合钙离子	血浆	凝血试验
黑色	枸橼酸钠:血液=1:4	结合钙离子	全血	红细胞沉降率

（2）采血部位：同普通采血法。

（3）简要操作：选择静脉→扎压脉带→消毒→穿刺针端穿刺血管→刺塞针端刺入采血管→采血→退出刺塞针端针头→松压脉带→拔针，同时按压止血→混匀。

（4）注意事项：①使用前切勿松动或拔除采血管的胶塞头盖，以免改变采血管的负压，使采血量不准确。②刺塞针端的乳胶套能防止拔除采血试管后继续流血污染周围环境，达到封闭采血防止污染环境的作用，因此不可取下乳胶套。③采血完毕后，先拔下刺塞针端的采血试管，后拔穿刺针端。④一次采血，使用玻璃采血管多管采集血液标本的分配顺序为：血培养管、无抗凝剂血清管、枸橼酸钠抗凝管、其他抗凝剂管；使用塑料采血管分配顺序：血培养管（黄色）、枸橼酸钠抗凝管（蓝色）、加或未加促凝剂或分离胶的血清管、加或未加分离胶的肝素管（绿色）、EDTA抗凝管（紫色）、加葡萄糖分解抑制剂管（灰色）。

（三）动脉采血法

1. 主要器材 2ml或5ml注射器（准备1000U/ml无菌肝素生理盐水溶液，以湿润注射器内腔、橡皮塞），或一次性动脉采血针、消毒用品等。

2. 采血部位 多选用桡动脉（最方便）、股动脉、肱动脉。

3. 简要操作 选择动脉→消毒→穿刺→抽血→按压止血→封闭针头→混匀。其中封闭针头须立即将针头斜面插入橡皮中或软木塞，以隔绝空气，搓动注射器，使血液与肝素混合，并立即送检。

4. 注意事项 ①隔绝空气：用于血气分析的标本，采集后先立即封闭针头斜面，再混匀标本。②立即送检：标本采集后应立即送检，否则应将标本置于2~6℃保存，但保存时间不应超过2小时。③防止血肿：采血完毕，拔出针头后，用消毒干棉签用力按压采血处止血，以防形成血肿。

（四）方法学评价

皮肤采血法、静脉采血法和动脉采血法方法学评价见表1-2。

表1-2 皮肤采血法、静脉采血法和动脉采血法方法学评价

方法		方法学评价
皮肤采血法	采血针皮肤采血法	优点：操作方便，采血量较少。缺点：①所采的血液实质是微动脉、微静脉和毛细血管的混合血液，同时含有组织液。②末梢循环不能真实反映全身血液情况，易受气温的影响，在采血过程中易发生溶血、凝血和混入组织液等。③采血针进针深度不一，个体间皮肤厚度不同，有时轻度的挤压使组织液混入血液而影响结果的准确性。④所得血液标本存在血液可能被稀释、易发生微小凝块等情况，致检验结果的重复性差。现临床上已较少应用
	激光皮肤采血法	优点：①无感染。②无痛感和恐惧感。③血标本中无皮肤组织液、细胞外液等杂质的混入，纯度高。④减轻了工作人员的工作强度。缺点：该法成本相对较高，需要经常清洁采血器的透镜部位
静脉采血法	普通采血法	优点：一次采血量较多，组织液基本上不会混入，所采标本检验结果的准确性和重复性均比毛细血管采血法高。缺点：操作环节多，丢弃的注射器和转运血液过程可能造成环境污染，且血液和抗凝剂不能立即混合，血样暴露
	负压采血法	优点：①全封闭系统，洁净安全，不受外界污染，可避免院内感染。②简便快捷，无需自行配制各种添加剂和抗凝剂，可缩短采血时间。③准确可靠，血样与添加剂比例准确，减少溶血、凝血。④因采血管的真空负压与所需血量成正比，所以可定量采集，减少血样浪费。⑤适用于任何需要采血检查的患者，痛苦小，成功率高，一次静脉穿刺可采集多管标本。缺点：该法成本相对较高，有时管内真空消失导致采血失败。本法为推荐使用的采血方法。目前临床上多采用本法
动脉采血法		优点：同静脉采血法。缺点：风险性较高。主要用于血气分析检验

四、血液标本运送、保存与处理

血液离体后,血细胞的代谢活动仍在继续进行,应尽快送检。对不能及时送检及检测的标本,应按照血液标本保存规定进行处理。

(一) 血液标本运送

血液标本的运送可采用人工运送、轨道传送或气压管道运送等,无论采用哪种运送方式,都应该掌握以下3个原则。

1. 唯一标识原则 血液标本都应具有唯一标识,除编号之外,还应包括患者姓名等最基本的信息。目前,解决唯一标识最好的方式是应用条形码系统。

2. 生物安全原则 使用可以反复消毒的专用容器运送。特殊标本应采用有特殊标识字样(如剧毒、烈性传染等)的容器密封运送。必要时,还应使用可降温的运送容器。气压管道运送必须使用负压采血管,并确保试管管盖和橡皮塞牢固。

3. 及时运送原则 血液标本要尽快检验,以符合检验质量要求和临床诊疗需求。若血液标本不能及时转运,或欲将标本送到另一机构进行检验时,应将标本装入密封的采血管内,再装入乙烯塑料袋内。根据保存温度要求可将其置于冰瓶或冷藏箱内运送。运送过程中应避免剧烈震荡。

(二) 血液标本接收与拒收

实验室要制定标本接收的标准文件。标本接收时应核对患者信息,观察标本外观、量,检查抗凝剂使用是否正确,检查标本采集时间。合格标本应符合:①最好使用真空采血系统,减少干扰,提高采血质量,无外漏以保证生物安全。②采血量准确。③抗凝剂正确,血细胞计数抗凝剂使用 ICSH 推荐的 EDTA-K$_2$。④标识清楚,具有唯一性,最好贴条形码等。⑤标本采集的日期和时间明确。

由于不同的检验项目对标本的要求不同,还要制定拒收标准。若因"让步"而接收了不合格标本,其检验报告单上应注明标本存在的问题,在解释结果时必须特别说明。

在检测前,对确认不符合标本采集要求的血液标本,应拒绝接收。标本拒收常见的原因包括:①溶血、抗凝标本出现凝固。②血液采集盛放容器不当。③采血量不足或错误。④转运条件不当。⑤申请单和标本标识不一致。⑥标本污染、容器破损。⑦抗凝剂使用错误等。需要注意的是,标本拒收不但造成检验费用增高和时间浪费,还可能延误诊疗甚至危害患者。因此,涉及血液标本采集的所有工作人员,都必须在标本采集、转运和处理各个环节进行全面的培训。

(三) 血液标本预处理

血液标本接收后,需按照测定项目的要求进行标本的预处理,如血常规检测室温存放待检;需要血浆的检验项目,可通过离心抗凝血获得血浆;需要血清的检验项目,对未含促凝剂或分离胶采血管的血液标本置于37℃孵育,待血液完全凝固后离心分离血清;含促凝剂或分离胶采血管的血液标本可直接离心分离血清;对于需要特定细胞的实验,应根据要求采用不同的细胞分离液或分离技术分离细胞,同时尽量避免混入其他细胞。

(四) 血液标本保存

当血液标本不能立即测定或已测定后,应选择合适的保存方式、保存条件予以保存。保存应当在规定的时间内、确保标本特性稳定,按要求分为室温保存、冷藏保存、冷冻保存。

1. 分离后标本 ①标本不能及时检验或需保留标本以备复查时,一般应将标本置于4℃冰箱内保存。②标本需保存至少1个月时,放置于-20℃冰箱内保存。③标本需保存至少3个月时,分离后置于-70℃冰箱保存。④标本存放时需要密封,以免水分挥发而使标本浓缩。⑤标本应避免反复冻融。

2. 立即送检标本 如血氨(密封送检)、红细胞沉降率、血气分析(密封送检)、酸性磷酸酶、乳酸等标本。

3. 检测后的标本 血液一般分析标本用后应于室温存放24小时后处理，一般生化检验项目的标本检验后应放4℃环境存放7天后处理，特殊检验项目检验后的标本应吸出血清或血浆并置-20℃冰箱内保存1个月以上。保存检验标本时应包括标本信息的保存，且与分离的血浆或血清标本相对应。急诊标本和非急诊标本均必须妥善保存，在需要重新测定时，确保标本检索快速有效、检验及时。保存原则是在有效的保存期内确保被检测物质不会发生明显改变，以备复查需要。

（五）检测后血液标本处理

检测后废弃的血液标本处理严格按照国家标准《实验室生物安全通用要求》（GB19489—2004），由专人负责处理，根据国务院《医疗废物管理条例》和国家卫生行业标准《临床实验室废物处理原则》（WS/T249—2005）规定，使用专用的容器或袋子包装，由专人送到指定的地点集中处理。检验后废弃的血液标本一般由专门机构采用焚烧的办法处理。

五、血液标本采集、运送与保存质量保证

标本采集是分析前质量控制的主要内容，检测前的大部分工作是由患者、医生、护士、运送人员及检验人员在实验室以外的空间和进入检验过程前完成的，环节多、隐蔽性强，临床实验室难以监控这一过程中的每个环节。临床医生反馈不满意的检验结果，80%的原因最终可溯源到标本不符合要求。为了准确地反映患者的状态，临床医护人员和检验人员应该了解血液标本采集前患者的状态和影响结果的因素，并将注意事项告知患者，请其予以配合，尽可能减少非疾病因素对血液标本的影响。

（一）检验申请

1. 检验申请单 检验申请单或电子申请表中应包括患者最基本的信息，以识别患者和经授权的申请者，同时应提供相关的临床信息。基本信息至少包括姓名、性别、年龄，用于解读检验结果。

2. 标本采集和处理的具体要求 实验室应向负责采集标本的人员提供标本采集和处理的具体要求。这些要求应包括在标本采集手册中（表1-3）。

表1-3　血液标本采集和处理的具体要求

项　目	具体要求
患者告知	向患者提供在标本采集前应做准备的信息和说明
患者准备说明书	如提供给护士和标本采集人员的说明书
标本采集	说明血液标本盛放容器和添加物
标本采集类别和数量	掌握所采集标本的种类和数量
标本采集日期和时间	根据检查项目的要求，明确标本采集日期和时间，包括特定采集时间
标本处理要求	从标本采集至实验室接收之间的任何处理要求（运送、冷冻、保温等）
标本采集人员	记录身份信息
标本采集器材和安全处理	正确选择器材，并做好安全处理

3. 标本信息完整性与接收 血液标本可通过检验申请单溯源到特定的个体，实验室不应接收或处理缺少标识的检验申请单和标本。

（1）对特殊标本的处理：对标识不明确、标本不稳定（如脑脊液、活检标本等）、不便重新采集的标本或患者处于紧急情况的标本，实验室可先处理标本，但是不发送检验报告，直至申请检验的医生或标本采集人员承担标本鉴别和接收的责任，或提供适当的信息。

（2）在规定的时间内送检：根据申请检验项目的特性以及实验室的相关规定，应在一定时间内送检标本。急症或危重患者的标本要有特别的标识。

（3）注意物理条件对标本的影响：根据标本采集手册的规定，标本应保存在一定的温度范围内，特殊标本可含有规定的防腐剂，以确保标本成分的稳定性和完整性。

（4）标本档案要完整：所有接收的标本应当记录在登记本、工作表或计算机中，并记录标本接收的日期和时间、接收人员等。

（二）待检者准备

1. 饮食和生理状态　患者饮食和生理状态对检验结果的影响见表1-4。

表1-4　患者饮食和生理状态对检验结果的影响

因素	影响
饮食	不同食物对检验结果的影响不同： ①普通进餐后，甘油三酯将增高50%，血糖增加15%，丙氨酸氨基转移酶（ALT）及血钾增加15% ②高蛋白膳食可使血液尿素、尿酸及血氨增高 ③高脂肪饮食可使甘油三酯大幅度增高 ④高核酸食物（如动物内脏）可导致血液尿酸明显增高
饥饿	长期饥饿可使血浆蛋白质、胆固醇、甘油三酯、载脂蛋白、尿素等降低；相反，血肌酐及尿酸则增高。由于饥饿时机体的能量消耗减少，故血液T_3、T_4水平将明显减低
运动和精神	精神紧张、激动和运动可使儿茶酚胺、皮质醇、血糖、白细胞总数、中性粒细胞数量等增高
生物钟	清晨6~7时促肾上腺皮质激素、皮质醇最高，深夜0~2时最低
月经和妊娠	与生殖有关的激素在月经周期会产生不同的变化；纤维蛋白原在月经前期开始增高，血浆蛋白质则在排卵时减低；胆固醇在月经前期最高，排卵时最低
饮酒	长期饮酒者可导致ALT、天冬氨酸氨基转移酶（AST）、γ-谷氨酰转移酶（GGT）增高；慢性酒精中毒者，血液胆红素、碱性磷酸酶（ALP）、甘油三酯等增高
吸烟	长期吸烟者白细胞计数、血红蛋白、碳氧血红蛋白（COHb）、癌胚抗原（CEA）等增高；IgG、血管紧张素转化酶（ACE）活性减低
其他	某些诊疗活动可影响检验结果，如外科手术、输液或输血、穿刺或活检、透析、口服葡萄糖耐量试验（OGTT）、服用某些药物、使用细胞因子等

2. 药物　药物干扰检验结果主要有4条途径：①影响待测成分的物理性质。②参与检验过程的化学反应。③影响机体组织器官生理功能和（或）细胞活动中的物质代谢。④对机体器官的药理活性和毒性作用。

（三）标本采集

1. 环境要求　血液标本采集的环境应该人性化设置，空间宽敞、光线明亮、通风良好，血液标本采集的台面高低和宽度适宜，座位舒适。

2. 生物安全

（1）防止交叉感染：血液标本采集应使用一次性用品，包括采血针、压脉带、垫巾和消毒用品等。废弃物品按照医疗垃圾统一处理。

（2）环境消毒：采用紫外线灯定时对标本采集的周边环境和空气进行消毒，并使用消毒液定期擦拭台面。

3. 采血时间　血液中某些成分浓度具有周期性变化。①尽可能在上午9时前空腹采集标本。②尽可能在其他检查和治疗之前采集血液标本。③根据药物浓度峰值期和稳定期特点采集血液标本，以检测药物浓度。④在检验申请单上注明采血的具体时间。

4. 采血部位 不同部位的血液标本，某些成分会有差异，甚至对检测结果产生严重影响，故应选择恰当的采血部位。

5. 采血时体位 体位改变可引起血液许多指标发生变化。从仰卧位到直立位时，由于有效滤过压增高，水及小分子物质从血管内转移到组织间隙，血浆容量可减少12%。由于血液浓缩，细胞及大分子物质相对增高5%。受这种体位影响的指标包括红细胞计数、白细胞计数、HCT、ALT、ALP、总蛋白、清蛋白、免疫球蛋白、载脂蛋白、甘油三酯、低密度脂蛋白-胆固醇（LDL-C）、醛固酮、肾上腺素、去甲肾上腺素和血管紧张素等。因此，采集血液标本时，住院患者可采用卧位，非住院患者可采用坐位，并保持平静状态。

6. 压脉带的使用 静脉采血时，压脉带压迫时间过长可使多种血液成分发生改变。①压迫40秒，血清总蛋白可增加4%，AST增加16%。②压迫超过3分钟时，因静脉扩张、淤血，水分转入组织间隙，导致血液浓缩，可使清蛋白、血清铁、血清钙、ALP、AST、胆固醇等增高5%～10%，血清钾增高更明显。同时，由于氧消耗增加，无氧酵解加强，乳酸增高，pH降低。因此，在采集标本时应尽量缩短压脉带的压迫时间（一般应<1分钟）。在见到血液进入采血容器后立即解开压脉带。当需要重新采集标本时，应换另一只手臂。

7. 抗凝剂 EDTA钾盐可使淋巴细胞出现花形核，还可引发极少数人血小板出现EDTA依赖性聚集现象，导致血细胞分析仪检测血小板计数的假性减低。

8. 其他

（1）输液：尽可能避免在输液过程中采集标本，因为输液不仅使血液稀释，而且输注的成分可能干扰检验结果。最常见的干扰项目是葡萄糖和电解质。一般情况下，对静脉输入葡萄糖、氨基酸、蛋白质或电解质的患者，应在输液结束1小时后采集标本，而对输入脂肪乳剂的患者应在8小时后采集标本。如果必须在输液时采集标本，要避免在输液同侧的静脉采集标本。

（2）溶血：血细胞内、外各种成分有梯度差，有的成分相差数十倍（表1-5），溶血标本所导致的误差可造成严重的后果。因此，在采集、运送、保存和处理血液标本时应尽量避免溶血。发生溶血的主要原因有容器不清洁、血液接触水分、标本中的大量泡沫、强力振荡、注射器带着针头强压注血和分离血清时操作不当等。

表1-5 溶血引起血液成分浓度或活性变化

成分	红细胞内浓度（活性）与血清的比值	1%红细胞溶血后血清浓度（活性）的变化（%）*
乳酸脱氢酶	160∶1	+272.5
AST	40∶1	+220.0
钾	23∶1	+24.4
ALT	6.7∶1	+55.0
葡萄糖	0.82∶1	−5.0
无机磷	0.78∶1	+9.1
钠	0.11∶1	−1.0
钙	0.10∶1	+2.9

注：*假设HCT为0.50

（3）温度：血细胞分析仪测定采用的抗凝全血宜室温保存，不宜存放在2～6℃环境中，低温可使血液成分和细胞形态发生变化。即使室温保存，也不宜超过6小时，最多不超过8小时。冷冻的血清或血浆标本不宜反复冻融，必要时可分装多管保存。另外，解冻的标本要彻底融化并混匀后再使用（标本中的成分分布均匀）。

（四）标本运送

标本采集完成后，由经过培训的护工、护士等及时送检。不能及时送检的标本，可暂时在室温下存放，但不应超过 8 小时。另外，送检标本的容器为符合生物安全要求的密封箱。

对于送检的合格标本应予接收，不合格标本应拒绝接收，以从源头上保证质量。

（张纪云）

第二节　血涂片制备与染色

血涂片染色后显微镜检查是血液细胞形态学检查的基本方法，主要用于白细胞分类计数、各种血细胞的形态检查和数量评估，以及血液寄生虫的检查等，临床应用极为广泛，特别是对于各种血液病的诊断和鉴别诊断，具有重要价值。尽管血细胞分析仪能够快速进行白细胞分类计数，但该法只是一种筛查方法，白细胞分类计数的复查尤其是血细胞的形态仍然需要血涂片显微镜检查，血涂片显微镜下检查是白细胞分类计数的参考方法。

一、血涂片制备

（一）主要器材

1. 载玻片　新购置的载玻片常带有游离碱质，必须用浓度约 1mol/L HCl 浸泡 24 小时后，再用清水彻底冲洗，干燥后备用。用过的载玻片可放入含适量肥皂或其他洗涤剂的清水中煮沸 20 分钟，趁热将血膜刷洗干净，再用清水反复冲洗，必要时用蒸馏水最后浸洗后干燥备用。

2. 推片　处理方法同载玻片。推片需比载玻片狭窄（一般选择有切角的玻片），边缘要光滑、整齐。

（二）简要操作

1. 薄血膜推片法

（1）手工推片法：采血→取血于载玻片上→推片→干燥。其中取血时取 1 小滴血于载玻片的一端（1.5cm 处或整片 1/3 处）；推片时使推片与载玻片成 30°~45°角度，让推片接触血滴，使血液沿推片下缘散开，再向血滴前方向匀速移动推片（图1-4）。

血液在载玻片上形成一舌型血膜，合格的血涂片应厚薄适宜，头、体、尾分明，两端和两侧留有空隙，血膜至少长 25mm，两侧空隙至少 5mm。

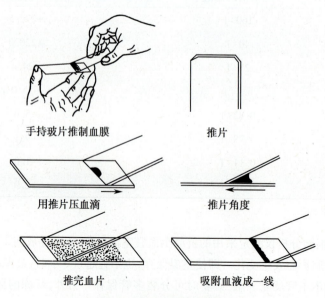

图 1-4　血涂片制备示意图

（2）仪器推片法：目前有多种型号的血细胞分析仪或血细胞形态分析仪配有血涂片仪和染色仪，可以根据需要进行自动送片、取血、推片、标记和染色等操作。

2. **厚血膜推片法** 采血→取1小滴血液于载玻片中央→以推片的一角将血滴由内向外旋转涂布，制成直径约1.5cm的圆形厚血膜，干燥→滴加蒸馏水，溶解红细胞，脱去血红蛋白→倾去水，干燥。

（三）质量保证

1. **玻片** 载玻片和推片应符合要求，载玻片需清洁、干燥、中性、无油腻，切勿用手触及玻片表面。

2. **标本** 未抗凝的毛细血管血或静脉血、或EDTA-K_2抗凝静脉血均可，但抗凝血需在4小时内制备血涂片，否则细胞形态会发生改变。

3. **制片** ①制备厚薄适宜的血涂片：血涂片的厚薄与血滴的大小、推片与载玻片之间的角度、推片时的速度及血细胞比容有关。血滴大、角度大、速度快则血膜越厚，反之则血膜越薄。②制备血膜分布均匀的血片：血膜分布不均主要是推片边缘不齐、用力不匀和载玻片不清洁所致。各种血涂片见图1-5，血涂片质量不佳的可能原因及解决办法见表1-6。

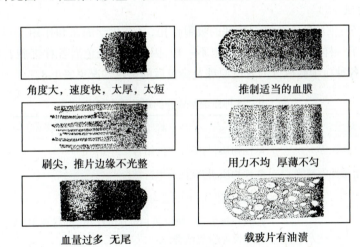

图1-5 各种血涂片

表1-6 血涂片的质量问题、可能原因及解决办法

血涂片质量问题	可能原因	解决办法
两侧无空隙	推片太宽、血滴展开太宽	选择有切角的玻片、展开血滴的时间不可太长
太长或太短	推片角度不佳或血滴大小不合适	调整推片角度或血滴大小
太厚或太薄	推片角度不佳或血滴大小不合适	调整推片角度或血滴大小
无尾部	血滴太大、推片未推到载玻片的另一端即停止	减少血量、推片必须推到载玻片的另一端，不可中途停止
有空泡	载玻片上有油脂	清洗玻片、改用洁净玻片
不规则间断	推片时用力不均、推片与载玻片贴太紧	推片与载玻片接触即可，不可贴太紧

4. **制片后处理** ①制备好的血涂片应在空气中晃动，使其尽快干燥。天气寒冷或潮湿时，应置于37℃恒温箱中促干，以免细胞变形缩小。②血涂片制备好后要标记。③制备好的血涂片应在1小时内染色，或1小时内用无水甲醇固定后染色，否则细胞形态会发生改变。

（四）方法学评价

不同的血涂片制备方法各有其优缺点，其应用范围也有所不同，详见表1-7。

表1-7 血涂片制备方法学评价

方 法		评 价
薄血膜推片法	手工法	器材要求不高,操作简单,但要获得好的血涂片需要不断练习,受操作者水平影响大。临床应用最广
	仪器法	血涂片质量较好,重复性较好。但仪器要求较高,基层医院未普及
厚血膜推片法		制备方法简单,不适用于血细胞形态观察。但适用于疟原虫、微丝蚴的检查,可提高其检出率

二、血涂片染色

血涂片染色是为了使血细胞着色,染料将细胞的胞膜、胞质、胞核等染成不同的颜色,便于在显微镜下观察识别。血涂片的染色方法很多,但主要从罗氏染色法(Romanowsky)演变而来,常用的有瑞特(Wright)染色法、吉姆萨(Giemsa)染色法和瑞-吉(Wright-Giemsa)复合染色法等。

(一) 方法

1. 瑞特染色法

(1) 染色原理:细胞的着色既有物理的吸附作用,又有化学的亲和作用。不同的细胞由于其所含化学成分不一样,对染料的亲和力也不一样,因此瑞特染色后各种细胞及细胞成分会呈现不同的色彩。各种血细胞成分的着色原理及染色后的呈色情况见表1-8。

表1-8 各种血细胞成分的瑞特染色情况

细胞成分	着色原理	着色情况
血红蛋白及嗜酸性颗粒等	碱性物质,与酸性伊红结合	红色
淋巴细胞胞质及嗜碱性颗粒等	酸性物质,与碱性亚甲蓝结合	蓝色
中性颗粒	中性,与伊红、亚甲蓝均可结合	染淡紫红色
细胞核	强碱性核蛋白(如组蛋白)与伊红结合,酸性DNA与碱性亚甲蓝结合	紫红色

(2) 试剂:①瑞特染液:由酸性染料伊红和碱性染料亚甲蓝组成复合染料溶于甲醇而成。亚甲蓝通常为氯盐,其有色部分是亚甲蓝,为阳离子,故为碱性染料。伊红(又称曙红)通常用伊红钠盐,其有色部分是伊红,为阴离子,故为酸性染料。亚甲蓝和伊红在水溶液中生成一种疏水的伊红化亚甲蓝中性沉淀物,即瑞特染料。甲醇可溶解瑞特染料,使其解离为带正电荷的亚甲蓝或天青和带负电荷的伊红,血细胞内的不同成分可以选择性地吸附与亲和而着色。甲醇具有很强的脱水力,可固定细胞形态,提高对染料的吸附作用,增强染色效果。染液中可适当添加甘油,以防止甲醇挥发,并可使细胞染色清晰。②磷酸盐缓冲液(pH 6.4~6.8):保持染色环境在相对恒定的pH内,使细胞着色稳定。

(3) 简要操作:血涂片制备→干燥→标记→加瑞特染液覆盖血膜→固定约1分钟→加等量缓冲液→混匀→静置5~10分钟→流水冲洗→干燥。

(4) 染色效果:正常情况下,经瑞特染色后血膜外观呈淡紫红色。显微镜下:红细胞呈粉红色圆盘状;白细胞的细胞核染紫红色,核染色质结构清楚,胞质中颗粒清楚,并显示出各种细胞特有的色彩,如中性粒细胞的颗粒染成紫红色、嗜碱性粒细胞颗粒染成深紫色、嗜酸性粒细胞颗粒染成橘黄色、淋巴细胞质染成淡蓝色等;血小板染成紫红色。

2. 吉姆萨染色法

(1) 原理:吉姆萨染色原理与瑞特染色相同,但提高了噻嗪类染料亚甲蓝的质量,加强了天青的作用。与瑞特染色法比较,该法对细胞核着色效果较好,但对中性颗粒着色较差。

(2) 试剂:由吉姆萨染料、甲醇和甘油组成。
(3) 简要操作:同瑞特染色法。

3. 瑞-吉复合染色法

(1) 原理:瑞特染色主要对细胞质的着色较好,但对细胞核和寄生虫着色较差;吉姆萨染色对细胞核的着色较好,但对胞质颗粒着色较差。瑞-吉复合染色法可取长补短,使血细胞获得满意的染色效果。

(2) 试剂:①瑞-吉染液:由瑞特染料、吉姆萨染料及甲醇组成。②磷酸盐缓冲液(pH 6.4~6.8)。

(3) 简要操作:同瑞特染色。

4. 快速一步染色法

(1) 试剂:①Ⅰ液:由瑞特染料、吉姆萨染料、天青Ⅱ及甲醇组成。②Ⅱ液:磷酸盐缓冲液(pH 6.4~6.8)。③应用液:Ⅰ液:Ⅱ液按3:1比例混合放置14天后备用。

(2) 简要操作:将染液铺满血膜或将血涂片浸入染液缸内→30秒后取出用自来水冲洗→干燥。

5. 快速两步染色法

(1) 试剂:①Ⅰ液:磷酸二氢钾、磷酸氢二钠、水溶性伊红Y、苯酚于蒸馏水中煮沸,冷却后备用。②Ⅱ液:亚甲蓝、高锰酸钾于蒸馏水中煮沸,冷却后备用。

(2) 简要操作:将血涂片浸入Ⅰ液中30秒→水洗→再浸入Ⅱ液30秒→水洗→干燥。

(二) 质量保证

1. 瑞特染液质量 新配制的瑞特染液偏碱,染色效果较差,需在室温或37℃下存放一定时间,待染液"成熟"后再使用。染液成熟的过程主要是亚甲蓝逐渐转变为天青B的过程。在密封条件下,贮存时间愈久,转化的天青B愈多,染色效果愈好。可用吸光度比值(ratio of absorption, RA)作为瑞特染液的质量评价指标(图1-6),RA = A_{650}/A_{525}。新配制染液的RA接近2,待RA降至1.3±0.1即可使用。瑞特染液需适当加入甘油,并在贮存过程中密封严实,以防止甲醇挥发或氧化,影响染液质量。

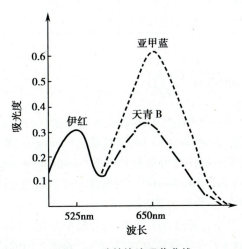

图1-6 瑞特染液吸收曲线

2. pH 瑞特染色主要通过酸碱反应而着色,因此环境pH对染色结果影响很大。细胞各种成分均含大量蛋白质,蛋白质是两性电解质,所带正、负电荷的数量随溶液pH而定。对某一蛋白质而言,如环境pH<PI(PI为该蛋白质的等电点),该蛋白质带正电荷增多,易与酸性伊红结合,染色偏红;当环境的pH>PI则带负电荷增多,易与亚甲蓝结合,染色偏蓝。因此需采用清洁、干燥、中性的玻片,并且染色缓冲液pH在6.4~6.8为佳。

3. 染色时机 血涂片干透后才能染色,否则易脱落。

4. 染液用量 染液量以刚好覆盖血膜为宜。用量过多,会造成深染;过少,会导致血涂片局部未着色,或易干使染料沉积。

5. 混匀 染液与缓冲液需充分混匀,否则细胞着色不均。

6. 染色时间 环境温度越低、细胞越多,染色时间越长;反之亦然。

7. 冲洗 用小流水将染液冲洗干净,不能先倒掉染液再用流水冲洗,以免染料沉着于血涂片上,干扰血细胞形态观察。

8. **脱色与复染** 染色过深,可用甲醇适当脱色,或清水浸泡脱色。染色过浅,可以复染。复染时需先加缓冲液再加染液,或加二者的混合液,不可先加染液再加缓冲液。

9. **血涂片瑞特染色不佳的原因分析及对策** 见表1-9。

表1-9 血涂片染色不佳的原因分析及对策

血涂片染色不佳	可能原因	解决办法
染色偏红	染液质量不佳(被氧化)、冲洗用水的pH太低、冲洗时间太长	更换符合质量要求的染液、改用蒸馏水冲洗、规范操作
染色偏蓝	新玻片未用酸处理、新配制染液、染色时间太长、冲洗时间太短	更换符合质量要求的染液、玻片,规范操作
染色偏浅	染色时间太短、冲洗时间太长	规范操作。如需该片可以复染
染料沉积	染液未过滤、冲洗方法不当	更换符合质量要求的染液、规范操作。如需该片,可用甲醇冲洗,再立即用清水冲洗,干后复染
细胞核不着色	染色时间太短、冲洗用水的pH太低	延长染色时间,更换冲洗用水
蓝色背景	患者使用肝素或血液标本经肝素抗凝	血液标本采用EDTA抗凝

(三)方法学评价

血细胞的不同染色方法各有其优缺点,其方法学评价见表1-10。

表1-10 血细胞染色的方法学评价

方 法	评 价
瑞特染色法	最常用,对细胞质内的颗粒染色效果好,但对细胞核的染色不如吉姆萨染色法
吉姆萨染色法	对细胞核和寄生虫着色好,但对胞质颗粒着色较差
瑞-吉复合染色法	对细胞质、细胞核着色均较好,对比鲜明
快速一步染色法	快速,对细胞质、细胞核着色均较好
快速两步染色法	快速,对细胞质内的颗粒染色效果好,但对细胞核的染色稍差

第三节 白细胞显微镜检查

人体外周血中的白细胞(white blood cell)包括中性粒细胞(neutrophil,N)、嗜酸性粒细胞(eosinophil,E)、嗜碱性粒细胞(basophil,B)、淋巴细胞(lymphocyte,L)和单核细胞(monocyte,M)五种形态和功能各不相同的细胞,其中中性粒细胞又包括中性分叶核粒细胞(neutrophilic segmented granulocyte)和中性杆状核粒细胞(neutrophilic stab granulocyte)。白细胞通过不同的方式和机制消除病原体及过敏原,是机体抵御病原微生物等异物的主要防线。

在外周血五种白细胞中,粒细胞数量最多,它起源于骨髓造血干细胞,在骨髓中分化、发育、成熟,成熟后的粒细胞仅有约1/20释放到外周血,剩余贮存在骨髓中(贮存池)。外周血中的粒细胞分为两部分,即随血液循环流动的循环池和黏附于微静脉及毛细血管壁的边缘池,正常情况下循环池和边缘池中的细胞数量大约各占一半,保持着动态平衡,一些生理和病理因素可打破这种平衡。

一、白细胞计数

白细胞计数是指测定单位体积外周血中各种白细胞的总数。白细胞计数结果仅反映循环池中的细胞数量。

（一）显微镜计数法

1. 原理 将全血用稀酸溶液稀释一定倍数，使红细胞破坏后，充入改良牛鲍（Neubauer）计数板内，在普通光学显微镜下计数一定范围内的白细胞数，经换算求出每升血液内的白细胞总数。

2. 白细胞稀释液 由冰乙酸、亚甲蓝或结晶紫以及蒸馏水组成。其中冰乙酸破坏红细胞，且使白细胞核更清晰；亚甲蓝使白细胞核略着色，便于识别。

3. 器材

（1）改良牛鲍计数板：为优质厚玻璃制成，每块板被 H 形凹槽分为上、下两个相同的计数池（室），计数池两侧各有一条支柱，比计数池平面高出 0.10mm。将特制的专用盖玻片盖在其上，形成高 0.10mm 的计数池（图1-7）。

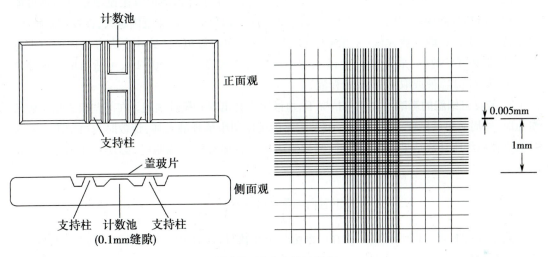

图1-7　改良牛鲍计数板

每个计数池划分为 9 个大方格，每个大方格边长为 1.0mm，其面积为 1.0mm²，加盖玻片后的深度为 0.1mm，因此每个大方格的容积为 0.1mm³（0.1μl）。每个计数池四角的 4 个大方格分别用单线等分为 16 个中方格，作为白细胞计数用；中央大方格用双线等分为 25 个中方格，每个中方格又用单线等分为 16 个小方格，其中位于四角的 4 个及中央 1 个共 5 个中方格为红细胞和血小板计数区。

计数池大方格每边长度的误差应在 ±1% 以内，盖玻片与计数池间隙深度的误差应在 ±2% 以内。

（2）改良牛鲍计数板专用盖玻片（血盖片）：长×宽×厚为 24mm×20mm×0.6mm。要求表面平整光滑，其不平整性应在 ±0.002mm 以内。

（3）微量吸管：微量血液采集专用吸管，有 10μl、20μl 2 个刻度。20μl 微量吸管的允许误差为 ±1%。

4. 简要操作 加稀释液 0.38ml → 取血 20μl → 混匀 → 充池 → 静置 → 低倍镜下计数 4 个大方格内的细胞 → 计算。

（二）质量保证

1. 采血时间的影响 在许多因素影响下，如剧烈运动、情绪激动、严寒、暴热等，循环池和边缘池中的白细胞可重新分配。由于白细胞计数检查的仅为循环池中的白细胞，即便正常情况下，同一个人在上、下午的白细胞计数结果可呈较大幅度的波动。因此，为使检测结果便于比较和动态分析，最好固定采血时间，例如每次检查均在上午 8 点左右。

2. 计数误差 白细胞显微镜计数的误差主要有技术误差和固有误差两大类。

(1) 技术误差(technical errors):由于操作不正规或使用器材不准确造成的误差称为技术误差。这类误差可通过熟练的操作及仪器的校正而显著减小甚至避免。导致技术误差的常见原因如下:①器材和试剂质量不佳:如稀释用吸管、微量采血管或计数池超过各自允许误差,盖玻片不平整等;稀释液未过滤,杂质太多等。②采血不当:如采血深度不够、过分挤压、采血速度太慢、第一滴血未弃去等,推荐使用静脉血标本。③稀释倍数不准:如吸取稀释液或血液的量不准确、稀释液放置过久使水分蒸发浓缩等。④充池不当:充池前细胞悬液未充分混匀,充液过多或过少、充液不连续、计数室内有气泡、充液后移动盖玻片、操作台不平等,这些因素均可使细胞分布不匀,造成计数结果不准。如白细胞数在参考区间内,各大格的细胞数不得相差8个以上;两次重复计数误差不超过10%,否则需重新充池。⑤白细胞计数不准确:未遵守数上不数下,数左不数右的原则;不能准确辨认白细胞,计数有误差等。

(2) 固有误差(inherent errors):又叫计数域误差,是由于计数池内每次血细胞分布不可能完全相同所造成的误差,其变异系数与计数细胞的多少成反比。计数范围越大,计数细胞越多,误差越小。若白细胞计数太低(一般$<3\times10^9/L$),可增加计数范围(数8个大方格内的白细胞数)或降低稀释倍数(如采集40μl血液);若白细胞计数太高($>15\times10^9/L$),可适当增加稀释倍数(如采集10μl血液或取0.78ml稀释液)。

3. 有核红细胞的影响 在正常情况下,血液中不会出现有核红细胞。在某些疾病如溶血性贫血时,外周血中可出现大量有核红细胞,它不能被白细胞稀释液破坏,计数时与白细胞一同被计数而使白细胞计数结果偏高。因此,当血液中出现较多有核红细胞时,必须将其扣除。校正公式如下:

$$校正后白细胞数/L = x \times \frac{100}{100+y}$$

式中:x 为校正前白细胞数;y 指在白细胞分类计数时,计数100个白细胞的同时,计数到的有核红细胞数。

例如:校正前白细胞数为 $12\times10^9/L$,在白细胞分类计数时,计数100个白细胞的同时,计数到的有核红细胞数为40个,则:

$$校正后白细胞数/L = 12\times10^9/L \times \frac{100}{100+40} = 8.6\times10^9/L$$

4. 经验控制 以血涂片中所见白细胞的多少粗略核对白细胞计数结果有无大的误差。在血涂片厚薄适宜的情况下,血涂片中所见白细胞的多少与白细胞总数的关系如表1-11所示,如不符,需复查。

表1-11 血涂片白细胞密度与白细胞总数的关系

血涂片白细胞/HP	WBC($\times 10^9$/L)
2~4	4~7
4~6	7~9
6~10	10~12
10~12	13~18

(三) 方法学评价

显微镜计数法设备简单、费用低廉;费时、重复性较差;适用于基层医疗单位和分散检测。血细胞分析仪法操作简便,效率高,重复性好;但仪器较贵,准确性取决于仪器的性能及工作状态;适合于大批量的标本集中检测。

(四) 参考区间

成人：$(3.5\sim9.5)\times10^9/L$；儿童：$(5\sim12)\times10^9/L$；6个月～2岁：$(11\sim12)\times10^9/L$；新生儿：$(15\sim20)\times10^9/L$。

(五) 临床意义

白细胞总数高于参考区间的上限称白细胞增多，低于参考区间的下限称白细胞减少。白细胞总数增多或减少主要受中性粒细胞数量的影响，其临床意义见白细胞分类计数。

二、白细胞分类计数

由于各种白细胞的功能不同，血液中它们的数量及形态变化所引起的临床意义也不同，因而仅对白细胞总数计数是不够的，还必须对各种白细胞分别计数，即白细胞分类计数(differential count,DC)。白细胞分类计数的方法有两种，一种是显微镜法，一种是血细胞分析仪法。本节主要介绍显微镜分类计数法。

(一) 显微镜分类计数法

显微镜分类计数主要是将染色后的血涂片在油镜下根据白细胞形态学特征逐个分别计数，得出各种白细胞的相对比值或百分率，并观察各种血细胞的形态变化。

1. **简要操作**　采血→制备血涂片→染色→低倍镜检查→高倍镜检查→油镜分类计数。其中低倍镜下观察涂片、染色及细胞分布情况，尤其是观察尾部及两侧边缘有无异常细胞，选择细胞分布均匀、染色良好的体尾交界区域置于视野中央；高倍镜下估计白细胞数量；油镜下分类计数白细胞，同时观察红细胞、血小板形态以及有无寄生虫等。

2. **报告方式**

(1) 白细胞分类计数结果：以各种白细胞所占的比值或百分率表示，或者根据白细胞总数计算出各种白细胞的绝对值。

(2) 幼稚或异常白细胞：发现幼稚或异常白细胞，应分类报告，并包括在白细胞分类比值或百分率中。

(3) 有核红细胞：血涂片中如见到有核红细胞，也应逐个计数，但不列入白细胞总数之内，而是报告分类计数100个白细胞的同时见到的有核红细胞数。

(4) 寄生虫：如发现疟原虫等应报告。

(5) 红细胞、血小板的形态：如有异常应报告。

(二) 质量保证

1. **标本**　使用EDTA-K_2抗凝血液样本时，应充分混匀后再涂片。抗凝血样本应在采集后4小时内制备血涂片，时间过长可引起白细胞的形态改变。注意制片前样本不宜冷藏。

2. **血涂片制备和染色**　如样本中白细胞数量少时，需制备多张血涂片。具体的制备和染色注意事项见第一章第二节。

3. **镜检部位**　各种白细胞体积大小不等，在血涂片中分布很不均匀，一般体积较小的淋巴细胞在头、体部分布较多，而尾部和两侧以中性粒细胞及单核细胞较多，异常大的细胞常在片尾末端出现。一般认为细胞分布在片头至片尾的3/4区域（体尾交界处）比较均匀，各种白细胞的分布比例与体内外周血中一致，因此分类时最好选择在体尾交界处，且必须按一定方式（如城垛样）有规律地移动视野，以避免重复、遗漏或主观选择视野，见图1-8。

4. **镜检白细胞数量**　白细胞分类计数的数量应根据白细胞总数而定。一般要求在油镜下分类计数100个白细胞；当白细胞总数超过$15\times10^9/L$时，应分类计数200个白细胞；当白细胞数量明显减少($<3\times10^9/L$)时，为了减少误差，可多检查几张血涂片，分类计数50～100个白细胞。

(三) 方法学评价

显微镜分类法是白细胞分类计数的参考方法，分类结果较准确。设备简单、费用低廉，但费

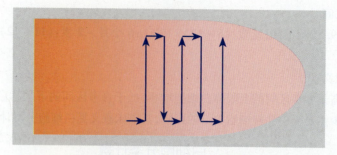

图 1-8 镜检血涂片移动的顺序

时,且结果的准确性取决于操作者个人的技术水平。血细胞分析仪法快速、重复性好,但有些细胞不能识别,如白血病细胞和异型淋巴细胞等。其只能用于筛查,异常标本必须采用显微镜分类法进行复检。

(四)参考区间

见表 1-12。

表 1-12 白细胞分类计数参考区间(成人)

白细胞	百分率(%)	绝对值($\times 10^9$/L)
中性分叶核粒细胞	40~75	1.8~6.3
嗜酸性粒细胞	0.4~8.0	0.02~0.52
嗜碱性粒细胞	0~1	0~0.06
淋巴细胞	20~50	1.1~3.2
单核细胞	3~10	0.1~0.6

注:本参考区间适用于静脉血的仪器检测方法,来源于中华人民共和国卫生行业标准 WS/T 405—2012

(五)临床意义

1. 白细胞总数与中性粒细胞 由于中性粒细胞在白细胞中所占比率最高,因此它的数量增减是影响白细胞总数变化的常见原因。一般情况下,中性粒细胞增多,白细胞总数增多;中性粒细胞减少,白细胞总数也减少。因此,二者的临床意义基本一致。但是淋巴细胞、嗜酸性粒细胞等的数量改变也会引起白细胞总数的变化。如果白细胞总数与中性粒细胞数量变化不一致,需要分析原因。

(1)中性粒细胞生理性增多:①一天之内不同时间外周血白细胞和中性粒细胞数量可不同,一般下午较上午高。②剧烈运动、情绪激动、严寒、暴热。③新生儿。④妊娠 5 个月以上及分娩时。这些生理因素引起的白细胞增多常为一过性增多,在袪除影响因素后不久则可恢复正常,系边缘池内的白细胞过多地进入循环池所致。

由于白细胞生理波动很大,因此白细胞计数波动在 30%(甚至有人认为 50%)以内临床上可无意义,只有通过定时、连续随访观察和结合临床才有意义。

(2)中性粒细胞病理性增多(neutrophilia):①急性感染:特别是化脓性球菌如金黄色葡萄球菌、溶血性链球菌、肺炎链球菌等所致的败血症、急性风湿热、扁桃体炎、阑尾炎等,白细胞总数常增高,这是引起白细胞增多最常见的原因。②严重的组织损伤及大量血细胞破坏:如严重的烧伤、较大手术后、心肌梗死、急性溶血等均可见白细胞增多,增多的细胞成分以中性粒细胞为主。③急性大出血:内脏(如肝、脾)破裂或宫外孕破裂所致大出血,此时白细胞计数可迅速增高,常达 20×10^9/L,并以中性粒细胞为主,常出现于血红蛋白降低之前。④急性中毒:急性化学药物中毒如安眠药、有机磷等中毒;代谢性中毒如糖尿病酮症酸中毒、尿毒症等也常见白细胞(主要是中性粒细胞)增多。⑤恶性肿瘤:非造血系统的恶性肿瘤如肝癌、胃癌等有时也可出现持续性的白细胞计数增高,以中性粒细胞为主。⑥白血病:常见于急、慢性粒细胞白血病,急性型白细胞一般<100×10⁹/L,分类时以原、幼粒细胞为主,而慢性型白细胞常>100×10⁹/L,分类时以中幼、晚幼及以下各阶段粒细胞为主,并伴有较多的嗜酸性、嗜碱性粒细胞,此时需与中性粒细胞型类白血病反应相区别。

类白血病反应(leukemoid reaction)是指机体对某些刺激因素所产生的类似白血病表现的血象反应。外周血中白细胞计数大多明显增高,并可有数量不等的幼稚细胞出现,但红细胞和血小板一般无改变,当病因祛除后,类白血病反应也逐渐消失。引起类白血病反应的病因很多,以感染和恶性肿瘤最多见,其次还有急性中毒、外伤、休克、急性溶血或出血、大面积烧伤及过敏等。

以上白细胞增多(除白血病属于造血干细胞克隆性疾病外)与机体相对缺氧、细菌内毒素、肿瘤坏死产物等引起边缘池内细胞进入循环池,或刺激骨髓释放白细胞增加有关。

(3) 中性粒细胞减少(neutropenia):①某些感染:某些革兰阴性杆菌(伤寒、副伤寒沙门菌)感染及病毒感染(流感)。②某些血液病:如再生障碍性贫血及非白血性白血病,白细胞可<1×10⁹/L,分类时淋巴细胞相对增多。③慢性理化损伤:长期接触电离辐射(X 射线)或应用、接触某些化学药物(氯霉素),可抑制骨髓细胞的有丝分裂而致白细胞减少,故此类人群需定期做白细胞计数检查。④自身免疫性疾病:如系统性红斑狼疮,由于自身免疫性抗核抗体导致白细胞减少。⑤脾功能亢进:肿大的脾脏中单核-巨噬细胞系统吞噬破坏过多的白细胞。

2. 嗜酸性粒细胞 其临床意义见本节"嗜酸性粒细胞直接计数"。

3. 嗜碱性粒细胞

(1) 嗜碱性粒细胞增多(basophilia):①慢性粒细胞白血病:常伴嗜碱性粒细胞增多,可达10%或更多。②嗜碱性粒细胞白血病:嗜碱性粒细胞异常增多,可达20%以上,多为幼稚型。③过敏性疾病:溃疡性结肠炎、超敏反应等可见嗜碱性粒细胞增多。④骨髓纤维化和某些转移癌时也可见嗜碱性粒细胞增多。

(2) 嗜碱性粒细胞减少(basopenia):由于嗜碱性粒细胞所占比率甚低,故其减少一般无临床意义。

4. 淋巴细胞

(1) 淋巴细胞增多(lymphocytosis):出生 1 周的新生儿外周血白细胞以中性粒细胞为主,以后淋巴细胞逐渐上升,整个婴幼儿期淋巴细胞较高,可达70%;4~6岁后,淋巴细胞开始下降,中性粒细胞逐渐上升。婴幼儿期淋巴细胞比率较成人高,属淋巴细胞生理性增多。淋巴细胞病理性增多:①绝对增多:某些病毒或细菌所致的传染病如风疹、流行性腮腺炎、传染性单核细胞增多症、传染性淋巴细胞增多症、百日咳等淋巴细胞增多;某些慢性感染如结核病恢复期也可见淋巴细胞增多,但白细胞总数多正常;急、慢性淋巴细胞白血病淋巴细胞增多明显,且可导致白细胞总数增高。②相对增多:再生障碍性贫血、粒细胞缺乏症等因中性粒细胞明显减少而致淋巴细胞比率相对增高。

(2) 淋巴细胞减少(lymphocytopenia):凡是造成中性粒细胞显著增高的各种原因均可导致淋巴细胞相对减少。淋巴细胞绝对减少见于免疫缺陷病(如 HIV 感染)、流行性感冒恢复期、药物治疗(如环磷酰胺)以及自身免疫性疾病(如系统性红斑狼疮)等。

5. 单核细胞

(1) 单核细胞增多(monocytosis):正常儿童单核细胞可较成人稍高,平均为9%,2 周内的新生儿可达15%或更高,属生理性增多。病理性增多见于:①某些感染:如亚急性感染性心内膜炎、疟疾、黑热病、急性感染的恢复期、活动性肺结核等,均可见单核细胞增多。②某些血液病:单核细胞白血病、粒细胞缺乏症的恢复期、淋巴瘤及骨髓增生异常综合征(MDS)等可见单核细胞增多。

（2）单核细胞减少（monocytopenia）：意义不大。

三、白细胞形态检查

在病理情况下，除白细胞计数和分类计数结果发生变化外，有时白细胞的形态也会发生改变，因此外周血白细胞形态检查具有重要意义。血涂片经瑞特或瑞-吉复合染色后在光学显微镜下检查，是血细胞形态检查的基本方法，临床应用极其广泛。

（一）外周血正常白细胞形态

外周血白细胞的正常形态特征见表1-13，外周血正常白细胞形态见图1-9。

表1-13 外周血白细胞的正常形态特征

细胞	直径（μm）	形态	细胞质	细胞核	染色质
中性杆状核粒细胞	10~15	圆形	粉红色，颗粒量多、细小、均匀、紫红色	弯曲呈杆状、带状、腊肠样	粗糙，深紫红色
中性分叶核粒细胞	10~15	圆形	粉红色，颗粒量多、细小、均匀、紫红色	分2~5叶，以3叶核为主	粗糙，深紫红色
嗜酸性粒细胞	13~15	圆形	着色不清，橘黄色颗粒、粗大、整齐排列、均匀充满胞质	多分2叶，眼镜形	粗糙，深紫红色
嗜碱性粒细胞	10~12	圆形	着色不清，紫黑色颗粒，量少、大小不均、排列杂乱、可盖于核上	因颗粒遮盖而胞核不清晰	粗糙，深紫红色
淋巴细胞	6~15	圆形或椭圆形	透明、淡蓝色、多无颗粒，大淋巴细胞可有少量粗大、不均匀紫红色颗粒	圆形、椭圆形、肾形	深紫红色，粗糙成块，核外缘光滑
单核细胞	12~20	圆形、椭圆形或不规则形	半透明、灰蓝色或灰红色。颗粒细小、尘土样紫红色	肾形、山字形、马蹄形、扭曲折叠不规则形	疏松网状，淡紫红色，有膨胀和立体起伏感

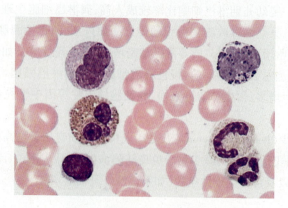

图1-9 外周血正常白细胞形态

（二）外周血异常白细胞形态

1. 中性粒细胞核象变化（nuclear shift） 中性粒细胞的核形标志着它的发育阶段。正常情况下，外周血中的中性粒细胞具有分叶核的占绝大多数，且以2~3叶为主。病理情况下，中性粒细胞的核象可发生变化，即出现核左移或核右移（图1-10）。

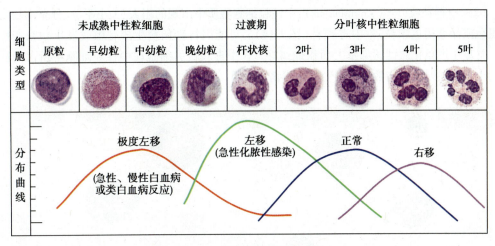

图 1-10　中性粒细胞核象变化

（1）核左移（shift to the left）：外周血中杆状核粒细胞增多并出现晚幼粒、中幼粒甚至早幼粒细胞时称为核左移（图 1-11）。核左移常伴中毒颗粒、空泡、核变性等毒性变化。最常见于急性化脓性感染，急性中毒、急性溶血时也可见到。核左移程度与感染的严重程度和机体的抵抗力密切相关。核左移时白细胞数可增高，也可不增高甚至减低，但以增高者多见。核左移伴白细胞增高称再生性核左移，表示骨髓造血旺盛，机体抵抗力强；核左移伴白细胞总数不增高或减低称退行性核左移，表示骨髓释放受到抑制，机体抵抗力差。

核左移根据其程度可分为轻、中、重三级。轻度核左移：仅见杆状核粒细胞>6%；中度核左移：杆状核粒细胞>10%并有少数晚幼粒、中幼粒细胞；重度核左移（类白血病反应）：杆状核粒细胞>25%，出现更幼稚的粒细胞如早幼粒甚至原粒细胞，常伴有明显的中毒颗粒、空泡、核变性等质的改变。

（2）核右移（shift to the right）：外周血中 5 叶核及 5 叶核以上的中性粒细胞>3%时称为核右移（图 1-12）。核右移常伴有白细胞总数的减少，属造血功能衰退的表现，可由于缺乏造血物质、DNA 合成减少或骨髓造血功能减退所致。主要见于营养性巨幼细胞贫血及恶性贫血。在炎症的恢复期，一过性地出现核右移是正常现象。如疾病进展期突然出现核右移则是预后不良的表现。

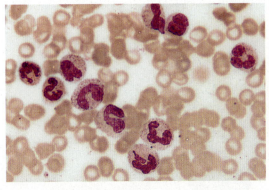

图 1-11　中性粒细胞核左移

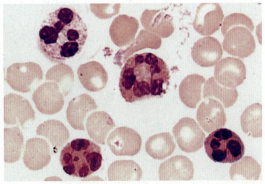

图 1-12　中性粒细胞核右移

2. 中性粒细胞的毒性变化　在严重传染病、各种化脓性感染、败血症、恶性肿瘤、中毒、大面积烧伤等病理情况下，中性粒细胞可发生下列形态改变，它们可单独出现，亦可同时出现。

（1）大小不均（anisocytosis）：即中性粒细胞体积大小悬殊（图 1-13），可能是在内毒素等因素作用下骨髓内幼稚中性粒细胞发生不规则分裂的结果。常见于一些病程较长的化脓性感染。

(2) 中毒颗粒(toxic granulations)：中性粒细胞胞质中出现的粗大、大小不等、分布不均匀的紫黑色或深紫褐色颗粒，称中毒颗粒(图 1-14)。可能因特殊颗粒生成受阻或发生颗粒变性所致。常见于严重化脓性感染及大面积烧伤等。含中毒颗粒的细胞在中性粒细胞中所占的比值称为中毒指数。中毒指数愈大，感染、中毒情况愈重。

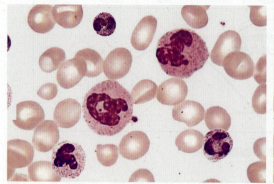

图 1-13　中性粒细胞大小不均　　　　图 1-14　中毒颗粒

(3) 空泡(vacuoles)：中性粒细胞胞质内出现一个或数个空泡(图 1-15)。一般认为空泡是细胞受损后胞质发生脂肪变性或颗粒缺失的结果。最常见于严重感染，特别是败血症时。EDTA 抗凝血储存后，血细胞也可发生空泡样改变，此时，如无其他毒性变化，不宜将其归为中性粒细胞的毒性变化。

(4) 杜勒体(Döhle bodies)：是中性粒细胞胞质毒性变化而保留的局部嗜碱性区域，呈圆形、梨形或云雾状，天蓝色或灰蓝色，直径 1~2μm，是胞质局部不成熟的表现(图 1-16)。杜勒体亦可见于单核细胞中，其意义相同。

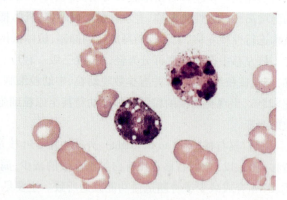

图 1-15　空泡

(5) 退行性变(degeneration)：是指细胞发生胞体肿胀、结构模糊、边缘不清晰，胞核肿胀或溶解等现象。常见于细胞衰老后，严重感染时该类细胞增多(图 1-17)。

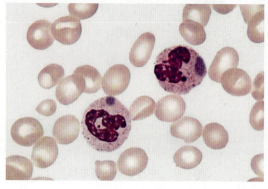
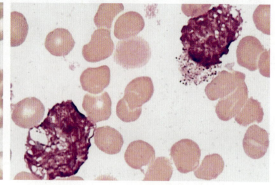

图 1-16　杜勒体　　　　图 1-17　中性粒细胞退行性变

3. 中性粒细胞的其他异常形态

(1) 巨多核中性粒细胞：成熟中性粒细胞胞体增大，核分叶过多，常为 5~9 叶，甚至 10 叶以上，各叶大小差别很大，核染色质疏松(图 1-18)。常见于巨幼细胞贫血或应用抗代谢药物治疗后。

(2) 棒状小体(Auer bodies)：为白细胞胞质中出现的紫红色细杆状物质，一个或数个，长 1~6μm(图 1-19)。棒状小体一旦出现即可拟诊为急性白血病，并有助于鉴别急性白血病的类型。急性粒细胞白血病和急性单核细胞白血病可见到棒状小体，而急性淋巴细胞白血病则无。

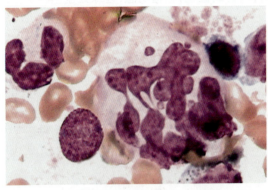

图 1-18 巨多核中性粒细胞

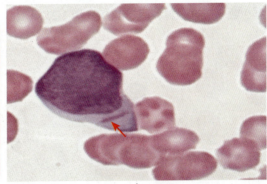

图 1-19 棒状小体

(3) 几种特殊的畸形：如 Chediak-Higashi 畸形、Alder-Reilly 畸形、May-Hegglin 畸形和 Pelger-Hüet 畸形等，常与遗传有关，临床少见，其形态特征和临床意义见表 1-14。

表 1-14 与遗传因素相关的中性粒细胞畸形的形态特点和临床意义

类型	特点	临床意义
Chediak-Higashi 畸形	胞质中含几个至数十个直径为 2~5μm 的包涵体，呈异常巨大的紫蓝色或淡灰色块状。也可见于其他粒细胞、单核细胞、淋巴细胞	常染色体隐性遗传，可影响粒细胞功能，易出现严重感染
Alder-Reilly 畸形	胞质中含巨大深染嗜天青颗粒(呈深红或紫色包涵体)，但不伴有白细胞增多及核左移、空泡等，有时似 Döhle 小体；也可见于其他粒细胞、单核细胞、淋巴细胞	常染色体隐性遗传，但不影响粒细胞功能，常伴有骨或软骨畸形疾病
May-Hegglin 畸形	粒细胞终生含有无定形的淡蓝色包涵体，与严重感染、中毒时的 Döhle 小体相似，但大而圆。也可见于其他粒细胞、单核细胞	常染色体显性遗传，良性畸形
Pelger-Hüet 畸形	胞核分叶能力减退，常呈杆状、肾形、眼镜形、哑铃形或少分叶(两大叶)，但染色质致密、深染，聚集成小块或条索状，其间有空白间隙	常染色体显性遗传，又称家族性粒细胞异常。继发于严重感染的核分叶能力减退称假性 Pelger-Hüet 畸形。正常<4%，获得性异常常见于骨髓增生异常综合征、急性粒细胞白血病，偶见于原发性骨髓纤维化、慢性粒细胞白血病

4. 淋巴细胞的异常形态

(1) 异型淋巴细胞(atypical lymphocyte)：在病毒或过敏原等因素刺激下，外周血淋巴细胞增生并发生形态上的改变，称异型淋巴细胞。其形态的变异是因增生亢进，细胞体积增大、嗜碱性增强、甚至发生母细胞化，此种细胞绝大多数属于 T 淋巴细胞。按形态特征将其分为以下 3 型。

Ⅰ型(空泡型)：亦称浆细胞型，最为常见。其胞体比正常淋巴细胞稍大，多为圆形；核呈圆形、椭圆形、肾形或不规则形，染色质呈粗网状或不规则聚集呈粗糙的块状；胞质较丰富，深蓝色，一般无颗粒，含空泡或因具有多数小空泡而呈泡沫状(图1-20)。

Ⅱ型(不规则型)：亦称单核细胞型。胞体较Ⅰ型细胞明显增大，外形不规则，似单核细胞；核圆形或不规则，染色质不如Ⅰ型致密；胞质丰富，淡蓝或蓝色，有透明感，边缘处蓝色较深，可有少数嗜天青颗粒，一般无空泡(图1-21)。

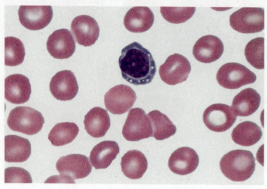
图1-20　Ⅰ型异型淋巴细胞

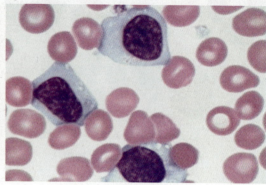
图1-21　Ⅱ型异型淋巴细胞

Ⅲ型(幼稚型)：亦称未成熟细胞型。胞体较大，核大呈圆形或椭圆形；染色质呈细致网状，可有1~2个核仁；胞质量较少呈深蓝色，多无颗粒，偶有小空泡(图1-22)。

异型淋巴细胞增多主要见于传染性单核细胞增多症、病毒性肝炎、流行性出血热、湿疹等病毒感染性疾病和过敏性疾病。健康人血片中可偶见此种细胞。一般病毒感染异型淋巴细胞<5%，而传染性单核细胞增多症时异型淋巴细胞常>10%。

(2) 具有卫星核(satellite nucleus)的淋巴细胞：即在淋巴细胞的主核旁边另有一个游离的小核(图1-23)。此小核系当染色体受损后，在细胞有丝分裂末期，丧失着丝点的染色单体或其片段被两个子代细胞所排除而形成。此种细胞常见于接受较大剂量的电离辐射之后或其他理化因子、抗癌药物等对细胞造成损伤时，常作为致畸、致突变的客观指标之一。

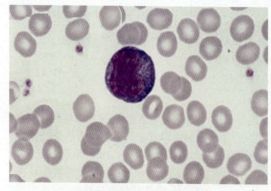
图1-22　Ⅲ型异型淋巴细胞

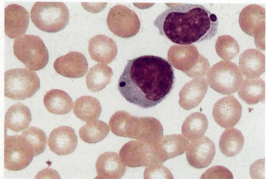
图1-23　具有卫星核的淋巴细胞

四、嗜酸性粒细胞计数

(一) 显微镜计数

1. 原理　用适当的稀释液将血液稀释一定倍数，破坏红细胞和其他大部分白细胞，并使嗜酸性粒细胞着色，混匀后充入计数池内，计数一定体积内的嗜酸性粒细胞数，即可算出每升血液中嗜酸性粒细胞的数量。

2. 嗜酸性粒细胞稀释液 试剂主要成分及作用:①保护嗜酸性粒细胞成分(如丙酮、乙醇)。②促进红细胞和中性粒细胞破坏成分(如碳酸钾、草酸铵或低渗状态)。③使嗜酸性粒细胞着色成分(如伊红、溴甲酚紫、固绿)。此外,稀释液中的甘油可防止乙醇挥发,抗凝剂可防止血液凝固。由于所用具体试剂不同,因而有多种配方,各种嗜酸性粒细胞稀释液的评价见表1-15。

表1-15 各种嗜酸性粒细胞稀释液的评价

稀释液	评价
伊红-丙酮	优点:试剂简单,简便易行 缺点:久置效果差,最好每周配制1次
皂素-甘油	优点:细胞较为稳定,着色鲜明易于鉴别;含甘油,液体不易挥发,置冰箱可保存半年以上 缺点:含甘油,计数前应充分混匀
乙醇-伊红	优点:含碳酸钾,溶解红细胞和其他白细胞作用强,视野背景清晰;嗜酸性颗粒鲜明橙色,2小时内不破坏,含甘油,液体不易挥发,试剂可保存半年以上 缺点:含10%甘油,比较黏稠,细胞不易混匀,计数前应充分混匀
溴甲酚紫	优点:为低渗配方,红细胞和其他白细胞被溶解破坏,嗜酸性粒细胞被染而呈蓝色
固绿	优点:含丙酮、乙醇两种保护剂,使嗜酸性粒细胞膜完整、无破损现象;含碳酸钾、草酸铵,其他细胞破坏完全;固绿使嗜酸性颗粒呈折光较强的蓝绿色颗粒 缺点:注意与残存的不着色或着色很浅的中性粒细胞相区别

3. 简要操作 加稀释液0.38ml→取血20μl→混匀→充上、下两个计数池→静置→低倍镜计数→计算。其中低倍镜计数2个计数池共10个大方格内的嗜酸性粒细胞。

(二) 质量保证

1. 标本采集时间 嗜酸性粒细胞计数最好固定标本的采集时间(如上午8时或下午3时),以免受日间生理变化的影响。

2. 稀释液 稀释液中的乙醇、丙酮等为嗜酸性粒细胞的保护剂,若嗜酸性粒细胞被破坏,可适当增加其用量;若中性粒细胞破坏不全,则可适当减少其用量。

3. 混匀 嗜酸性粒细胞在稀释液中容易发生聚集,要及时轻轻混匀,不宜用力振摇,以免嗜酸性粒细胞破碎。若使用含甘油的稀释液,因黏稠度大,要适当延长混匀时间。

4. 嗜酸性粒细胞形态 注意与残留的中性粒细胞区别,以免误认。中性粒细胞一般不着色或着色较浅,胞质颗粒细小或不清。嗜酸性粒细胞颗粒较大,染色较深。

5. 完成时间 血液稀释后应在30分钟~1小时内计数完毕,否则嗜酸性粒细胞逐渐破坏或不易辨认,使结果偏低。

(三) 方法学评价

显微镜计数法设备简单、费用低廉,但费时、重复性较差;该法的准确性和重复性高于通过手工法白细胞计数和分类计数间接计算的结果。血细胞分析仪法操作简便,效率高,重复性好,但仪器较贵,适合于大批量的标本集中检测;用于筛查,如仪器提示嗜酸性粒细胞增多、直方图或散点图异常时,需采用显微镜法复查。

(四) 参考区间

$(0.05 \sim 0.5) \times 10^9/L$。

(五) 临床意义

1. 生理变化 在运动、寒冷、饥饿、精神刺激等情况下,交感神经系统兴奋,通过下丘脑分泌促肾上腺皮质激素(ACTH),使肾上腺皮质分泌肾上腺皮质激素。肾上腺皮质激素可阻止骨髓释放嗜酸性粒细胞,并促使血中嗜酸性粒细胞向组织浸润,从而导致外周血中嗜酸性粒细胞减少。因此,健康人嗜酸性粒细胞白天较低,夜间较高,上午波动大,下午较恒定。

2. 病理变化

(1) 嗜酸性粒细胞增多:①超敏反应性疾病:如支气管哮喘、荨麻疹、食物过敏、过敏性肺炎、血管神经性水肿等。②寄生虫病:如蛔虫、钩虫、绦虫、肺吸虫、包虫、血吸虫、丝虫等。③某些皮肤病:如银屑病、湿疹、疱疹样皮炎、真菌性皮肤病等。④血液病:如慢性粒细胞白血病,嗜酸性粒细胞常可高达10%以上,并可见少量的晚幼及中幼嗜酸性粒细胞。⑤某些恶性肿瘤,特别是淋巴系统的恶性肿瘤,如霍奇金病。某些上皮恶性肿瘤,如肺癌、宫颈癌、鼻咽癌等,均可见嗜酸性粒细胞增多,一般在10%左右。⑥某些传染病:如猩红热。一般急性传染病时,血中嗜酸性粒细胞均减少,唯独猩红热反而增高。这是由于该病致病菌(Ⅰ型溶血性链球菌)所产生的酶能活化补体成分($C3a$、$C5a$),其趋化作用导致嗜酸性粒细胞增多。⑦某些内分泌疾病,如垂体功能低下及原发性肾上腺皮质功能不全等。

(2) 嗜酸性粒细胞减少:①伤寒、副伤寒、大手术后。②长期使用肾上腺皮质激素,嗜酸性粒细胞常减少。

3. 嗜酸性粒细胞计数的其他应用

(1) 观察急性传染病的预后:肾上腺皮质激素有提高机体的应激性,促进机体抗感染的作用。因此当急性传染病(如伤寒)时,肾上腺皮质激素分泌增加,血中嗜酸性粒细胞随之减少。如果嗜酸性粒细胞持续下降,甚至完全消失,说明病情严重。恢复期血中嗜酸性粒细胞又逐渐增多。若临床症状严重而嗜酸性粒细胞不减少,说明肾上腺皮质功能衰竭。

(2) 观察大手术和烧伤患者的预后:大手术后4小时血中嗜酸性粒细胞显著减少,甚至完全消失,24~48小时后逐渐增多,增多的速度与病情的变化基本一致。大面积烧伤患者数小时后嗜酸性粒细胞完全消失,且持续时间较长。若大手术和大面积烧伤后,患者嗜酸性粒细胞不下降或下降很少,均认为预后不良。

(3) 肾上腺皮质功能测定:由于ACTH能刺激肾上腺皮质产生肾上腺皮质激素,使嗜酸性粒细胞减少。因此,可根据ACTH注射前后嗜酸性粒细胞数量的变化情况来反映肾上腺皮质功能。

五、红斑狼疮细胞检查

系统性红斑狼疮(systemiclupus erythematosus,SLE)是一种原因不明、累及多个系统和器官的自身免疫性疾病。90%的病例为女性,尤其是育龄期妇女。自从1948年Hargraves在给SLE患者进行骨髓穿刺涂片时发现红斑狼疮细胞(LE cell)以来,LE细胞检查已成为一种重要的辅助诊断方法。

(一) 方法

1. 原理 系统性红斑狼疮患者的血清中存在一种红斑狼疮因子(LE因子)。它属于一种IgG型自身抗体(抗核抗体),在体外可使白细胞退化,导致细胞核染色质失去正常结构,变成游离肿胀的圆形或椭圆形烟雾状的均匀性物质,称为"游离均匀体";均匀体可吸引吞噬细胞(常为中性粒细胞)在其周围形成"花形细胞簇",最后被其中一个吞噬细胞吞噬形成红斑狼疮细胞(LE细胞),见图1-24。

形成LE细胞需要以下几个条件:①患者血清中存在LE因子,这是形成LE细胞的首要条件。②受损或退变的细胞核,即被LE因子作用的核。通常为中性粒细胞或淋巴细胞的核。该细胞核无特异性,患者本身或白血病患者提供的细胞均可。③具有吞噬活性的白细胞,通常为中性粒细胞,亦可是单核细胞或嗜酸性粒细胞。

LE细胞检查在镜下可见到3种形态(游离均匀体、花形细胞簇和吞噬体),只有见到典型的吞噬体(即均匀体完整地被中性粒细胞吞噬),方可报告"查到LE细胞"。

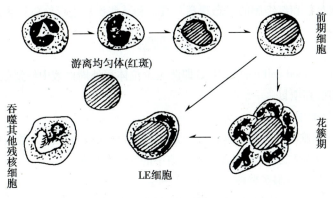

图 1-24　LE 细胞

2. 简要操作　采静脉血 3ml,待其凝固→搅碎血凝块→轻离心,使白细胞聚集在同一层面→孵育→取出白细胞层,强离心→取沉淀白细胞层,涂片→瑞特染色→油镜下找 LE 细胞。

(二) 质量保证

1. 标本处理　采血后应立即检查,不能放置过久,否则游离均匀体或 LE 细胞退化,造成假阴性。

2. 孵育温度和时间　孵育温度应控制在 37℃、2 小时为宜,时间过长或过短均不利于 LE 细胞的形成,出现假阴性结果。

3. 与果馅细胞区别　果馅细胞多为单核细胞吞噬淋巴细胞核所形成,被吞噬的核仍保持原有细胞核的结构和染色特点。果馅细胞在骨髓涂片和血涂片中偶可见到,无诊断意义。

(三) 方法学评价

LE 细胞检查费时费力,阳性率低,且受操作人员水平的影响;但由于该法不需特殊试剂和仪器,在临床应用多年。近年来,该法逐渐被免疫检测指标所取代。目前主要通过检查血中的自身抗体,如抗核抗体(ANA)、抗双链 DNA(抗 ds-DNA)、抗单链 DNA(抗 ss-DNA)等对系统性红斑狼疮进行辅助诊断。

(四) 参考区间

阴性。

(五) 临床意义

系统性红斑狼疮患者,在疾病的活动期,LE 细胞阳性率一般为 70%~90%,缓解期或激素治疗后不易找到。除系统性红斑狼疮外,其他的自身免疫性疾病,如类风湿关节炎、硬皮病、活动性肝炎等也可见到 LE 细胞。因此发现 LE 细胞,必须结合待检者的临床表现,才能诊断系统性红斑狼疮。另外,未找到 LE 细胞并不能排除患系统性红斑狼疮的可能,应进一步作其他有关的免疫学检查。

(胥文春)

第四节　红细胞检查

红细胞(red blood cell)起源于骨髓造血干细胞,在促红细胞生成素(erythropoietin,EPO)的作用下分化成原始红细胞,再分裂为早幼、中幼和晚幼红细胞,晚幼红细胞经过脱核而成为网织红细胞,网织红细胞再经过 48 小时左右即发育成完全成熟的红细胞。成熟的红细胞和少部分网织红细胞进入外周血。

红细胞检查的项目主要有:红细胞计数、血红蛋白测定、血细胞比容测定、红细胞形态检查、红细胞平均指数、网织红细胞计数、嗜碱性点彩红细胞计数以及红细胞沉降率测定等。临床上可通过各项红细胞参数和红细胞的形态观察对贫血和某些疾病进行诊断和鉴别诊断。

一、红细胞计数

红细胞计数(red blood cell count,RBC)即测定单位体积外周血液中红细胞的数量,是诊断贫血等疾病最常用的检查项目之一。

(一) 显微镜计数法

1. 原理 用红细胞稀释液将血液稀释一定倍数后,充入改良牛鲍计数板中,在显微镜下计数一定容积内的红细胞数,经换算求出每升血液中的红细胞数量。

2. 试剂 常用的红细胞稀释液包括以下几种:

(1) Hayem 稀释液:由 NaCl、Na_2SO_4、$HgCl_2$ 和蒸馏水组成。其中 NaCl 和 Na_2SO_4 调节渗透压,后者还可提高比重防止细胞粘连,$HgCl_2$ 为防腐剂。该稀释液的主要缺点是遇高球蛋白血症患者,由于蛋白质沉淀而使红细胞易凝集。

(2) 枸橼酸钠甲醛盐水稀释液:由 NaCl、枸橼酸钠、甲醛及蒸馏水组成。其中 NaCl 和枸橼酸钠调节渗透压,后者还有抗凝作用,甲醛为防腐剂。该稀释液配制简单,可使红细胞在稀释后较长时间形态不发生改变并且不凝集,故应用较广。

(3) 生理盐水或1%甲醛生理盐水:急诊时如无红细胞稀释液可用此液代替。

3. 简要操作 取稀释液2.0ml→采血,取血 10μl→稀释、混匀→充池→静置→高倍镜计数中央大方格内4角和正中5个中方格内的红细胞数→计算。

(二) 质量保证

1. 红细胞在室温和4~8℃可稳定3天,37℃可稳定36小时,以后逐渐减少。

2. 血液加入稀释液后和充池前需充分混匀;计数时光线不能太强。

3. 当白细胞>$100×10^9$/L 时,可对红细胞计数结果产生影响。处理方法是将计数所得的红细胞数减去计数所得的白细胞数;或者在高倍镜下注意识别,计数时勿将白细胞计入。在高倍镜下,白细胞体积通常比红细胞体积略大,中央无凹陷,细胞核隐约可见,无黄绿色折光。

4. 其他参见第一章第二节白细胞计数质量保证。

(三) 方法学评价

红细胞计数方法有显微镜计数法及血细胞分析仪法,其方法学评价见表1-16。

表1-16 红细胞计数的方法学评价

方 法	评 价
显微镜计数法	优点:传统方法,设备简单,成本低;为参考方法,用于血细胞分析仪异常检查结果的复核
	缺点:费时、重复性较差,结果的准确性取决于操作者的技术水平
血细胞分析仪法	优点:操作简便,效率高,易于标准化,重复性好,适合于大批量标本筛查、健康人群体检
	缺点:成本高,环境条件要求较高,准确性取决于仪器的性能及工作状态

(四) 参考区间

1. 显微镜计数法 成年男性:$(4.0~5.5)×10^{12}$/L;成年女性:$(3.5~5.0)×10^{12}$/L;新生儿:$(6.0~7.0)×10^{12}$/L。

2. 血细胞分析计数法(WS/T 405—2012) 成年男性$(4.3~5.8)×10^{12}$/L;成年女性 $(3.8~5.1)×10^{12}$/L。

3. 红细胞计数医学决定水平 高于$6.8×10^{12}$/L,应采取相应的治疗措施;低于$3.5×10^{12}$/L,可诊断为贫血;低于$1.5×10^{12}$/L,可考虑输血。

（五）临床意义

见血红蛋白测定。

二、血红蛋白测定

血红蛋白（hemoglobin，Hb 或 HGB）是红细胞的主要成分，由珠蛋白和亚铁血红素组成，每个 Hb 分子有 4 条珠蛋白肽链，分子量为 64 458。

亚铁血红素无种属特异性，由 Fe^{2+} 和原卟啉组成（图 1-25）。铁原子位于卟啉环中央，具有 6 条配位键，其中 4 条与原卟啉中心的 4 个吡咯氮原子连接；另 2 条配位键与血红素分子平面垂直，其中 1 条与珠蛋白肽链 F 肽段第 8 个氨基酸——组氨酸的咪唑氮原子连接，另一条为 Hb 呼吸载体，与 O_2 结合时形成氧合血红蛋白（oxyhemoglobin，HbO_2），如此配位键未与 O_2 结合，则称还原血红蛋白（reduced hemoglobin，Hbred）；如 Fe^{2+} 被氧化为 Fe^{3+}，则称高铁血红蛋白（hemiglobin，Hi）或正铁血红蛋白（methemoglobin，MHb）。除了运载氧，血红蛋白还可以与二氧化碳、一氧化碳、氰离子结合，一氧化碳、氰离子一旦和血红蛋白结合就很难离开，这就是煤气中毒和氰化物中毒的原理。如与 O_2 结合的配位键与 CO、S 等结合，则形成各种血红蛋白衍生物，分别为碳氧血红蛋白（HbCO）、硫化血红蛋白（SHb）等。在正常情况下，血液中血红蛋白主要为 HbO_2 和 Hbred，以及少量 HbCO 和 Hi。在病理情况下，HbCO 和 Hi 可以增多，甚至出现 SHb 等血红蛋白衍生物。

血红蛋白测定即测定外周血液中各种血红蛋白的总浓度，是诊断贫血和衡量贫血程度的重要的检查项目之一。

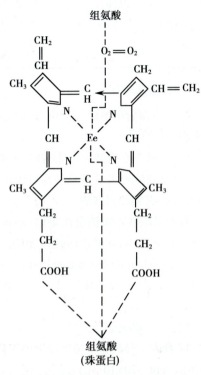

图 1-25　亚铁血红素结构式示意图

测定方法大致分全血铁法、比重法或折射仪法、血气分析仪和比色法四类，临床上以比色法常用。其中，WHO 和国际血液学标准化委员会（International Committee for Standardization in Haematology，ICSH）推荐的参考方法为氰化高铁血红蛋白（hemiglobincyanide，HiCN）测定法。

（一）HiCN 测定法

1. 原理　血红蛋白（除 SHb 外）中的亚铁离子（Fe^{2+}）被高铁氰化钾氧化为高铁离子（Fe^{3+}），血红蛋白转化为高铁血红蛋白。高铁血红蛋白与氰离子（CN^-）结合，生成稳定的 HiCN。HiCN 最大吸收波峰为 540nm，波谷为 504nm。在特定条件下，其毫摩尔消光系数为 44L/(mmol·cm)。HiCN 在 540nm 处的吸光度与溶液中的浓度成正比，故根据标本的吸光度，即可求得血红蛋白浓度。计算公式如下：

$$Hb(g/L) = \frac{A_{HiCN}^{\lambda 540}}{44} \times \frac{64\,458}{1000} \times 251 = A \times 367.7$$

式中：$A_{HiCN}^{\lambda 540}$ 为测定管吸光度，44 为毫摩尔消光系数，64 458/1000 为 1mmol/L Hb 溶液中所含 Hb 克数，251 为稀释倍数。值得注意的是，由于测得摩尔消光系数与使用的仪器有关，用此式直接计算必须使用符合 WHO 标准的分光光度计，否则需使用定值的 HiCN 参考液，通过计算 K 值或制作标准曲线才能得到结果。

2. 试剂　HiCN 转化液的主要成分、作用及评价，见表 1-17。

表1-17　HiCN转化液的主要成分、作用及评价

转化液	主要成分	作用	评价
都氏液	$K_3Fe(CN)_6$、KCN、$NaHCO_3$	$K_3Fe(CN)_6$、KCN使Hb形成稳定的HiCN；$NaHCO_3$防止高球蛋白血液标本的溶血液产生混浊	反应速度慢，15℃时40分钟才能使血红蛋白完全转化成HiCN
文-齐液（Van Kampen-Zijlstra）	$K_3Fe(CN)_6$、KCN、非离子型表面活性剂、磷酸二氢钾	$K_3Fe(CN)_6$、KCN使Hb形成稳定的HiCN；非离子型表面活性剂为助溶剂，可溶解RBC，使Hb游离，并防止混浊；磷酸二氢钾维持pH在7.2±0.2，防止高球蛋白血液标本混浊	Hb转化快，5分钟即可完成，WHO和我国卫计委推荐使用

3. 简要操作

（1）直接定量测定：取HiCN转化液5.0ml→加入抗凝全血20μl→混匀，静置5分钟→测定吸光度→计算。

（2）HiCN标准液比色法测定：制备标准曲线或计算K值→测定标本吸光度（同直接定量测定）→标准曲线查出或K值计算血红蛋白浓度。

（二）其他测定方法

有十二烷基硫酸钠血红蛋白（sodium dodecyl sulfate hemoglobin, SDS-Hb）测定法、碱羟血红蛋白（alkaline haematin detergent, AHD_{575}）测定法、叠氮高铁血红蛋白（HiN_3）测定法、溴代十六烷三甲基铵（cetyltrimethyl ammonynm bromide, CTAB）血红蛋白测定法等，其检测结果稳定、准确。目前，自动血细胞分析仪已多使用不含氰化钾的血红蛋白测定方法，但其标准应溯源到HiCN量值。

（三）质量保证

1. 标本　导致血清浊度增大的因素常使血红蛋白浓度假性增高，如高脂血症、高球蛋白、高白细胞（$WBC > 20 \times 10^9/L$）及高血小板（$PLT > 700 \times 10^9/L$）等。HbCO增多也可影响检测结果。

2. 器材　分光光度计的波长、光缝、比色杯光径需经常校正，选用合格的微量采血管和刻度吸管及比色杯。

3. HiCN转化液　①应置于棕色玻璃瓶内，不得使用塑料容器，以防CN^-丢失。②为确保HbCO完全转化，可延长转化时间或加大试剂中的$K_3Fe(CN)_6$用量。③转化液含剧毒药氰化钾，使用处理不当可造成严重公害。废液处理：首先以水稀释废液（1:1），再按每升上述稀释废液加次氯酸钠（安替福民）35ml，充分混匀后敞口放置15小时以上，使CN^-氧化成CO_2和N_2挥发，或水解成CO_3^{2-}和NH_4^+，再排入下水道。

4. HiCN参考液　是制备标准曲线、计算K值、校正仪器及其他测定方法的关键物质。ICSH已公布了制备方法和严格的规格，国内已有一些单位参照ICSH要求生产供应。我国部级参考品质量标准如下：①图形扫描符合ICSH文件规定，即波峰（540±1）nm，波谷502~504nm。②$Q = A_{\lambda 540nm}/A_{\lambda 504nm} = 1.590 \sim 1.630$，$A_{\lambda 750} \leq 0.002$。③无菌试验：普通培养和厌氧培养阴性。④精密度：随机抽样10支测定，$CV \leq 0.5\%$。⑤准确度：以WHO提供的HiCN参考品为标准进行测定，测定值与标示值之差$\leq \pm 0.5\%$。⑥稳定性：3年内不变质，测定值不变。⑦应分装于棕色安瓿内，每支不少于10ml。⑧标签应写明产品名称、批号、含量、有效期、生产日期、贮存方法等。

5. 室内质控　常用的质控物有：①ACD抗凝全血：4℃可保存3~5周，可用于红细胞计数、血红蛋白测定和白细胞计数的质量控制。②进口全血质控物：用于多参数血细胞分析仪进行红细胞计数、血红蛋白等红细胞参数测定和白细胞计数的质量控制，但价格昂贵，开瓶后不可久存。③醛化半固定红细胞：4℃可保存50~60天，适用于红细胞计数及血红蛋白测定的质量控

制。④溶血液:性质稳定,只适用于血红蛋白的质量控制。⑤冻干全血:可长期保存,加蒸馏水重建后可用于血红蛋白测定的质量控制。

(四) 方法学评价

血红蛋白测定的方法学评价见表1-18。

表1-18 血红蛋白测定方法学评价

测定方法	评价
HiCN测定法	优点:参考方法,操作简单,反应速度快,可检测SHb之外的所有Hb,HiCN参考品可长期保存,便于质控 缺点:KCN试剂有剧毒,高白细胞、高球蛋白血症标本可致混浊,对HbCO的反应慢,不能测定SHb
SDS-Hb测定法	优点:次选方法,操作简单,呈色稳定,试剂无毒,结果准确,重复性好 缺点:SDS质量差异大,消光系数未定,SDS易破坏白细胞,不适于同时进行白细胞计数的血细胞分析仪
AHD_{575}测定法	优点:试剂简易,无毒,呈色稳定,准确性与精密度较高;可用氰化血红素作校准品 缺点:575nm波长比色,不便于自动检测,HbF不能转化
HiN_3测定法	优点:反应迅速,呈色稳定,准确度、精密度较高 缺点:试剂有毒性(为HiCN的1/7),HbCO转化慢(20分钟)
CTAB测定法	优点:溶血性强且不破坏白细胞,适于血细胞分析仪检测 缺点:精密度、准确度略低

(五) 参考区间

1. **比色法** 成年男性:120~160g/L;成年女性:110~150g/L;新生儿:170~200g/L。

2. **血细胞分析计数法(WS/T 405—2012)** 成年男性:130~175g/L;成年女性:115~150g/L。

(六) 临床意义

血红蛋白测定的临床意义与红细胞计数相似,但判断贫血程度优于红细胞计数。在某些贫血中,红细胞和血红蛋白减少程度可不一致,两者同时测定,对贫血诊断和鉴别诊断有重要的临床意义。根据血红蛋白浓度可将贫血分为4度,当Hb<120g/L(女性<110g/L)时,为轻度贫血;Hb<90g/L时,为中度贫血;Hb<60g/L时,为重度贫血;Hb<30g/L时,为极重度贫血。当Hb<45g/L时,应考虑输血。

1. **红细胞和血红蛋白增多** 成年男性RBC>6.0×10^{12}/L,Hb>170g/L;成年女性RBC>5.5×10^{12}/L,Hb>160g/L,为红细胞和血红蛋白增多。

(1) 生理性增多:多由于机体缺氧而使红细胞代偿性增多,如新生儿、高原居民、剧烈的体力劳动(或剧烈运动)、情绪激动时。成年男性比女性高,是由于男性雄性激素水平较高,睾酮与促进红细胞造血作用有关。

(2) 病理性增多:①相对性增多:由于大量失水、血浆量减少而使血液浓缩所致。见于剧烈呕吐、严重腹泻、大面积烧伤、排汗过多和水摄入量严重不足的患者。②绝对性增多:见于长期组织缺氧、促红细胞生成素(EPO)代偿性增高所致的继发性增多,如严重的慢性心肺疾病,发绀性先天性心脏病等。原发性增多可见于真性红细胞增多症、良性家族性红细胞增多症等,真性红细胞增多症系原因不明的造血系统增殖性疾病,红细胞可达$(7~10) \times 10^{12}$/L。

2. **红细胞和血红蛋白减少** 红细胞和血红蛋白低于参考区间的下限,为红细胞和血红蛋白减少,通常称贫血。

(1) 生理性减少:①6个月~2岁的婴幼儿:由于生长发育迅速而造血原料相对不足及血容

量增加所致。②妊娠中、晚期:为适应胎盘循环的需要,血容量明显增加而使血液稀释。③老年人:造血功能逐渐减退。以上几种情况所致的贫血统称为生理性贫血。

(2) 病理性减少:①骨髓造血功能低下:如再生障碍性贫血、白血病、恶性肿瘤骨髓转移等。②造血原料缺乏:如缺铁引起的缺铁性贫血、缺乏维生素 B_{12} 或叶酸所致的巨幼细胞贫血。③红细胞破坏增加:各种溶血性贫血。④红细胞丢失过多:急、慢性失血。

三、红细胞形态检查

血液系统疾病常累及红细胞,特别是贫血患者,不仅红细胞数量和血红蛋白浓度降低,多数贫血患者还会有相应的红细胞形态改变。因此,红细胞形态检查常作为追踪贫血线索的一项重要内容,与血红蛋白测定、红细胞计数及其他参数相结合,可以判断贫血的性质,并对贫血的诊断和鉴别诊断有重要的临床价值。红细胞形态检查的方法学评价见表1-19。

表1-19 红细胞形态检查的方法学评价

方法	评价
显微镜法	主要用于红细胞形态的识别,特别是异常形态的鉴别,也是仪器法检测的复查方法
计算机图像分析	基于计算机图像处理技术,对红细胞形态进行分析,建立红细胞形态变化分布统计模型,可实现红细胞形态的自动统计分类。能快速自动以正常红细胞形态为参比,按红细胞形态特征作出类型和比例分析
血细胞分析仪法	能提供红细胞数量及其他相关参数,并对异常结果予以报警提示,但不能直接提供红细胞形态改变的确切信息,需要用显微镜法复查

(一) 正常红细胞形态

正常的红细胞呈双凹圆盘形,细胞大小均一,平均直径约7.2μm(6.7~7.7μm),瑞特染色后为淡粉红色,血红蛋白充盈良好,呈正常色素性、向心性浅染,中央有生理性淡染区(大小约为红细胞直径的1/3),胞质内无异常结构(图1-26,图1-27)。除健康人外,部分再生障碍性贫血、急性失血性贫血和白血病等患者的红细胞亦呈正常形态。

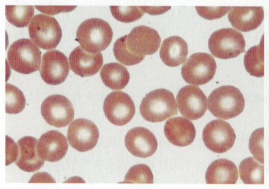

图1-26 正常形态红细胞

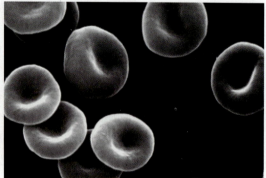

图1-27 正常形态红细胞(扫描电镜)

(二) 异常红细胞形态

1. 大小异常

(1) 小红细胞(microcyte):直径<6μm。健康人偶见,常见于缺铁性贫血和珠蛋白生成障碍性贫血。常伴中心浅染区扩大,提示血红蛋白合成障碍。由慢性炎症引起的继发性贫血常呈单纯小细胞性,而无中心浅染区扩大;而遗传性球形红细胞增多症的小红细胞,血红蛋白充盈度好甚至染色深,生理浅染区消失。

(2) 大红细胞(macrocyte):直径>10μm。常见于巨幼细胞贫血、急性溶血性贫血。前者因

缺乏叶酸或维生素 B_{12}，DNA 合成障碍，细胞不能及时分裂所致；后者可能与不完全成熟的红细胞增多有关。

(3) 巨红细胞(megalocyte)：直径>15μm（图 1-28）。常见于巨幼细胞贫血，有时甚至可见直径>20μm 的超巨红细胞。此类体积较大的红细胞血红蛋白含量高，中心淡染区常消失。

(4) 红细胞大小不均(anisocytosis)：指同一血涂片中红细胞大小悬殊，直径相差 1 倍以上（图 1-29）。常见于严重的增生性贫血，在重症巨幼细胞贫血时尤为显著，系骨髓造血紊乱所致。

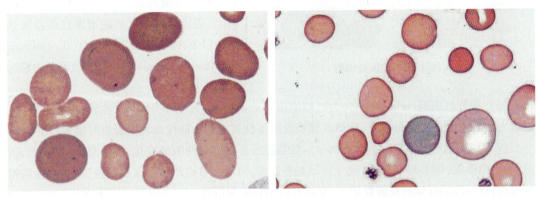

图 1-28　巨红细胞　　　　　　　　　图 1-29　红细胞大小不均

2. 形态异常

(1) 球形红细胞(spherocyte)：直径小于 6μm，厚度常大于 2μm，细胞着色深，无中心浅染区，形似球形（图 1-30）。常见于遗传性球形红细胞增多症，血涂片中此类细胞可达 25% 以上。自身免疫性溶血性贫血、新生儿溶血病及红细胞酶缺陷所致溶血性贫血等可见少量球形红细胞。

(2) 椭圆形红细胞(elliptocyte)：红细胞呈椭圆形、杆形，两端钝圆，长度可大于宽度 3~4 倍，最大直径可达 12.5μm，横径 2.5μm（图 1-31）。椭圆形红细胞的形成机制与红细胞膜基因异常有关，细胞只有成熟后才会呈椭圆形，且将此种红细胞置于高渗、低渗溶液内其椭圆形保持不变，而幼红细胞及网织红细胞均不呈椭圆形。健康人血涂片中此类细胞约占 1%；严重贫血患者可增多，巨幼细胞贫血时可高达 15%；超过 25% 对遗传性椭圆形红细胞增多症有诊断价值。

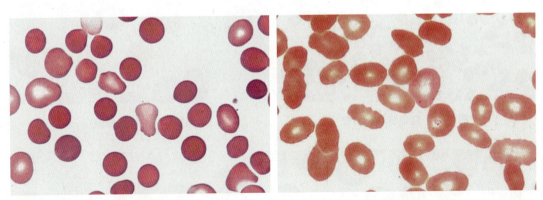

图 1-30　球形红细胞　　　　　　　　　图 1-31　椭圆形红细胞

(3) 靶形红细胞(target cell)：红细胞中心区和边缘染色深，其间为不染色的苍白环，形如射击之靶（图 1-32）。有时不典型，"靶心"呈半岛形。靶形红细胞直径可稍大于正常红细胞，厚度变薄。可能系 Hb 含量不足又分布不均衡所致。常见于各种低色素性贫血，多见于珠蛋白生成障碍性贫血、异常血红蛋白病，靶形红细胞常占 20% 以上；缺铁性贫血及其他溶血性贫血等也可见少量出现。应注意与在血涂片制作中未及时固定所致的改变相区别。

(4) 镰形红细胞(sickle cell)：红细胞形如镰刀状、线条状，或呈 L、S、V 形等。由于红细胞

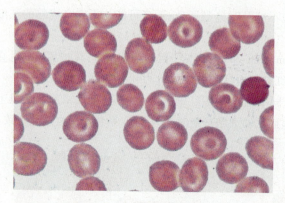

图 1-32 靶形红细胞

内存在异常血红蛋白(HbS)，在缺氧状态下溶解度低，形成长形或尖形的结晶体，使细胞膜发生变形，主要见于镰形细胞贫血(HbS病)。

（5）口形红细胞(stomatocyte)：红细胞中心苍白区呈扁平状，形如一个微张开的鱼口。健康人血涂片偶见此类细胞(<4%)，遗传性口形红细胞增多症患者常达10%以上，弥散性血管内凝血(disseminated intravascular coagulation, DIC)及酒精中毒时可见少量出现。

（6）裂片红细胞(schistocyte)：为红细胞破坏后的碎片，大小不一，形态各异，边缘不规则。健康人血涂片中裂片细胞<2%，在微血管病性溶血性贫血如弥散性血管内凝血时增多。

（7）红细胞形态不整(poikilocytosis)：红细胞形态发生多种明显变化，可呈梨形、泪滴形、新月形、三角形等(图 1-33)。最常见于巨幼细胞贫血，可能因贫血严重且又缺乏造血原料，骨髓粗制滥造；也可能因红细胞膜脆性增大，在推片时细胞破裂所致。

（8）棘红细胞(acanthocyte)：红细胞表面有刺状突起，其间距不等，长短不一，突起的尾端略圆(图 1-34)。主要见于遗传性或获得性β-脂蛋白缺乏症，也见于脾切除术后、酒精中毒性肝病、尿毒症等。应注意与皱缩红细胞区别，皱缩红细胞周边呈钝锯齿状，突起排列均匀，长短一致，涂片上分布不均(图 1-35)。

（9）泪滴形红细胞(teardrop cell, dacrocyte)：成熟红细胞成泪滴样或梨状(图 1-36)。多见于骨髓纤维化，也可见于骨髓病性贫血等。

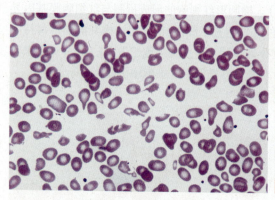

图 1-33 红细胞形态不整

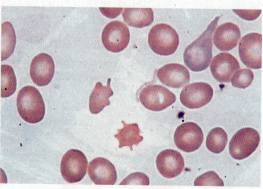

图 1-34 棘红细胞

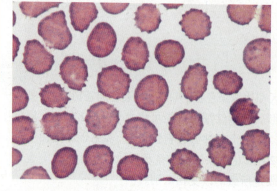

图 1-35 锯齿形红细胞

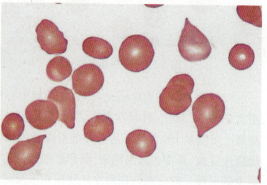

图 1-36 泪滴形红细胞

3. 染色异常

(1) 低色素性(hypochromatic)红细胞：红细胞生理浅染区扩大，甚至呈环状红细胞（图1-37），系血红蛋白含量降低所致。常见于缺铁性贫血、珠蛋白生成障碍性贫血、铁粒幼细胞贫血及某些血红蛋白病。

(2) 高色素性(hyperchromatic)红细胞：红细胞生理浅染区缩小乃至消失，整个红细胞着色较深，系红细胞内血红蛋白含量增高所致。若红细胞体积减小，则为球形红细胞，见于遗传性球形红细胞增多症；若红细胞体积增大，常见于巨幼细胞贫血。

(3) 嗜多色性(polychromatic)红细胞：红细胞呈灰蓝色或灰红色，胞体略大（图1-38），属尚未完全成熟的红细胞，胞质中除Hb外，还残存多少不等的嗜碱性物质（核酸及核糖体），有人认为其本质就是网织红细胞。嗜多色性细胞增多，提示骨髓内红细胞生成活跃，见于各种增生性贫血，尤以溶血性贫血最为多见。

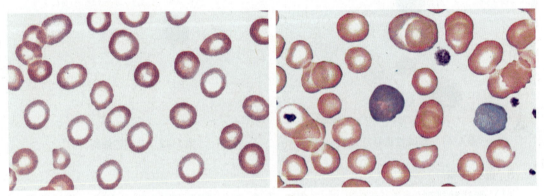

图1-37　低色素性红细胞　　　　　图1-38　嗜多色性红细胞

(4) 细胞着色不一(anisochromia)：指同一血涂片中，红细胞出现色素不一致，即血红蛋白充盈偏离较大，如同时出现低色素性和正常色素性红细胞，常见于铁粒幼细胞贫血。

4. 结构异常

正常成熟红细胞内无光镜可见的结构，病理性成熟红细胞内有的可见内容物。成人周围血中红细胞内凡有结构者，均属异常红细胞。

(1) 染色质小体(Howell-Jolly body)：又称豪-焦小体，位于成熟或幼稚红细胞胞质内的紫红色小体，直径1~2μm；1至数个不等（图1-39），为核碎裂或溶解后的残余物。最常见于巨幼细胞贫血，也见于溶血性贫血及脾切除术后。

(2) 卡波环(Cabot ring)：存在于成熟或幼稚红细胞胞质内，呈紫红色线圈状或"8"字形结构（图1-40），可能是纺锤体的残余物或脂蛋白变性所致，常与染色质小体并存，见于溶血性贫血、巨幼细胞贫血、白血病及铅中毒等。

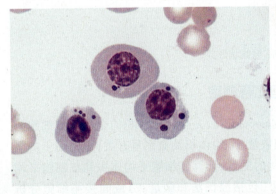

图1-39　豪-焦小体

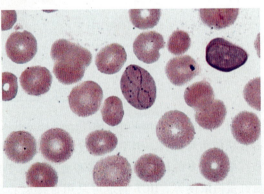

图1-40　卡波环

(3) 嗜碱性点彩红细胞(basophilic stippling cell)：简称点彩红细胞，指在瑞特染色涂片中，红细胞胞质内出现形态大小不一、数量不等的灰蓝色点状物(图1-41)，属未完全成熟的红细胞，可能是由于红细胞膜受重金属损伤后，其胞质内核糖体发生变性聚集的产物。健康人血涂片中罕见此类细胞(约占0.01%)。在铅、铋、锌、汞等重金属中毒时增多，为铅中毒诊断的筛查指标。重症巨幼细胞贫血和骨髓纤维化等亦可见增多。

(4) 有核红细胞(nucleated erythrocyte)：即幼稚红细胞(图1-42)。存在于骨髓中，1周内新生儿外周血涂片可见少量，成人外周血中出现有核红细胞属病理现象，常见于各种溶血性贫血、白血病、红白血病等。

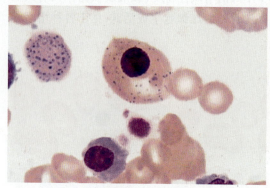

图1-41 嗜碱性点彩红细胞　　　　图1-42 有核红细胞

5. 排列异常

(1) 缗钱状排列(rouleaux formation)：RBC重叠，如缗钱状(图1-43)。由于血浆纤维蛋白原和球蛋白含量增高，减弱了RBC间相互的排斥力。见于多发性骨髓瘤(multiple myeloma, MM)、巨球蛋白血症等。

(2) 红细胞自凝(self-agglutinating)：RBC出现聚集、凝集成堆或成团现象。由冷凝集素或免疫性因素等造成，常见于冷凝集素综合征、自身免疫性溶血性贫血等。

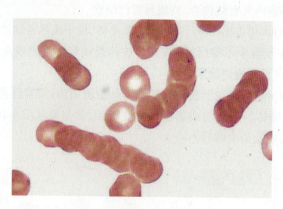

图1-43 红细胞缗钱状形成

四、血细胞比容测定

血细胞比容(hematocrit, HCT; packed cell volume, PCV)，是指一定体积的全血中红细胞所占容积的相对比例。HCT的高低主要与红细胞数量、平均体积及血浆量有关，主要用于贫血和红细胞增多的诊断、血液稀释和血液浓缩变化的测定、计算红细胞平均体积和红细胞平均血红蛋白浓度等。HCT测定可采用直接离心法(包括温氏法和微量法)或间接血细胞分析仪法。

(一) 温氏法

1. 原理 温氏(Wintrobe)法是利用血液中不同的有形成分比重的差异,将定量的抗凝血以一定的速度和时间离心后,血液中有形成分相互分层,读取压实红细胞层在全血中所占体积的百分比,即为血细胞比容。

2. 温氏(Wintrobe)管 管长110mm,内径3mm,管壁一侧自上而下标有0~100mm刻度(对侧有自上而下0~100mm刻度,用于血沉测定),分度值为1mm,内面为平底,厚壁,容积约1ml(图1-44)。

3. 简要操作 抗凝血注入温氏管→2264g离心30分钟→读数→离心10分钟→判读结果。

离心后血液分为5层,自上而下分别为:血浆层、血小板层、白细胞和有核红细胞层、还原红细胞层(紫黑色)及带氧红细胞层。结果读取应以还原红细胞层为准。

(二) 微量法

1. 器材 毛细玻璃管,其规格为管长75mm,内径0.8~1.0mm,壁厚0.20~0.25mm。

2. 简要操作 抗凝血注入毛细玻璃管→12 500g离心5分钟→判读结果。

(三) 其他方法

血细胞分析仪法,以及折射仪法、黏度法、比重测定法和放射性核素法等。后4种方法由于受多种因素制约,一般实验室尚不能常规开展。

(四) 质量保证

1. 抗凝剂 目前多选用肝素或 EDTA-K_2 用于HCT测定,双草酸盐抗凝剂原则上不予采用。

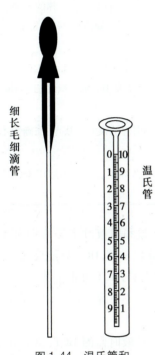

图1-44 温氏管和细长毛细滴管

2. 离心管 温氏管内径不均匀性误差<0.05mm,刻度应清晰。微量法所用的毛细管两端必须平滑、整齐,吸入血量在管长2/3处为宜,用优质橡皮泥严密封固。

3. 离心 RCF直接影响到HCT,ICSH建议温氏法RCF 2000~2300g,计算公式:相对离心力(RCF)(g)= $1.118×10^{-5}$×有效离心半径(cm)×每分钟转速^2。微量法测定时,离心盘应洁静、无残血,放置毛细玻璃管的沟槽要平坦,胶垫要富有弹性,防止离心时血液漏出,一旦漏出,应清洁离心盘后重新测定。

4. 操作规范化 避免操作误差,如抗凝剂用量不准、混匀不充分、离心速度不均等。

5. 结果判读与分析 温氏法离心后,其血浆与血细胞的分界面应为平面,读数时读取自还原红细胞层以下的红细胞高度。微量法测定后,应将微量管底部的红细胞基底层与标准读数板的基线(0刻度线)重合再读数。当红细胞形态异常(如球形、椭圆形或镰形红细胞等)和红细胞增多症时,会使细胞间残留血浆量增加而引起HCT假性增高。必要时要参考红细胞、血红蛋白测定结果以核对测定值是否可靠。如离心后血浆有黄疸或溶血现象应注明,以便临床分析。

(五) 方法学评价

HCT测定的方法学评价见表1-20。

(六) 参考区间

①成年:男性0.40~0.50;女性0.35~0.45。②新生儿:0.47~0.67。③儿童:0.33~0.42。

(七) 临床意义

1. 增高 ①各种原因引起的血液浓缩:如液体摄入不足、大量出汗、严重呕吐、腹泻、大面积烧伤等。②原发性或继发性红细胞增多症:如缺氧、真性红细胞增多症,有时可高达80%。③新生儿。

表1-20 HCT测定的方法学评价

方法	评价
温氏法(离心法)	优点:应用广泛,无需特殊仪器。缺点:难以完全排除残留血浆(可达2%~3%),测定值比真实值略高,标本用量多,耗时长。已逐渐为血细胞分析仪、微量法代替
微量法(离心法)	优点:WHO推荐的常规方法,美国临床实验室标准化研究所(CLSI)推荐的参考标准。标本用量少,相对离心力高,结果准确、快速、重复性好。缺点:仍有残留血浆,但较温氏法少。需微量高速离心机
微量离心计算法	优点:ICSH(2003)推荐的替代参考方法,可常规用于HCT测定的校准。HCT=(离心HCT值-0.0119)/0.9736。缺点:需用参考方法测定全血Hb和压积红细胞Hb,HCT=全血Hb/压积红细胞Hb
血细胞分析仪法	优点:无需单独采血,检查快速,精密度高,无血浆残留引起的误差。缺点:准确性不及微量离心法,需定期校正仪器
放射性核素法	优点:ICSH曾推荐为参考方法,准确性最高。缺点:方法烦琐、特殊,不适用于临床常规检查

2. 降低 ①各种原因引起的血液稀释:充血性心力衰竭、妊娠和输液过多等稀释血症。②各种原因引起的贫血:但HCT减少的程度并不一定与红细胞计数相一致,HCT只能反映血液中红细胞的浓度,不能反映红细胞的总量,如失血性休克伴血液浓缩时,HCT可正常甚至增高,但实际红细胞总量减少,因此,失血及输血后仅根据HCT来判断贫血不可靠。HCT<0.2时,可导致心力衰竭和死亡。

3. 临床补液量的参考 各种原因导致脱水时,HCT都会增高,补液时监测HCT,HCT恢复正常表示血容量得到纠正。

4. 真性红细胞增多症诊断指标 当HCT>0.7,RBC为$(7 \sim 10) \times 10^9/L$,Hb>180g/L,即可诊断。

5. 计算红细胞平均指数 HCT用于计算红细胞平均体积(MCV)和红细胞平均血红蛋白浓度(MCHC),对贫血的形态学分类有帮助。

6. 血液流变学指标 HCT增高表明红细胞数量增多,可导致全血黏度增加,严重者表现为高黏滞综合征,易引起微循环障碍、组织缺氧。自发性凝血时,HCT可>0.6。HCT与其他血液流变学指标联合应用,可对一些血栓前状态进行监测。

五、红细胞平均指数

红细胞平均指数包括红细胞平均体积(mean corpuscular volume,MCV)、红细胞平均血红蛋白含量(mean corpuscular hemoglobin,MCH)和红细胞平均血红蛋白浓度(mean corpuscular hemoglobin concentration,MCHC)。红细胞平均指数有助于深入认识红细胞特征,为贫血的形态学分类和鉴别诊断提供重要线索。

(一)手工法

根据RBC、Hb、HCT测定结果计算红细胞平均指数(表1-21)。

(二)血细胞分析仪法

MCV由血细胞分析仪直接测定导出;MCH、MCHC由仪器测定Hb、RBC结果后计算得出,MCH=Hb/RBC,MCHC=Hb/(RBC×MCV)。

表1-21 红细胞平均指数的计算

指数	含义	计算公式	单位
MCV	红细胞群体中各个细胞体积的平均值	$MCV=\dfrac{HCT}{RBC/L}$	飞升(fl),$1fl=10^{-15}L$
MCH	红细胞群体中各个红细胞血红蛋白含量的平均值	$MCH=\dfrac{Hbg/L}{RBC/L}$	皮克(pg),$1pg=10^{-12}g$
MCHC	平均每升红细胞所含血红蛋白的浓度	$MCHC=\dfrac{Hbg/L}{HCT}$	g/L

(三) 方法学评价

1. 手工法 平均指数由 RBC、Hb、HCT 测定后计算出来,因此,必须用同一抗凝血标本,且所检测结果必须准确;比较费时、费力。

2. 血细胞分析仪法 由仪器自动计算,简单快捷、准确度高。但是,同样依赖 RBC、Hb 和 MCV 测定的准确性。红细胞有聚集时 MCV 可假性增高。高脂血症或白细胞增多症因血浆浊度增加,可使 MCH、MCHC 假性增高。受仪器的工作状态影响较大,必须进行定期校正仪器。其结果仅供临床参考,异常结果要结合血细胞形态及直方图进行分析。

(四) 参考区间

MCV、MCH、MCHC 参考区间见表1-22。

表1-22 MCV、MCH、MCHC 参考区间

人群	MCV(fl)	MCH(pg)	MCHC(g/L)
成人(WS/T 405—2012)	82~100	27~34	314~354
1~3岁	79~104	25~32	280~350
新生儿	86~120	27~36	250~370

(五) 临床意义

综合红细胞的平均指数及其形态特征,可对贫血进行初步的形态学分类以及病因分析(表1-23)。

表1-23 贫血形态学分类及临床意义

贫血形态学分类	MCV	MCH	MCHC	临床意义
正常细胞性贫血	正常	正常	正常	急性失血、急性溶血、再生障碍性贫血、白血病等
大细胞性贫血	增高	增高	正常	巨幼细胞贫血
单纯小细胞性贫血	降低	降低	正常	慢性炎症、尿毒症
小细胞低色素性贫血	降低	降低	降低	缺铁性贫血、珠蛋白生成障碍性贫血、慢性失血等

六、网织红细胞计数

网织红细胞(reticulocyte,Ret)是介于晚幼红细胞和成熟红细胞之间的过渡阶段细胞,其胞质中尚残留部分嗜碱性物质(核糖体和核糖核酸),可被某些染料(如新亚甲蓝、灿烂甲酚蓝、中性红等)活体染色后呈蓝色或紫色的网状或颗粒状结构,故名为网织红细胞。网织红细胞体积略大于成熟红细胞(直径8.0~9.5μm),仍具有合成血红蛋白的能力,1~2天后,其核酸物质消失,过渡为成熟红细胞。ICSH 将网织红细胞分成 Ⅰ~Ⅳ型(图1-45,表1-24)。

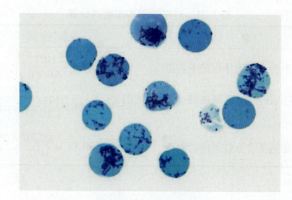

图 1-45 网织红细胞

表 1-24 网织红细胞类型及特征

类型	形态特征	正常存在部位
Ⅰ型(丝球型)	RBC 几乎被网织物充满	仅存在于正常骨髓
Ⅱ型(网型)	位于 RBC 中央线团样结构松散	大量存在于骨髓,极少见于外周血中
Ⅲ型(破网型)	网状结构稀少,呈不规则枝点状排列	少量存在于外周血中
Ⅳ型(点粒型)	嗜碱性物质少,呈分散的细颗粒、短丝状	主要存在于外周血中

(一) 试管法

1. 原理 网织红细胞内带负电荷的 RNA 磷酸基,与新亚甲蓝、灿烂甲酚蓝等碱性染料带正电荷的有色反应基团结合,使 RNA 胶体间的负电荷减少而发生凝缩,形成蓝色的点状、线状或网状结构,光镜下计数可得网织红细胞的相对值(%)和绝对值($\times 10^9$/L)。

2. Miller 窥盘 为一个厚 1mm、直径 19mm 的圆形玻片,玻片上刻有两个正方形格子,计数时用小方格 A 计数红细胞,用大方格 B(包含 A)计数网织红细胞,大方格 B(包含 A)面积为小方格 A 的 9 倍(图 1-46)。

3. 试剂 10g/L 煌焦油蓝或新亚甲蓝染液。

4. 简要操作 取染液→采血,加等体积血液,混匀→染色→制备血涂片→低倍镜观察→油镜计数→计算。

普通显微镜计数时,为缩小分布误差,提高网织红细胞计数的准确性,ICSH 及我国卫计委临床检验中心推荐使用 Miller 窥盘进行网织红细胞计数。将 Miller 窥盘置于目镜内,于 Miller 窥盘的小方格内 A 计数所有 RBC,在大方格内 B(含小方格 A)计数网织红细胞数。

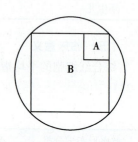

图 1-46 Miller 窥盘结构示意图
(A 为红细胞计数区,B+A 为网织红细胞计数区)

$$网织红细胞\% = \frac{大方格内(B)Ret 数}{小方格内(A)RBC 数 \times 9}$$

(二) 玻片法

1. 试剂 10g/L 煌焦油蓝乙醇溶液。

2. 简要操作 滴加染液于玻片上→待干→采血,加等体积血液,混匀→染色→制备血涂片→低倍镜观察→油镜计数→计算。

(三) 仪器法

包括血细胞分析仪法、网织红细胞计数仪法和流式细胞仪法。特殊荧光染料与网织红细胞中 RNA 结合后进行 RNA 定量,可精确计数网织红细胞占红细胞的百分数(Ret%),并可根据 RNA 含量将网织红细胞分类及计算网织红细胞其他参数。根据荧光强度,网织红细胞可分为低荧光强度网织红细胞(low fluorescent reticulocyte, LFR)、中荧光强度网织红细胞(middle fluorescent reticulocyte, MFR)和高荧光强度网织红细胞(high fluorescent reticulocyte, HFR)。

(四) 质量保证

1. **及时检测** 因网织红细胞在体外仍然继续成熟,其数量随着保存时间的延长而递减,所以标本采集后应及时处理;标本染色后也应及时测定,因染料吸附可人为增高网织红细胞计数值。

2. **选择合适的染料** 染料质量直接影响网织红细胞计数的准确性,常用染料的评价见表1-25。

表1-25 手工法网织红细胞活体染色染料的评价

染料	评价
新亚甲蓝	WHO推荐使用,对RNA着色强、试剂稳定,Hb几乎不着色,便于识别
煌焦油蓝	临床曾普遍使用。但溶解度低,染料沉渣易附着RBC表面,影响检查;易受变性珠蛋白小体、HbH包涵体干扰
中性红	染液浓度低,背景清晰,网织颗粒与Hb对比鲜明;不受变性珠蛋白小体、HbH包涵体干扰

3. **染色过程** 染色时间不能过短,室温低时,可放置37℃温箱或适当延长染色时间。染液与血液的比例以1:1为宜。严重贫血时,可适量增加血液的比例,制片时血膜应厚薄适宜,避免网织红细胞分布不匀。

4. **计数** 选择红细胞分布均匀、网织红细胞着色好的部位计数。外周血网织红细胞主要为Ⅳ型,凡含有2个或2个以上颗粒、且颗粒远离细胞边缘的红细胞均应计为网织红细胞。

(五) 方法学评价

网织红细胞计数的方法学评价,见表1-26。

表1-26 网织红细胞计数的方法学评价

计数方法	评价
普通显微镜法	简便、成本低,可直观细胞形态;但影响因素多,重复性差
玻片法	水分易蒸发,染色时间短,结果偏低
试管法	易掌握,重复性较好,易复查
Miller窥盘计数法	规范计算区域,减少了实验误差(CV值在10%左右),为ICSH推荐方法
血细胞分析仪法	检测细胞多,精密度高,与手工法相关性好,易标准化,但仪器贵,在出现H-J小体、有核红细胞、巨大血小板时结果常假性增高

(六) 参考区间

1. **百分比值** 成人和儿童:0.5%~1.5%;新生儿:2.0%~6.0%。
2. **绝对值** 成人和儿童:$(24~84)\times10^9$/L。

(七) 临床意义

1. **反映骨髓的造血功能** 网织红细胞的增减可反映骨髓的造血功能,对贫血的诊断和鉴别诊断有重要的参考价值。

(1) 网织红细胞增多:表示骨髓造血功能旺盛,见于各种增生性贫血,溶血性贫血尤为显著。溶血性贫血时,由于大量网织红细胞进入血液循环,网织红细胞百分数可增至6%~8%或更多。急性溶血时可高达20%,严重者甚至可达40%~50%或以上;急性失血性贫血时,网织红细胞可明显增高;缺铁性贫血和巨幼细胞贫血时,网织红细胞正常或轻度增高。

(2) 网织红细胞减少:表示骨髓造血功能低下,多见于再生障碍性贫血。网织红细胞低于

$15×10^9$/L 为诊断急性再生障碍性贫血的标准之一。急性白血病时,由于骨髓中异常细胞大量浸润,使红细胞生成受到抑制,可造成网织红细胞减少。

（3）网织红细胞生成指数(reticulocyte production index,RPI)：反映骨髓造血功能指标,代表网织红细胞的生成相当于健康人倍数。其计算公式为：

$$RPI = \frac{患者网织红细胞百分数×100}{网织红细胞成熟时间(d)} × \frac{患者HCT}{正常人HCT}$$

网织红细胞成熟时间：指网织红细胞转变为成熟红细胞的时间,其时间长短与血细胞比容呈负相关。①健康人 RPI 为 1。②RPI>3：提示为溶血性贫血或急性失血性贫血。③RPI<1：提示为骨髓增生低下或红系成熟障碍所致的贫血。

2. **作为贫血治疗效果的观察指标**　缺铁性贫血和巨幼细胞贫血患者在治疗前,外周血网织红细胞仅轻度增高(也可正常或轻度减少),有效治疗后 2~3 天网织红细胞便开始上升,7~10 天达到高峰(可达 10% 以上)。治疗 2 周左右网织红细胞逐渐下降,之后红细胞及血红蛋白才逐渐升高。

3. **作为观察病情的指标**　溶血和失血性贫血患者在治疗过程中,连续进行网织红细胞计数,可以作为判断病情变化的参考指标。如治疗后网织红细胞逐渐降低,表示溶血或出血已得到控制；如网织红细胞持续不减低,甚至更见增高者,表示病情未得到控制,甚至还在加重。

七、嗜碱性点彩红细胞计数

嗜碱性点彩红细胞(basophilic stippling cell)是尚未完全成熟的红细胞,胞质中残存的核酸(RNA)变性、聚集形成颗粒,经碱性染料(如亚甲蓝)染色后,细胞内可见深染的颗粒；若经瑞特染色,可见红细胞的粉红色胞质中有粗细不等的蓝黑色颗粒,故称嗜碱性点彩红细胞。

(一) 显微镜计数法

1. **原理**　红细胞中的嗜碱性物质经碱性亚甲蓝染色,显示出红细胞中的蓝色点彩,按网织红细胞计数方法,计数 1000 个红细胞中所见到的嗜碱性点彩红细胞数,计算百分比。

2. **碱性亚甲蓝染色液**　主要由亚甲蓝、碳酸氢钠及蒸馏水组成。

3. **简要操作**　采血→制备血涂片→干燥→甲醇固定 3 分钟→加染液,染色 1~2 分钟→水洗→干燥。

(二) 质量保证

1. 试剂应定期配制,以免变质沉淀。配制好的碱性亚甲蓝染液在室温下可保存 2~3 周,如有沉淀则需重新配制。

2. 可适当放慢血涂片的干燥速度,使之形成较大的点彩颗粒。

3. 计数时需选择红细胞分布均匀、无重叠的区域,必要时采用扩大计数域的方法计数。

(三) 参考区间

<0.03%。

(四) 临床意义

嗜碱性点彩红细胞增多常见于铅、汞、铋、硝基苯、苯胺等中毒的患者,在职业病防治中常用于判断铅、汞等重金属中毒情况。此外,在溶血性贫血、恶性贫血、白血病、恶性肿瘤、疟疾等也可见增多。

八、红细胞沉降率测定

红细胞沉降率(erythrocyte sedimentation rate,ESR)简称血沉,是指红细胞在一定条件下自然下沉的速率。ESR 测定的常用方法有魏氏(Westergren)法和自动血沉仪法。

(一) 魏氏法

1. 原理 将枸橼酸钠抗凝血液置于特制刻度的血沉管内,在室温下垂直立于血沉架1小时后,读取上层血浆高度的毫米数值,即为红细胞沉降率,以 mm/h 报告。

2. 器材 Westergren 血沉管、血沉架。Westergren 血沉管:管长(300±1.5)mm,两端相通的无色、平头、正圆柱形玻璃或塑料制品,管壁刻度200mm(误差±0.35mm,最小分度值1mm,误差为<0.2mm),内径2.55mm(管内径均匀误差<5%,横轴与竖轴差<0.1mm),外径(5.5±0.5)mm。

3. 试剂 109mmol/L 枸橼酸钠溶液。

4. 简要操作 取抗凝剂0.4ml→加静脉血1.6ml,混匀→抗凝血吸入血沉管→血沉管直立于血沉架1小时→判读结果。

5. 影响因素 正常情况下,血液中的红细胞因胞膜表面的唾液酸所具有的负电荷形成 zeta 电位,使红细胞互相排斥,彼此分散悬浮而下沉缓慢,但在病理情况下,ESR 由于多种因素的作用可明显加快。影响离体血液红细胞沉降的理化因素较为复杂,主要与红细胞数量、表面积、厚度、直径、血红蛋白量和血浆中各种蛋白比例等有关。影响血沉测定的常见因素见表1-27。

表1-27 影响血沉测定的常见因素

变化	因素	评价
增快	血浆因素	纤维蛋白原、γ-球蛋白和异常克隆性免疫球蛋白,α-、β-球蛋白,胆固醇和甘油三酯增高
	红细胞因素	大红细胞容易形成缗钱状,使血沉加快;各种原因的贫血
	感染因素	某些病毒、细菌、药物、代谢产物和异常抗体等中和了细胞表面的负电荷
	药物因素	输入葡萄糖、聚乙烯吡咯烷酮、白明胶药物等
	标本及物理条件	患者一过性高脂血症,标本溶血,血沉管倾斜,温度过高
减慢	血浆因素	清蛋白、糖蛋白及磷脂酰胆碱等增高,抑制红细胞缗钱状形成
	红细胞因素	红细胞数量增多、大小不均或球形、镰形细胞增多,不利于缗钱状形成
	物理条件	血沉管不干净或血柱含气泡、温度过低
	药物因素	服用阿司匹林、可的松、奎宁等

(二) 其他测定方法

1. 一次性真空血沉管(Vacuette 移液管)法 一次性真空血沉管全长230mm,刻度线以 mm 分格,全刻度长170mm,零刻度线至管顶30mm,管外152mm 刻度处套有橡皮活塞,管内上端零刻度处有一特殊内塞,当一次性真空血沉管插入试管内,由于下端橡皮塞的作用使得试管内压力增大,从而将血液压入血沉管内,当内塞浸入血液后迅速膨胀而密封血沉管。然后将吸好样的血沉管垂直固定于专用血沉管架上,1小时读取血浆的毫米数。

2. 自动血沉仪法 根据红细胞下沉过程中血浆浊度的改变,采用光电比浊法、红外扫描法或摄影法,动态分析红细胞下沉各个时期血浆的透光度,以计算机记录并打印结果,还可绘制不同时期红细胞下沉高度与时间的相关曲线。动态红细胞下沉过程可分为三期,第一期为红细胞缗钱样聚集期,沉降较慢,约10分钟;第二期为红细胞快速沉降期,沉降较快,约40分钟;第三期为红细胞堆积期,红细胞逐渐堆积于管底,约10分钟。

(三) 质量保证

1. 魏氏(Westergren)法

(1) 检验前必须控制饮食,避免脂血。输注葡萄糖、聚乙烯吡咯烷酮等,2日内不宜做血沉测定。

（2）109mmol/L 枸橼酸钠（AR）浓度应准确,抗凝剂与血液之比应为1∶4。

（3）血沉管必须洁净、干燥,符合 ICSH 规定。血沉架必须稳固,放置要垂直,倾斜3°可使血沉增加30%。

（4）标本不得有凝血、溶血;标本采集后应在3小时内测定,测定前要充分混匀。血沉管吸血时避免产生气泡。

（5）测定温度18～25℃,避免阳光直接照射。试验台必须稳固,避免振动。

（6）测定温度过高时血沉加快,应对照血沉温度校正表进行温度校正后报告结果。

（7）测定时间应严格控制在(60±1)分钟。红细胞沉降率在1小时沉降过程中并不是均衡等速度的沉降,因此绝不可以只观察30分钟沉降率,将结果乘以2作为1小时血沉结果。

2. 血沉仪法 与魏氏法的要求一致。检测标本全过程应封闭,避免污染。

（四）方法学评价

血沉测定的方法学评价见表1-28。

表1-28 血沉测定的方法学评价

方法	评价
魏氏法	优点:国内的规范方法。对操作器材、条件和方法有严格规定,一次性血沉管使用方便、卫生安全。缺点:一次性血沉管成本较高,质量难以保证
温氏法	优点:通过血沉方程K值计算,克服了贫血对结果的影响,多用于血液流变学检查。缺点:结果平均高于魏氏法9.6mm
ζ血沉率	优点:用血量少,测定速度快,结果无年龄、性别差异,不受贫血及实验条件的影响,敏感度高。缺点:使用专用离心机及配套平底离心管,临床上少用
潘氏法	优点:可测定毛细血管血,较适用于儿童,结果与魏氏法具有可比性。缺点:采血时易混入组织液,临床上较少使用
自动血沉仪法	优点:自动化,微量化,快速化;有的仪器可记录红细胞沉降全过程。缺点:测定结果应与"参考方法"比较,制订参考范围

（五）参考区间

魏氏法:成年男性,0～15mm/h;成年女性,0～20mm/h。

（六）临床意义

血沉是一项常规筛检试验,用于诊断疾病虽然缺乏特异性,但仍然具有一定的参考价值。临床上,血沉主要用于观察病情的动态变化、区别功能性与器质性病变、鉴别良性与恶性肿瘤等。

1. 生理性变化 新生儿因纤维蛋白原含量低,血沉较慢;12岁以下的儿童,由于生理性贫血,血沉略快。老年人因纤维蛋白原含量逐渐增高,血沉常见增快。妇女月经期血沉增快,可能与子宫内膜损伤及出血有关。妊娠3个月以上血沉逐渐增快,可达30mm/h或更高,持续到分娩后3周,如无并发症则逐渐恢复正常。增快的原因可能与生理性贫血、纤维蛋白原含量升高、胎盘剥离、产伤等因素有关。

2. 病理性变化

（1）病理性增快:血沉病理性增快的临床意义见表1-29。

（2）血沉减慢:一般临床意义较小。在真性红细胞增多症、低纤维蛋白原血症、充血性心力衰竭、红细胞形态异常等,血沉可减慢。

表1-29 血沉病理性增快的临床意义

疾病	临床意义
组织损伤及坏死	较大范围的组织损伤或大手术,可导致血沉增快,如无并发症,一般在2~3周可恢复正常。缺血性组织坏死如心肌梗死、肺梗死时,常于发病2~3天后血沉增快,可持续1~3周。心绞痛时血沉正常
恶性肿瘤	恶性肿瘤血沉多增快,可能与肿瘤组织坏死,继发感染和贫血因素有关;良性肿瘤血沉多正常。另外,恶性肿瘤手术切除或治疗较为彻底时,血沉可趋于正常,复发或转移又见增快
炎症疾病	急性细菌性炎症时,血中急性期反应物质迅速增多,包括 α_1-抗胰蛋白酶、α_2-巨球蛋白、C反应蛋白(CRP)、转铁蛋白、纤维蛋白原等。这些物质均能在不同程度上促进红细胞缗钱状聚集。风湿热为超敏反应性疾病,其抗原抗体复合物可加快红细胞聚集体形成;慢性炎症如结核病活动期时,血中纤维蛋白原及球蛋白增加,均可见血沉明显增快,故临床上常用血沉来观察结核病及风湿热有无活动性及动态变化
自身免疫病	对结缔组织病的诊断与鉴别诊断,血沉和CRP、类风湿因子和抗核抗体等具有相似的灵敏度
高球蛋白血症	见于系统性红斑狼疮、多发性骨髓瘤、巨球蛋白血症、类风湿关节炎、亚急性感染性心内膜炎、黑热病、肝硬化、慢性肾炎等
高胆固醇血症	如动脉粥样硬化、糖尿病、黏液性水肿等
贫血	贫血患者血红蛋白低于90g/L时,血沉会轻度增快,并随贫血加重而增快
其他	退行性疾病、巨细胞性动脉炎和风湿性多肌瘤

(胡志坚)

第五节 血小板检查

血小板是由巨核细胞产生,具有维持血管内皮完整性以及黏附、释放、聚集、血块收缩和促凝作用等功能。血小板计数和血小板形态检查是常用的血液一般检验项目。

一、血小板计数

血小板计数(platelet count,PLT)是测定单位容积血液中血小板的数量,是重要的血栓与止血筛查试验之一。

(一) 显微镜计数方法

1. 原理 血液经稀释液稀释和破坏红细胞后,混匀、充池、在显微镜下计数一定范围内的血小板数量,经过换算求出每升血液中血小板的数量。

2. 试剂 ①草酸铵稀释液:由草酸铵、EDTA-Na_2和H_2O组成。其中草酸铵作用是破坏红细胞,EDTA-Na_2抗凝。②复方尿素稀释液(许汝和液):由尿素、EDTA-Na_2、甲醛和H_2O组成。其中尿素作用是破坏红细胞,EDTA-Na_2抗凝,甲醛固定血小板。

3. 简要操作 取稀释液0.38ml→取血20μl,混匀→充池→静置→高倍镜下计数中央大方格的四角和中央共5个中方格内血小板数量→计算。

(二) 质量保证

避免血小板被激活、破坏,避免杂物污染是PLT计数的关键,主要注意以下环节。

1. 器材必须干净,无灰尘污染;试剂配制好后要过滤;肝素抗凝血不能用于PLT计数;EDTA钾盐抗凝血标本取血后1小时内结果不稳定,可引起血小板聚集,1小时后趋于平稳。

2. 采血顺利,毛细管采血深度要够,拭去第一滴血后再取血;如同时做白细胞计数时,应先取血做血小板计数。

3. 混匀要充分,但不可过度振荡,以免导致血小板破坏、产生气泡;充池后需要静止10~15分钟,使血小板完全下沉后再计数。

4. 计数时光线稍暗为佳,注意微有折光性的血小板与尘埃的区别,在1小时内计数完毕。

5. 同1份标本2次计数误差应<10%,取2次均值报告;若误差>10%,需做第3次计数,取2次相近结果的均值报告。

6. 其他同白细胞显微镜计数。

(三) 方法学评价

常用的血小板计数方法有血细胞分析仪法和显微镜计数法。显微镜计数法有普通光学显微镜法和相差显微镜法。2001年国际血液学标准化委员会(ICSH)确定了PLT/RBC比值法,即流式细胞仪法作为血小板计数的参考方法。血小板计数的方法学评价见表1-30。

表1-30 血小板计数的方法学评价

方法	评价
血细胞分析仪法	①测定速度快、重复性好、准确性高,能同时提供多项指标,是目前常规筛检PLT的主要方法 ②不能完全排除非血小板有形成分(如红、白细胞碎片或杂物)以及血小板聚集的干扰,故当PLT明显异常时,仍需镜检复核PLT和(或)复查血涂片
流式细胞仪法	目前ICSH推荐的PLT计数的参考方法
相差显微镜直接计数法	易于识别血小板,还可照相后核对计数结果,作为手工法PLT计数的参考方法
普通显微镜直接计数法	①草酸铵稀释液,破坏红细胞能力强,血小板形态清晰易辨,为首选稀释液法 ②复方尿素稀释液使血小板胀大后易辨认,但尿素易分解,不能完全破坏红细胞

(四) 参考区间

$(125 \sim 350) \times 10^9/L$。

(五) 临床意义

血小板数量随时间和生理状态的不同而略有变化,午后略高于早晨;春季较冬季低;平原居民较高原居民低;月经前减低,月经后增高;妊娠中晚期增高,分娩后减低;运动、饱餐后增高,休息后恢复;静脉血小板计数比毛细血管血高10%。

血小板减少是引起出血的常见原因。当血小板数在$(20 \sim 50) \times 10^9/L$时,可有轻度出血或手术后出血;低于$20 \times 10^9/L$,可有较严重的出血;低于$5 \times 10^9/L$时,可导致严重出血。血小板计数超过$400 \times 10^9/L$为血小板增多。病理性血小板减少和增多的原因及临床意义见表1-31。

表1-31 病理性血小板减少和增多的原因及临床意义

血小板	原因	临床意义
减少	生成障碍	急性白血病、再生障碍性贫血、骨髓肿瘤、放射性损伤、巨幼细胞贫血等
	破坏过多	特发性血小板减少性紫癜、脾功能亢进、系统性红斑狼疮等
	消耗过多	DIC、血栓性血小板减少性紫癜等
	分布异常	脾大、血液被稀释等
	先天性	新生儿血小板减少症、巨大血小板综合征等
增多	原发性	慢性粒细胞白血病、原发性血小板增多症、真性红细胞增多症等
	反应性	急性化脓性感染、大出血、急性溶血、肿瘤等
	其他	外科手术后、脾切除后等

二、血小板形态检查

显微镜下观察血涂片染色后的血小板形态、聚集性和分布情况,对判断、分析血小板相关疾病具有一定的参考意义。用于血小板形态检查的涂片宜薄,染色后先用低倍镜观察,选染色及分布良好的部位转油镜观察。观察要点:①血小板的大小是否一致,有无巨大或小型血小板。②血小板的形态有无改变,胞质的染色、颗粒的有无、多少、粗细、分布情况,有无空泡等,且应估计正常和异常血小板的数量。③血小板的分布情况。

(一) 正常血小板形态

正常血小板呈两面微凸的圆盘状,直径 1.5~3μm,新生血小板体积大,成熟者体积小。在血涂片上往往散在或成簇分布,其形态多数为圆形、椭圆形或不规则形;胞质呈淡蓝或淡红色,中心部位有细小、分布均匀而相聚或分散于胞质中的紫红色颗粒(图1-47)。

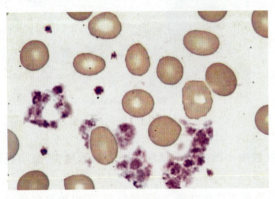

图 1-47 正常血小板形态

(二) 异常血小板形态

1. 大小异常

(1) 大血小板(giant platelet):直径 4~7μm,巨型血小板直径大于7μm(红细胞平均直径),常为 7~20μm,也可大于20μm,胞质中嗜天青颗粒细小或融合为大颗粒(图1-48),主要见于特发性血小板减少性紫癜(idiopathic thrombocytopenic purpura,ITP)、粒细胞白血病、血小板无力症(thrombocytasthenia)、巨大血小板综合征、骨髓增生异常综合征(myelodysplastic syndrome,MDS)和脾切除后等。病理情况下,新生血小板数量增加,见于血小板破坏增加的血小板减少症、骨髓移植后、血栓性血小板减少性紫癜治疗后等。

(2) 小血小板(small platelet):直径小于1.5μm,主要见于缺铁性贫血、再生障碍性贫血等。

2. 形态异常 血小板可出现杆状、蝌蚪状、蛇形等不规则和畸形改变,健康人偶见(<2%)(图1-49)。影响血小板形态改变的因素很多,各种形态异常又无特异性,因此,形态异常血小板超过10%时才具有临床意义。多见于再生障碍性贫血、急性白血病、血小板病以及化疗或放疗1周内的患者。

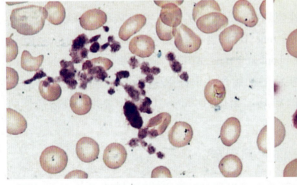

图 1-48 大血小板

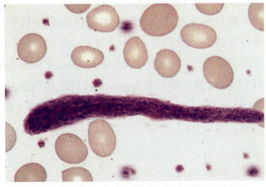

图 1-49 异常形态血小板

3. 聚集性和分布异常 血小板聚集、分布状态可间接反映其功能。聚集功能正常的血小板在非抗凝外周血涂片中常可见 3~5 个聚集成簇或成团;在 EDTA 抗凝血的血涂片中,可见血小板不聚集而呈散在分布或出现诱发的血小板聚集现象。

（1）血小板卫星现象（platelet satellitism）：血小板黏附、围绕于中性粒细胞（或偶尔黏附于单核细胞）的现象，有时可见血小板吞噬现象（platelet phagocytosis）。此时，血小板和中性粒细胞的形态与功能均正常。血小板卫星现象偶见于 EDTA 抗凝血（图 1-50），因 EDTA 和免疫球蛋白相互作用、非特异性结合血小板之故，被抗体包被的血小板与中性粒细胞结合。血小板卫星现象是血细胞分析仪血小板计数假性减少的原因之一。

（2）血小板片状聚集：特发性血小板增多症（essential thrombocythemia，ET）和血小板增多的慢性粒细胞白血病，血小板可呈大片聚集（图 1-51）。

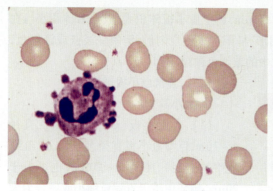
图 1-50　血小板卫星现象

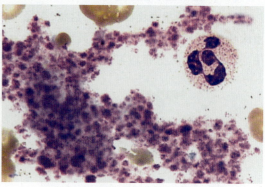
图 1-51　血小板聚集

（3）血小板减少：再生障碍性贫血和特发性血小板减少性紫癜因血小板数量少，血小板聚集成团的情况明显减少。

（4）血小板功能异常：血小板无力症时血小板无聚集功能，且散在分布，不出现聚集成团的现象。

第六节　血栓与止血一般检查

血液凝固是由凝血因子按一定顺序相继激活而生成凝血酶，最终使纤维蛋白原变为纤维蛋白的过程。在生理情况下，人体的凝血、抗凝血与纤维蛋白溶解（纤溶）系统相互作用、相互制约，并受神经-体液的调节，使血液既不溢出血管壁而出血，也不在血管内发生凝固而导致血栓形成。但在病理情况下，凝血功能亢进、抗凝血或纤溶功能降低，可引起血栓前状态或血栓形成；反之，则可导致低凝状态或出血。

血栓与止血试验能够为出血性与血栓性疾病的诊断和治疗提供必要依据。本节仅介绍血栓与止血的一般检查，其中出血时间（bleeding time，BT）、凝血酶原时间（prothrombin time，PT）、活化部分凝血活酶时间（activated partial thromboplastin time，APTT）、凝血酶时间（thrombin time，TT）和纤维蛋白原（fibrinogen，Fg）对出血性疾病的初始评估十分重要，而纤维蛋白（原）降解产物（fibrin/fibrinogen degradation products，FDP）和 D-二聚体（D-dimer，D-D）主要用于纤溶活性的检查。

一、出血时间测定

在特定条件下，皮肤小血管被刺破后，血液自行流出到自然停止的时间称为出血时间（BT）。BT 异常与血小板数量和功能、血管壁完整性、某些凝血因子缺乏等有关。

（一）出血时间测定器法

1. 原理　使用出血时间测定器（template bleeding time，TBT）在受检者前臂皮肤上造成一个标准切口，记录血液自行流出到自然停止所需要的时间，即为出血时间（BT）。

2. **主要器材** 血压计、出血时间测定器、秒表。

3. **简要操作** 血压计袖带缚于上臂→血压计加压→消毒皮肤→出血时间测定器刀片刺入皮肤,造成切口→计时。

(二) 质量保证

1. **减少药物的影响** 检测前1周内不能服用抗血小板药物(如阿司匹林等),以免影响结果。

2. **选择合适的测定器** 不同年龄应该选择不同类型的出血时间测定器。①新生儿型:切口为0.5mm×2.5mm。②儿童型:切口为1.0mm×3.5mm。③成人型:切口为1.0mm×5.0mm。

3. **注意温度的影响** 应在25℃左右的室内进行,以保证穿刺部位温度恒定。

4. **选择正确切口部位** 穿刺时应避开浅表静脉、瘢痕、水肿和溃疡等处皮肤。

5. **避免接触和挤压伤口** 血液应自行流出,采用滤纸吸去流出的血液时,应避免与伤口接触,更不能挤压伤口。

(三) 方法学评价

BT测定操作较为复杂,即使是TBT也难以获得真正的"标准切口",其应用受到一定限制。因此,BT目前不作为常用筛检试验。BT测定方法有TBT法、Ivy法和Duke法,方法学评价见表1-32。

表1-32 BT测定的方法学评价

方法	评价
TBT法	使用标准的出血时间测定器,能够使皮肤切口的深度、长度相对恒定,重复性好,灵敏度高,是目前推荐的方法
Ivy法	传统方法,虽然在上臂施加了固定的压力,但因直接使用刺血刀做皮肤切口,切口深度和长度仍未能达到标准化,灵敏度较差,已趋向淘汰
Duke法	传统方法,操作简单,但穿刺深度、长度难以标准化,灵敏度差,已淘汰

(四) 参考区间

TBT:(6.9±2.1)分钟。

(五) 临床意义

1. **BT延长** 主要涉及血小板和血管壁的一期止血缺陷。见于:①血小板数量异常,如血小板减少症、原发性血小板增多症。②血小板功能缺陷,如血小板无力症、巨大血小板综合征。③某些凝血因子缺乏,如血管性血友病(vWD)、低(无)纤维蛋白原血症和DIC。

2. **BT缩短** 主要见于某些严重的血栓性疾病。

二、血浆凝血酶原时间

凝血酶原时间(PT)是在体外模拟体内外源性凝血的全部条件,测定血浆凝固所需的时间。PT是常用的外源性凝血途径和共同凝血途径的筛检指标之一。

(一) 手工法

1. **原理** 采用Quick一步凝固法。37℃条件下,在待检血浆中加入足量的凝血活酶(含组织因子、磷脂)和适量的钙离子,通过激活因子Ⅶ而启动外源性凝血途径,使乏血小板血浆凝固。从加钙离子到血浆开始凝固所需的时间即为凝血酶原时间。

2. **试剂** 凝血活酶试剂(含组织因子、磷脂和适量的氯化钙)。

3. **简要操作** 采血、分离血浆→加血浆→加2倍血浆体积的凝血活酶试剂→混匀,立即计时→倾斜试管,观察结果。

(二) 质量保证

1. **患者准备** 停用影响止凝血功能的药物至少1周。

2. 采血 要求使用真空采血管、硅化玻璃管或塑料管采血,止血带使用时间不超过 1 分钟,采血要顺利,加血液至抗凝管后,应立即轻轻地颠倒混匀 5~8 次,避免标本溶血和凝固。创伤性或留置导管的血标本、溶血或凝块形成的标本、输液时同侧采集的标本均不宜做 PT 等止凝血试验。ICSH 推荐的抗凝剂为 109mmol/L 枸橼酸钠,其与血液的容积比为 1∶9。

3. 标本运送 及时送检,因为血液离体后,凝血因子逐渐消耗,随着标本存放时间延长,消耗加快。

4. 标本离心 按规定离心力与离心时间要求,及时分离标本,获得乏血小板血浆。

5. 试剂质量 PT 的灵敏度依赖于凝血活酶(thromboplastin)的质量。凝血活酶来自组织抽提物(含丰富的凝血活酶、组织因子和磷脂);现在也用纯化的重组组织因子(recombinant-tissue factor,r-TF)加磷脂作试剂,而且 r-TF 比动物性凝血活酶对 FⅡ、FⅦ、FX 的灵敏度更高。由于凝血活酶的来源和制备方法不同,PT 测定结果差异较大,可比性较差,特别影响对口服抗凝剂治疗效果的监测。因此,必须使用标有国际敏感指数(international sensitivity index,ISI)的 PT 试剂。

6. ISI 和国际标准化比值(international normalization ratio,INR) 1967 年,WHO 将人脑凝血活酶标准品(批号 67/40)作为标定不同来源凝血活酶 ISI 的参考品,其 ISI 确定为 1.0。ISI 值越接近 1.0,表示灵敏度越高。现用的凝血活酶国际参考品是组织提取物生理盐水制剂 BCT/253(人脑或胎盘制剂)和 RBT/79(兔和兔-猴组织混合制剂),复合凝血活酶国际参考品是组织提取物生理盐水制剂加入 FV、氯化钙、Fg,如 OBT/79(牛组织制剂)。其他各种凝血活酶 ISI 需要按照新的参考品 ISI 进行标定,其标定方法按照 ICSH 公布的参考方法进行。ISI 为凝血活酶参考品与每批凝血活酶 PT 校正曲线的斜率,即在双对数的坐标纸上,纵坐标为用参考品测定的 PT 对数值,横坐标为用待标定的凝血活酶测定的相同标本 PT 对数值。

为了尽可能地消除不同凝血活酶灵敏度的差异对 PT 测定结果的影响,1985 年,ICSH 等发布了在口服抗凝剂监测中,推荐使用 INR 报告 PT 结果的文件。INR 计算公式为:

$$INR = \left(\frac{\text{病人 PT 值}}{\text{正常人平均 PT 值}}\right)^{ISI}$$

WHO 等国际权威机构要求,每次(每批)PT 测定的正常对照值,必须用至少来自 20 名以上男女各半的健康人混合血浆所测定的结果。目前,商品化参考血浆常用 100 名正常男女各半的混合血浆作为正常对照用的标准血浆。

7. 测定 试剂、标本温浴时间应控制在 3~10 分钟,测定温度应控制在 (37±1)℃,准确判断血浆凝固终点(纤维蛋白形成)是 PT 测定结果准确性的关键。

8. 结果审核与复查 结果审核应该结合标本质量和临床诊断等作出综合判断,才能发出正确的检验报告。重视异常结果的复查,必要时重新采集标本进行复查,并加强与临床沟通,及时掌握反馈信息,持续改进检验质量。

(三) 报告方式

PT(秒)、国际标准化比值(international normalization ratio,INR)、凝血酶原比率(prothrombin rate,PTR)、凝血酶原活动度(prothrombin activity,PTA),其评价见表 1-33。

表 1-33 PT 报告方式与评价

报告方式	评价
PT(秒)	必须使用的方式,因为试剂不同,其结果差异大,但要同时报告正常对照值
INR	当口服抗凝剂病人治疗监测时,必须使用的报告方式
PTR	PTR=被检血浆 PT/正常对照血浆 PT,现已少用
PTA	为被检血浆相当于正常对照血浆凝固活性的百分率,可用于评估肝受损程度

（四）方法学评价

PT 测定的方法学评价见表 1-34。

表 1-34　PT 测定的方法学评价

方法	评价
手工测定法	重复性差，耗时；但操作简单，不需特殊仪器，准确性好，为仪器校准的参考方法
仪器法	操作简便、快速，结果重复性好；目前常采用光学法和磁珠法。磁珠法的检测结果不受黄疸、乳糜、溶血标本的干扰，但反应杯中需要加入磁珠，成本高

（五）参考区间

每个实验室必须建立相应的参考区间。①PT：成人 11～13 秒，新生儿延长 2～3 秒。超过正常对照值 3 秒为异常。② INR：依 ISI 不同而异。③ PTR：成人 0.85～1.15。④ PTA：70%～130%。

（六）临床意义

1. PT 延长　①先天性凝血因子Ⅱ、Ⅴ、Ⅶ、Ⅹ缺乏症和低（无）纤维蛋白原血症。②获得性凝血因子缺乏，如严重肝病、维生素 K 缺乏症（影响凝血因子Ⅱ、Ⅶ、Ⅸ、Ⅹ合成）、原发纤溶亢进症、DIC 等。③血液循环中存在抗凝物质，如口服抗凝剂等。

2. PT 缩短　①先天性凝血因子Ⅴ增多症。②高凝状态和血栓性疾病。③药物，如长期服用避孕药等。

三、血浆活化部分凝血活酶时间

活化部分凝血活酶时间（APTT）是在体外模拟体内内源性凝血的全部条件，测定血浆凝固所需的时间，以反映内源性凝血因子是否异常和血液中是否存在抗凝血物质，是常用而且比较灵敏的内源性凝血系统的筛检指标之一。

（一）手工法

1. 原理　在 37℃条件下，于待检血浆中加入足量的接触因子激活剂（如白陶土）和部分凝血活酶（代替血小板磷脂），在 Ca^{2+} 参与下，通过激活因子Ⅻ而启动内源性凝血途径，观察血浆凝固所需的时间。

2. 试剂　APTT 试剂，25mmol/L 氯化钙。

3. 简要操作　采血、分离血浆→加血浆→加等血浆体积的 APTT 试剂→混匀，温育活化 3 分钟→加氯化钙，混匀→立即计时→倾斜试管，观察结果。

（二）质量保证

1. 标本　采血后应尽快测定。随着标本存放时间的延长，凝血因子逐渐消耗，特别是因子Ⅷ和Ⅸ消耗较为明显，导致 APTT 有延长的倾向。另外，冷冻血浆标本可降低 APTT 对狼疮抗凝物（lupus anticoagulant，LAC）与 FⅫ、FⅪ等因子缺乏的灵敏度。

2. APTT 试剂　是激活剂和部分凝血活酶的混合物。因其来源及制备方法不同，可影响 APTT 测定结果。

（1）激活剂：有对凝血因子相对灵敏的白陶土（此时 APTT 又称为 kaolin partial thromboplastin time，KPTT）、对肝素相对灵敏的硅藻土（diatomaceous earth；celite）、对狼疮抗凝物相对灵敏的鞣花酸（ellagic acid）等。即使是同一种激活剂，其质量也可有很大差别，高质量激活剂的激活作用更迅速，在一定程度上消除了接触激活造成的误差。

（2）部分凝血活酶（磷脂）：磷脂可来源于人、动物或植物，主要来源于兔脑组织（脑磷脂）。一般选用对 FⅧ、FⅨ和 FⅪ灵敏的血浆浓度为 200～250U/L 的试剂。对于同种 APTT 试剂，若测定正常对照血浆结果明显延长，则提示其质量不佳。

3. 激活时间 血浆加入APTT试剂后被激活的时间要保证为3分钟。时间过短,APTT延长。

4. 其他 与PT试验相同。

(三) 方法学评价

与PT试验相同。

(四) 参考区间

25～35秒,超过正常对照值10秒为异常。由于使用不同APTT试剂,其检测结果存在差异。因此,每个实验室必须建立相应的参考区间。

(五) 临床意义

APTT是检测内源性凝血因子是否缺乏的较为灵敏的试验,而且检测FⅧ、FⅨ的灵敏度比FⅪ、FⅫ和共同途径中凝血因子更高,能检出FⅧ:C小于25%的轻型血友病,故已替代试管法凝血时间(clotting time,CT)。但是,单一因子(如FⅧ)活性增高可使APTT缩短,其结果则可能掩盖其他凝血因子缺乏。

1. APTT延长 ①因子Ⅷ、Ⅸ水平降低的血友病甲、乙,因子Ⅺ缺乏症,部分血管性血友病。②严重的因子Ⅰ、Ⅱ、Ⅴ、Ⅹ缺乏,如严重肝脏疾病、维生素K缺乏症等。③原发性或继发性纤溶亢进。④口服抗凝剂、应用肝素等。⑤血液循环中存在病理性抗凝物质,如抗因子Ⅷ或Ⅸ抗体、狼疮样抗凝物等。

2. APTT缩短 高凝状态和血栓性疾病,如DIC高凝期、心肌梗死、深静脉血栓形成等。

四、血浆凝血酶时间

凝血酶时间(TT)是反映血浆中纤维蛋白原转变为纤维蛋白的筛检指标之一。TT延长主要反映Fg浓度减少或功能异常以及血液中存在相关的抗凝物质(肝素、类肝素等)。

(一) 手工法

1. 原理 37℃条件下,在待检血浆中加入"标准化"凝血酶后,直接将血浆纤维蛋白原转变为纤维蛋白,使乏血小板血浆凝固,其凝固时间即为TT。

2. 试剂 凝血酶试剂。

3. 简要操作 采血、分离血浆→加血浆→加等血浆体积的凝血酶试剂→混匀,立即计时→倾斜试管,观察结果。

(二) 质量保证

与PT试验相同。

(三) 方法学评价

与PT试验相同。

(四) 参考区间

16～18秒,超过正常对照值3秒为异常。由于试剂中凝血酶浓度不同,其检测结果存在差异。因此,每个实验室必须建立相应的参考区间。

(五) 临床意义

1. TT延长 ①低(无)纤维蛋白原血症和异常纤维蛋白原血症,其中更多见于获得性低纤维蛋白原血症。②肝素或类肝素抗凝物质,如肝素治疗、肿瘤和SLE等。③原发性或继发性纤溶亢进时(如DIC),由于FDP增多对凝血酶有抑制作用,可导致TT延长。

2. TT缩短 一般无临床意义。

五、血浆纤维蛋白原测定

纤维蛋白原(Fg)是由肝脏合成,是血浆浓度最高的凝血因子。Fg浓度或功能异常均可导致凝血障碍。因此,Fg是出血性疾病与血栓性疾病诊治中常用的筛检指标之一。Fg检测方法有多种,有的准确性较差(如双缩脲法、热沉淀比浊法等),已趋向淘汰。目前常用的方法有Clauss法、PT衍生法等。

(一) Clauss法

1. **原理** 在待检稀释的血浆中加入足量的凝血酶,使血浆中的Fg转变成纤维蛋白,血浆凝固,其血浆凝固时间与Fg含量呈负相关;以Fg含量一定的国际标准品为参比血浆,测定其对应的凝固时间,制作标准曲线;通过标准曲线,可以得到待检血浆中的Fg含量。

2. **试剂** 纤维蛋白原参比血浆,凝血酶试剂,巴比妥缓冲液(BBS)。

3. **简要操作** 采血,分离血浆→溶解Fg试剂及参比血浆→制备标准曲线→检测待检血浆→报告结果。其中待检血浆具体操作如下:稀释血浆(BBS稀释)→取稀释血浆,37℃水浴2分钟→加试剂→混匀,立即计时→倾斜试管,观察结果。

(二) 质量保证

1. **保证结果的可靠性和准确性** ①Fg参比血浆必须与待检血浆平行测定,以保证测定结果的可靠性。②当Clauss法测定结果超出其检测线性时,必须改变稀释度,并重新测定,才能保证其结果的准确性。如Fg>5.00g/L时,可将原来设定的稀释度1∶10改变为1∶20的稀释血浆进行检测,结果乘以2。

2. **注意异常结果的复查** ①当标本中存在异常纤维蛋白原、纤维蛋白(原)降解产物(FDP)、肝素和类肝素抗凝物质时,Clauss法测定的Fg浓度可假性减低或测不出,此时,需用其他方法(如PT衍生法)复查。②PT衍生法检测结果可疑时(如结果过高或过低),则采用Clauss法复查。

(三) 方法学评价

Fg检测的方法学评价见表1-35。

表1-35 Fg检测的方法学评价

方法	评价
Clauss法	为Fg功能检测方法,操作简单,结果可靠,WHO推荐的参考方法
PT衍生法	操作简单,成本低,但是其灵敏度高,在Fg浓度异常时,测定结果往往偏高,主要适用于健康人群或Fg浓度正常的人群
其他方法	如热沉淀比浊法、化学法,操作烦琐,测定结果与生理性Fg不一定呈平行关系

(四) 参考区间

成人:2.00~4.00g/L;新生儿:1.25~3.00g/L。

(五) 临床意义

1. **Fg增高** Fg是一种急性时相反应蛋白,其增高往往是机体一种非特异性反应。①感染:毒血症、肺炎、亚急性细菌性心内膜炎等。②无菌性炎症:肾病综合征、风湿热、风湿性关节炎等。③血栓前状态与血栓性疾病:糖尿病、急性心肌梗死等。④恶性肿瘤。⑤外伤、烧伤、外科手术后、放射治疗后。⑥其他:妊娠晚期、妊娠高血压综合征等。

2. **Fg减低** ①原发性纤维蛋白原减少或结构异常:低或无纤维蛋白原血症、异常纤维蛋白原血症。②继发性纤维蛋白原减少:DIC晚期、纤溶亢进、重症肝炎和肝硬化等。

六、血浆纤维蛋白(原)降解产物测定

纤维蛋白原、可溶性纤维蛋白、纤维蛋白多聚体、交联纤维蛋白均可被纤溶酶降解,生成纤维蛋白(原)降解产物(FDP)。血液中FDP增高是体内纤溶亢进的标志,但不能鉴别原发性纤溶亢进与继发性纤溶亢进。FDP中X、Y、D和E等片段具有纤维蛋白原的抗原决定簇,用其免疫

动物可获得抗 FDP 抗体。因此，通过免疫学方法可检测血浆 FDP 浓度。

（一）测定方法

FDP 测定方法有胶乳凝集试验、酶联免疫吸附（ELISA）法与免疫比浊法。胶乳凝集试验是定性试验，免疫比浊法使用血凝仪进行定量测定。由于各厂家选用的抗 FDP 抗体可能存在质量的不同，导致其定量测定结果存在差异，因此，每个实验室必须建立相应的参考区间。

（二）方法学评价

FDP 测定的方法学评价见表 1-36。

表 1-36 FDP 测定的方法学评价

方　　法	评　　价
胶乳凝集试验	操作简单、快速，是目前 FDP 测定常用的方法
ELISA 法	可作定量测定，但操作较复杂，影响因素较多
仪器法（免疫比浊法）	操作较简单、快速，结果准确，易于质控，但成本较高

（三）参考区间

阴性（<5mg/L）。

（四）临床意义

FDP 阳性或增高见于原发性纤溶亢进或继发性纤溶亢进，如 DIC、肺栓塞、深静脉血栓形成、恶性肿瘤、肝脏疾病、器官移植排斥反应和溶栓治疗等。

七、血浆 D-二聚体测定

D-二聚体（D-D）是交联纤维蛋白的降解产物之一。因为继发性纤溶中纤溶酶的主要作用底物是纤维蛋白，生成特异性 FDP 即为 D-D，所以 D-D 是继发性纤溶特有的代谢产物。用 D-D 免疫动物可获得抗 D-D 抗体，因此，通过免疫学方法检测血浆 D-D 浓度。

（一）测定方法

D-D 测定方法有胶乳凝集试验、ELISA 法与免疫比浊法。胶乳凝集试验是定性试验，免疫比浊法使用血凝仪进行定量测定。由于各厂家选用的抗 D-D 抗体可能存在质量的不同，导致其定量测定结果存在差异，因此，每个实验室必须建立相应的参考区间。

（二）方法学评价

与 FDP 测定相同。

（三）参考区间

阴性（<500μg/L）。

（四）临床意义

健康人血液中 D-D 浓度很低，而在血栓形成与继发性纤溶时显著增高。因此，D-D 是 DIC 实验诊断中特异性较强的指标，并在排除血栓形成中有重要价值。①DIC、深静脉血栓、肺栓塞、脑梗死、心肌梗死、严重肝脏疾病、慢性肾炎、急性白血病等的 D-D 增高。②D-D 是诊断深静脉血栓和肺栓塞的主要筛检指标之一，对临床上疑似深静脉血栓和肺栓塞，当 D-D 阴性时，可排除诊断。③继发性纤溶亢进（如 DIC）D-D 增高，而在原发性纤溶亢进早期 D-D 正常，可作为两者的鉴别指标之一。

（林发全）

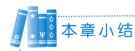

本章小结

血液标本的正确采集和处理是获得可靠检验结果的关键,血液标本采集方法分为皮肤采血法、静脉采血法和动脉采血法。静脉采血法又分为普通采血法和负压采血法,其中负压采血法最符合检测前质量控制要求和实验室生物安全规范,目前已广泛应用。根据检测项目的要求不同,可用化学或物理方法阻止血液凝固即抗凝,阻止血液凝固的物质称为抗凝剂或抗凝物质。目前,商品化的采血管已按用途加入了不同的抗凝物质,可根据采血管的管帽颜色加以区分。

血涂片制备与染色的质量直接影响血细胞形态检验结果。一张合格的血涂片应该厚薄适宜,血膜头、体、尾明显,细胞分布均匀,两侧留有一定的空隙,边缘整齐。血涂片的染色通常采用瑞特染色、吉姆萨染色和瑞-吉复合染色,瑞-吉复合染色法对胞质、胞核和胞质内颗粒着色均较好。

血细胞计数即测定单位体积血液中的血细胞数量,其误差来源于技术误差和固有误差(仪器误差和分布误差)。白细胞计数、分类计数及形态学检查方法有显微镜法和血细胞分析仪法,前者是参考方法,其质量保证的关键在于严格遵守操作规程,掌握其误差规律,熟练操作技术。后者是白细胞分类计数和筛检的首选方法。在显微镜下,白细胞分类根据染色血涂片上白细胞形态计数出各种白细胞百分率。白细胞形态学检查主要观察白细胞的形态学变化,中性粒细胞形态主要变化有毒性变化、棒状小体、中性粒细胞核象变化;淋巴细胞形态学变化有异型淋巴细胞、具有卫星核淋巴细胞。

红细胞形态与血红蛋白浓度测定、红细胞计数结果及其他参数相结合,对贫血的诊断和鉴别诊断有很重要的临床价值。ICSH推荐氰化高铁血红蛋白测定法作为血红蛋白测定参考方法,但试剂含KCN有剧毒,应妥善处理。HCT的高低主要与红细胞数量及大小有关,WHO推荐微量法为常规方法。网织红细胞是一种尚未成熟的红细胞,是反映骨髓红系造血状态的灵敏指标,计数方法多,普通显微镜法易掌握、成本低;血沉测定影响因素较多,有血浆因素、红细胞因素及测定因素等,魏氏法是ICSH及全国临床检验方法学学术会议推荐的参考方法。

影响血小板计数准确性的因素较多。目前常用血细胞分析仪筛检法检测血小板计数,当仪器法测定血小板数明显异常时,必须使用显微镜检查法复查血小板数和(或)复查血涂片。血涂片观察血小板形态和数量,有助于判断仪器法测定结果异常的原因。

血栓与止血筛检试验能够为出血性与血栓性疾病的诊断和治疗提供必要依据,BT、PT、APTT、Fg和TT等试验对于出血性疾病的初始评估十分重要,FDP和D-D等试验用于纤溶活性检查,PT、APTT、Fg等试验还用于抗凝与溶栓治疗监测。临床上,通常是在疾病初步诊断的基础上,对血栓与止血筛检试验项目进行优化组合应用。

复 习 题

1. 名词解释:抗凝、抗凝剂、Howell-Jolly小体、卡波环、血细胞比容、网织红细胞、嗜碱性点彩红细胞、血沉、MCV、MCH、MCHC、核左移、核右移、异型淋巴细胞、卫星核淋巴细胞、出血时间、凝血酶原时间、活化部分凝血活酶时间。
2. 血液检验的标本类型、采集的主要方式及其应用范围是什么?
3. 常用抗凝剂的抗凝原理和用途有哪些?
4. 良好血涂片的标准是什么?哪些因素会影响血涂片的质量?

5. 瑞特染色的原理是什么？如何保证染色质量？
6. 红细胞计数的方法有哪些？如何评价这些方法？有何临床意义？
7. 白细胞计数和白细胞分类计数的方法学评价是什么？有何临床意义？
8. 如何评价血小板计数方法？血小板计数有何临床意义？
9. 血细胞计数误差有哪些？如何减少这些误差？
10. 如何校正有核红细胞对白细胞计数的影响？
11. HiCN 测定法的检测原理是什么？如何评价血红蛋白测定方法？
12. 血细胞比容的测定方法有哪些？其原理分别是什么？各有何优缺点？
13. 网织红细胞计数方法有哪些？其原理分别是什么？如何评价？有何临床意义？
14. 血沉测定的影响因素有哪些？有何临床意义？
15. PT、APTT 测定的质量保证环节与临床意义有哪些？

第二章

血细胞分析仪检验

> **学习目标**
> 1. 掌握：血细胞分析仪检测参数和质量保证。
> 2. 熟悉：血细胞分析仪的基本原理和临床应用。
> 3. 了解：血细胞分析仪的仪器校准和性能评价。

血细胞分析仪（blood cell analyzer，BCA）即自动血液分析仪（automated hematology analyzer，AHA），是临床检验最常用的仪器之一，可进行全血细胞计数（complete blood count，CBC）及其相关参数的检测。1953年，美国Coulter申请了"粒子计数法"的技术专利，并成功研发了世界上第一台电阻抗法血细胞计数仪；20世纪60年代已用于白细胞计数、红细胞计数、血红蛋白测定和红细胞平均体积等项目；20世纪70年代，增加了血小板计数；20世纪70年代末至80年代可进行白细胞三分群、红细胞体积分布宽度（red blood cell volume distribution width，RDW）及血小板平均体积（mean platelet volume，MPV）等项目检测；20世纪90年代以来，随着新技术的开发，又增加了白细胞五分类、网织红细胞计数及分群、幼稚细胞及淋巴细胞亚群分析等指标。目前，已形成血细胞分析流水线，即把标本识别器、标本运输通道、血细胞分析仪、推片机及染片机联成一体。由于血细胞分析仪具有"检测参数多、自动化程度高、精密度高、检测速度快、易操作和质控、注重环保"等功能与特点，成为现代临床实验室不可缺少的仪器之一。血细胞分析仪的应用，不仅提高了工作效率和质量，而且为临床提供了更多具有临床价值的参数，对疾病的诊断与治疗具有重要的临床意义。

第一节 血细胞分析仪检测原理

目前，各类血细胞分析仪除了具备用于测定血红蛋白浓度的分光光度法外，主要有两大功能：①血细胞计数功能；②白细胞分类功能。其主要检测原理为电阻抗法、激光散射法及多种方法联合应用等。

一、电阻抗检测原理

电阻抗法是血细胞分析仪计数血细胞普遍采用的方法，也是目前血细胞分析仪设计的基础。其基本检测原理是：血细胞具有相对非导电性质，悬浮在电解质溶液中的血细胞通过计数小孔时，可引起小孔内、外电压的变化，形成与血细胞数量相当、体积大小相应的脉冲信号，从而对血细胞进行计数，并根据体积大小间接区分出细胞群。此原理又称为库尔特原理（Coulter principle）。电阻抗法是三分群血细胞分析仪的核心技术，可准确测出细胞的大小和数量；还与其他检测原理组合应用于五分类血细胞分析仪中。

（一）血细胞计数原理

将等渗电解质溶液稀释的细胞悬液置入插有小孔管（也称传感器）的不导电容器中，接通电源后,小孔管两侧的电极即产生稳定的电流,细胞悬液可从小孔管外侧通过小孔管壁上的宝石小孔(直径<100μm,厚度约75μm)向小孔管内部流动。当细胞通过小孔时,在电路中小孔感应区内电阻增高,瞬间引起电压变化而出现一个脉冲信号;脉冲信号经过放大、阈值调节、甄别、整形、计数及自动控制保护系统,完成对血细胞的计数和体积测定并打印报告(图2-1)。以测定的细胞体积(大小)为横坐标,细胞出现的相对频率(数量)为纵坐标,可绘制的血细胞直方图主要包括红细胞、白细胞和血小板3种直方图(图2-2,图2-3,图2-4)。不同厂家的仪器内设置的技术参数及使用的试剂不同,血细胞直方图可存在一定的差异。

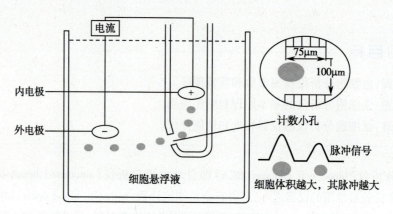

图2-1 电阻抗法细胞计数原理

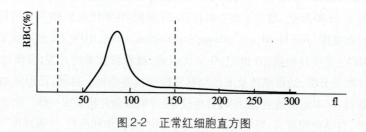

图2-2 正常红细胞直方图

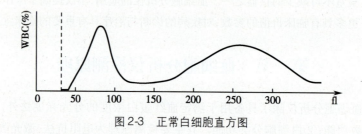

图2-3 正常白细胞直方图

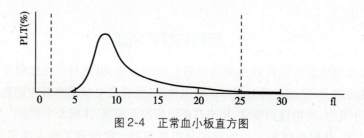

图2-4 正常血小板直方图

由于血小板和红细胞在体积上存在明显差异,很容易用一个限定阈值将两者同时测得的检测信号区分。因此,迄今为止全血分析中血小板、红细胞检查多数采用一个共用的分析系统,根据不同阈值,计算机分别给出红细胞数量和血小板数量。但由于血小板和红细胞测量信号常有交叉,如大血小板的脉冲信号可能被误认为红细胞而计数;小红细胞的脉冲信号可能进入血小板通道,误认为血小板而计数,造成实验误差。为此,许多血细胞分析仪采用多种先进技术以减少血小板计数的干扰,如:①扫流技术:由于血小板和红细胞在同一个计数池中计数,红细胞体积较大,在通过计数感应区时会形成一个大脉冲,容易产生涡流形成小脉冲而影响血小板的识别,使血小板计数假性增多。因此,在进行红细胞和血小板计数的同时,在红细胞计数小孔的后面有一个稳定的稀释液流(也称扫流液体)通过,这样可以使计数后的红细胞被立即冲走,以防止回到感应区被计数为血小板。②防反流装置:为防止已被计数的红细胞又回到感应区,在红细胞计数池小孔的内侧安装一块带孔的小板,板上小孔的直径比红细胞计数孔略大,正好位于计数孔的后方、感应区以外。当进行细胞计数时,由于负压的作用,细胞快速通过小孔感应区并穿过挡板小孔,即使挡板外侧产生涡流,红细胞也会被阻挡在感应区之外,不影响血小板计数。③鞘流技术:避免计数中血细胞从小孔边缘流过及湍流、涡流的影响,保证血细胞单个依次通过计数孔。④浮动界标:通过调节红细胞与血小板间的阈值,避免小红细胞及大血小板对计数的干扰。此外,还有延时计数、拟合曲线等技术以确保计数结果的准确性。

(二) 白细胞三分群原理

稀释后的血液经溶血素处理后,红细胞迅速溶解,白细胞膜通透性改变使胞质经细胞膜渗出、脱水,胞膜紧裹在细胞核或颗粒周围。脱水后的白细胞体积与其自然体积无关,取决于脱水后白细胞内有形物质的多少。根据电阻抗原理,不同体积的白细胞通过小孔时产生的脉冲大小有明显的差异。依据脉冲的大小,电阻抗法血细胞分析仪可对白细胞进行分群。

仪器将体积为35~450fl的白细胞分为256个通道,每个通道为1.64fl,根据白细胞大小分别置于不同的通道中,根据大、中、小细胞界限可初步确认相应的细胞群(表2-1),并显示出白细胞体积分布直方图(见图2-4)。根据各亚群占总体的比例,计算出白细胞各亚群的百分率。将白细胞各亚群的百分率与同一标本的白细胞总数相乘,即得到各亚群细胞的绝对值。

表2-1 电阻抗法白细胞三分群的界定

细胞群	体积(fl)	主要细胞	脱水后特点
小细胞群	35~90	淋巴细胞	单个核细胞,无颗粒或偶有颗粒,细胞小
中间细胞群	90~160	单核细胞、嗜酸性粒细胞、嗜碱性粒细胞、幼稚细胞	单个核细胞或核分叶少,细胞中等大小
大细胞群	>160	中性粒细胞	核分叶多,颗粒多,细胞大

电阻抗法血细胞分析仪只是根据细胞体积的大小将白细胞分成几个群体,在一个群体中可能以某种细胞为主(如小细胞区主要是淋巴细胞),但由于细胞体积间的交叉,可能还存在其他细胞。因此,习惯上称为"三分类"的血细胞分析仪是不够确切的,现一般使用"三分群"描述电阻抗法血细胞分析仪的白细胞分类。

二、光(化)学检测原理

(一) 激光散射法

将稀释、染色(化学染色或核酸荧光染色)、球形化的细胞(或颗粒)悬液注入鞘液流中央,单个细胞沿着悬液和鞘液流两股液流整齐排列,以恒定流速定向通过石英毛细管,即流体动力学聚焦技术(图2-5)。当细胞被激光束照射时,细胞因体积大小、细胞成分、细胞核形状、染色情况等各种特性的不同,可阻挡或改变激光束的方向,产生与细胞特征相应的各种角度的散射光(表2-2)。放置在石英毛细管周围不同角度的信号检测器(光电倍增管)可接收特征各异的散射光(图2-6)。检测不

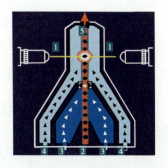

图2-5 鞘流技术

同角度的散射光信号,可分辨出各类细胞。

表2-2 各种角度的散射光及其意义

散 射 光	意 义
低角度散射光(前向散射光)	反映细胞的数量和表面体积
高角度散射光(侧向散射光)	反映细胞内部颗粒、细胞核等复杂性
散射荧光(侧向荧光)	用于分析细胞内脱氧核糖核酸(DNA)和核糖核酸(RNA)的含量

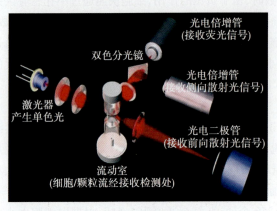

图2-6 流式细胞术检测通道和光路系统

用于血细胞分析仪检测的染料分为荧光染料和非荧光染料。荧光染料有:碱性槐黄、噻唑橙、噁嗪、聚亚甲蓝和碘化丙啶等,主要用于核酸染色,被激光照射后产生荧光和散射光,如采用荧光染料和激光散射法原理进行的网织红细胞(RET)计数,提供RET绝对值(RET#)、RET百分率(RET%)等参数,还根据其荧光强度不同,将RET分为低荧光强度网织红细胞(LFR)、中荧光强度网织红细胞(MFR)和高荧光强度网织红细胞(HFR)。RET中残存的RNA越多,其荧光强度越强,完全成熟红细胞没有荧光。非荧光染料有:亚甲蓝(用于核酸染色)、氯唑黑E(用于单核细胞、嗜酸性粒细胞、中性粒细胞颗粒和白细胞的膜结构染色)和过氧化物酶试剂等。经过染色的细胞随鞘液流经激光检测区时,被染色部分可发生光吸收现象,使光检测器接收到的散射光强度发生改变,从而区分细胞的种类。

将各种光(化)学信息进行综合分析,可准确区分正常类型的细胞。在区别体积相同而类型不同的细胞特征时,激光散射法比电阻抗法更准确。

(二)分光光度法

主要用于血红蛋白测定。被稀释的血液中加入溶血剂后,使红细胞释放出血红蛋白,后者与溶血剂结合形成血红蛋白衍生物,进入血红蛋白测试系统,在特定波长(一般在540nm)下比色,根据吸光度的变化,仪器可显示血红蛋白浓度。

用于血红蛋白测定的溶血剂有2大类:①改良氰化高铁血红蛋白溶血剂:测定波长为540nm,稀释液含氰化物成分。②非氰化高铁血红蛋白溶血剂:即稀释液不含氰化物成分。如SLS-Hb法,测定波长为555nm。经HiCN法校准后,既可达到与HiCN法相当的精密度和准确性,又可避免HiCN法的试剂对检验人员的潜在危害和对环境的污染。另外,有些血细胞分析仪可兼用非氰化物试剂(如二甲基月桂胺氧化物)和氰化物试剂(如咪唑,含氰化物试剂作用,但无毒性)。

近年来,许多自动化程度高的分析仪上采用了激光散射法进行单个红细胞血红蛋白的分析,以尽量减少高白细胞、乳糜血、高胆红素等对血红蛋白测定的影响。

三、联合检测原理

现代血细胞分析仪大多数综合运用了电学和光(化)学等作为检测原理,以白细胞计数和分类为例介绍如下。

(一)体积、电导和光散射法

体积(volume,V)、电导(conductivity,C)、光散射(scatter,S)技术是在血细胞保持与体内形态完全相同状态下进行的检测。在白细胞检测通道,溶血剂溶解红细胞,在抗溶血稳定剂的作用下,白细胞保持与体内时相同的状态,应用电阻抗原理,用低频电流对细胞体积(V)进行准确测量;采用高频电磁探针测量细胞内部结构的电导性(C),如细胞核质比例、细胞内的化学成分,以此可辨认体积相同而性质不同的细胞群;采用来自激光源的单色光直接扫描计数区内的细胞,细胞产生不同角度(10°~70°)散射光,提供细胞形态及胞核结构等光散射(S)信息,并鉴别细胞颗粒的构型和质量(粗颗粒的光散射要比细颗粒更强),以此可将粒细胞分开。不同类别的细胞在体积、内部结构等方面呈现明显的不同,将这些特征性信息被定义到以 VCS 为三维坐标所形成的三维立体散点图中(图2-7)。按散点定位分析细胞的类型、按散点密度计算各类型细胞的百分率,即可得到白细胞五分类结果。对照白细胞五分类正常结果的散点图,当标本中存在幼稚细胞、原始细胞等异常细胞时,VCS 技术从正常细胞的数量、形态和密度可衍生出一整套报警信息,提示需要显微镜复查。

目前,该技术也可用于网织红细胞计数和有核红细胞计数。如网织红细胞计数时,采用"透明剂"使红细胞内血红蛋白溢出形成"影细胞",再用新亚甲蓝对网织红细胞 RNA 进行染色,采用 VCS 技术测定和分析网织红细胞。

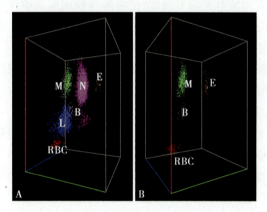

图2-7　VCS 细胞检测立体散点图
A:旋转的三维散点图(图中有红细胞和白细胞分类图),可从任何角度观察;B:三维散点图上的细胞群落可显示和隐藏(图中已隐藏淋巴细胞和中性粒细胞)

(二) 光散射与细胞化学法

1. 过氧化物酶(peroxidase,POX)染色通道　在白细胞通道加入溶血剂和 POX 染色剂,白细胞 POX 活性由大到小依次为:嗜酸性粒细胞>中性粒细胞>单核细胞;淋巴细胞和嗜碱性粒细胞无 POX 活性。通过计算过氧化物酶平均指数(mean peroxidase index,MPXI),得到嗜酸性粒细胞、中性粒细胞或单核细胞的相对 POX 活性。形成以 POX 分布强度为 X 轴、以细胞体积为 Y 轴的散点图,进行白细胞计数与分类。

2. 嗜碱性粒细胞/核分叶性(BASO/LOBULARITY)通道　苯二酸完全破坏红细胞和血小板;除嗜碱性粒细胞外,其他白细胞膜溶解,胞质溢出,仅剩裸核。完整的嗜碱性粒细胞呈高角度散射,位于散点图上部;裸核则位于下部,可进行白细胞计数和嗜碱性粒细胞计数。根据不同细胞的裸核结构进行白细胞分类计数;根据多分叶核(polymorphonuclear,PMN)和单个核(mononuclear,MN)的比例,计算出核左移指数(left index,LI)。LI 越高,说明核左移程度越大。目前该技术也可用于有核红细胞的计数。

3. 未染色大细胞计数(large unstained cell count,LUC)检测　在 POX 通道,可检测到无 POX 活性、体积大于正常淋巴细胞体积平均值 2 个标准差的细胞,如异型淋巴细胞、浆细胞、毛细胞、幼稚淋巴细胞和原始细胞。

(三) 多角度偏振光散射法

多角度偏振光散射(multi angle polarized scatter separation,MAPSS)法是将全血标本用鞘流液按适当比例稀释后,白细胞内部结构近似于自然状态,仅嗜碱性粒细胞颗粒具有吸湿性而结构有轻微改变。红细胞内部的渗透压高于鞘液的渗透压,血红蛋白从细胞内溢出,水分子则进入红细胞,但红细胞膜结构仍保持完整。此时,红细胞折光指数与鞘液相当,不干扰白细胞检测。利用(氦氖)激光流式细胞术,当单个细胞通过激光束时,可从 4 个角度测定散射光:①0°:前角光散射,反映细胞大小、检测细胞数量。②7°:狭角光散射,反映细胞内部结构及核染色质的复杂性。③90°：垂直光散射,反映细胞内部颗粒及细胞核分叶状况。④90°去偏振光:"去偏振"是指垂直方向的激光光波运动随光散射结果而改变。嗜酸性粒细胞颗粒丰富,可消除偏振光,以与中性粒细胞相鉴别。

MAPSS法还可鉴别有核红细胞、无活性白细胞和脆性白细胞,计算活性白细胞比率和计数有核红细胞;以及鉴别白细胞亚群和异常细胞类型等。

（四）电阻抗、射频、流式细胞术与核酸荧光染色法

采用半导体激光流式细胞技术结合核酸荧光染色技术进行白细胞计数和分类。射频(radio frequency,RF)指射频电流,是每秒变化大于10 000次的高频交流电磁波,反映细胞密度;流式细胞术(flow cytometry,FCM)采用半导体激光照射在通过鞘流技术处理的细胞上,每个细胞产生前向散射光(FSC)、侧向散射光(SSC)和侧向荧光(SFL)强度3种信号。利用电阻抗、射频、流式细胞术和细胞化学染色检测的通道有以下几种:

1. 白细胞分类通道(DIFF通道)　测定激发的荧光和侧向散射光信号强度。表面活性剂完全溶解或破坏红细胞和血小板,部分溶解白细胞膜。聚亚甲蓝染料进入破损的白细胞内与核酸结合,使DNA、RNA和细胞器着色。经激光照射,所产生的荧光强度与细胞核酸含量成一定比例。有机酸能与嗜酸性颗粒特异性结合,根据侧向散射光信号强度,把嗜酸性粒细胞从中性粒细胞内精确区分出来。根据产生的荧光和侧向散射光强度获得淋巴细胞(LYM)、单核细胞(MONO)、嗜酸性粒细胞(EO)和中性粒细胞+嗜碱性粒细胞(NEUT+BASO)4个白细胞亚群。

2. 白细胞/嗜碱性粒细胞(WBC/BASO)通道　测定前向和侧向散射光信号强度。在碱性溶血剂作用下,除嗜碱性粒细胞外的其他所有细胞均被溶解或萎缩,经流式细胞术计数,可得到白细胞/嗜碱性粒细胞百分率和绝对值及WBC/BASO散点图。

3. 未成熟髓细胞信息(immature myeloid information,IMI)通道　采用射频、电阻抗和特殊试剂结合法。在细胞悬液中加硫化氨基酸,幼稚细胞膜脂质含量少,结合硫化氨基酸的量多于较成熟的细胞,对溶血剂有抵抗作用。加入溶血剂后,成熟细胞被溶解,只留下幼稚细胞(包括造血祖细胞、原始细胞、未成熟粒细胞、有核红细胞)和异型/异常淋巴细胞,报告百分率和绝对值,并提示核左移。

（五）双鞘流技术和细胞化学染色法

在流式通道中有2个鞘流装置,细胞经第1束鞘流后,通过阻抗微孔测定细胞的真实体积,然后经第2束鞘流后到达光窗,测定细胞的光吸收,分析细胞内部结构。

1. 嗜碱性粒细胞通道　用专用染液染色,除嗜碱性粒细胞染色后保持原有形态与结构外,其他细胞的胞质均溢出成为裸核,用电阻抗法检测嗜碱性粒细胞。

2. 其他白细胞分类通道　检测除嗜碱性粒细胞以外的各类白细胞。在双流体(双鞘流)动力连续系统(double hydrodynamic sequential system,DHSS)中,应用流式细胞光吸收、电阻抗和细胞化学染色,对细胞脂质和蛋白组分染色检测除嗜碱性粒细胞以外的白细胞。用氯唑黑E (chlorazol black E)活体染料使单核细胞初级颗粒、嗜酸性粒细胞和中性粒细胞特异颗粒染色,细胞膜、核膜、颗粒膜也被染色,得到中性粒细胞、单核细胞、嗜酸性粒细胞、淋巴细胞、异型淋巴细胞和巨大未成熟细胞(large immature cell,LIC)散点图。双矩阵LIC散点图可将幼稚细胞分为未成熟粒细胞(IMG)、未成熟单核细胞(IMM)、未成淋巴细胞(IML)3个亚群。

第二节　血细胞分析仪的临床应用

血细胞分析仪按照自动化程度可分为半自动和全自动两大类;按照仪器对白细胞的识别程度进行分类,可分为三分群、五分类等血细胞分析仪。目前,临床上普遍使用各种型号的五分类血细胞分析仪进行血细胞分析。

一、血细胞分析仪各项检测参数及临床应用

血细胞分析仪可检测红细胞、白细胞和血小板三大系列的参数,有些血细胞分析仪还兼有检测网织红细胞参数的功能。但不同类型血细胞分析仪检测的项目及项目数不尽相同。

(一) 红细胞参数及临床应用

红细胞系列检测参数见表2-3。

表2-3 血细胞分析仪红细胞系列检测参数

检测参数	英文缩写	单位	检测原理和技术
红细胞计数	RBC	$\times 10^{12}/L$	鞘流电阻抗法(五分类),电阻抗法(三分群)
血红蛋白浓度	HGB	g/L	氰化或非氰化高铁血红蛋白比色法(三分群,五分类)
血细胞比容	HCT	%	来自计算(三分群,五分类)
平均红细胞体积	MCV	fl	鞘流电阻抗法(五分类),电阻抗法(三分群)
红细胞平均血红蛋白量	MCH	pg	来自HGB/RBC计算(三分群,五分类)
红细胞平均血红蛋白浓度	MCHC	g/L	同上
红细胞体积分布宽度-SD值	RDW-SD	fl	来自计算(五分类,三分群)
红细胞体积分布宽度-CV值	RDW-CV	%	同上
球形红细胞平均体积	MSCV	fl	光散射、射频法、鞘流电阻抗法(五分类)
单个红细胞平均血红蛋白量	CH	pg	光散射法(五分类)
红细胞平均血红蛋白浓度	CHCM	g/L	同上
血红蛋白分布宽度	HDW	g/L	来自计算(五分类)
网织红细胞血红蛋白浓度分布宽度	HDWr	g/L	同上
网织红细胞平均血红蛋白浓度	CHCMr	g/L	光散射法(加核酸荧光染色)(五分类)
网织红细胞血红蛋白量	RET-He	pg	同上
网织红细胞平均血红蛋白量	CHr	pg	同上
网织红细胞计数	RET#	$\times 10^9/L$	同上
网织红细胞百分率	RET	%	来自计算(五分类)
未成熟网织红细胞比率	IRF	%	同上
低荧光强度网织红细胞比率	LFR	%	同上
中荧光强度网织红细胞比率	MFR	%	同上
高荧光强度网织红细胞比率	HFR	%	同上
低荧光网织红细胞百分率	RET L%	%	光散射法(加核酸荧光染色)(五分类)
中荧光网织红细胞百分率	RET M%	%	同上
高荧光网织红细胞百分率	RET H%	%	同上
网织红细胞平均体积	MRV,MCVr	fl	光散射、射频法、鞘流电阻抗法(加非荧光核酸染色)(五分类)
有核红细胞计数	NRBC#	$\times 10^9/L$	光散射法(或加核酸荧光染色)(五分类)
有核红细胞百分率	NRBC	%	来自计算(五分类)

红细胞参数中 RBC、HGB、HCT、MCV、MCH、MCHC 的临床应用参见第一章第四节。其他主要参数的临床应用如下：

1. **RDW** 是反映红细胞体积大小变异性或称为不均一性的参数，用红细胞体积的变异系数（RDW-CV%）或标准差（RDW-S）来表示，通常报告 RDW-CV%，其参考区间为 11.5%～14.5%。RDW 有助于贫血的诊断与鉴别诊断。

（1）用于贫血的形态学分类：目前多采用 MCV、MCH、MCHC 对贫血进行分类，但却忽视了由于红细胞体积异质性对 MCV 准确度的影响，不能全面反映红细胞的病理变化。Bassmen 于 1983 年提出将 RDW 和 MCV 两个参数相结合，提出了贫血形态学分类依据（表 2-4）。

表 2-4 贫血的 RDW 和 MCV 分类

MCV	RDW	分类	意义
减低	正常	小细胞均一性	轻型 β-珠蛋白生成障碍性贫血
	增高	小细胞不均一性	缺铁性贫血
正常	正常	正细胞均一性	慢性病性贫血、再生障碍性贫血、白血病
	增高	正细胞不均一性	骨髓纤维化
增高	正常	大细胞均一性	MDS、再生障碍性贫血
	增高	大细胞不均一性	巨幼细胞贫血、恶性贫血

（2）鉴别缺铁性贫血（iron deficiency anemia，IDA）和轻型 β-珠蛋白生成障碍性贫血：由于 Hb 合成障碍，IDA 和轻型 β-珠蛋白生成障碍性贫血均可表现为小细胞低色素贫血，前者红细胞形态明显大小不等，RDW 增高；后者大小较均一，RDW 基本正常。

（3）IDA 早期诊断和疗效观察：鉴于 95% 以上 IDA 的 RDW 均增高，一般认为，如果患者血液检查表现为小细胞低色素性贫血而 RDW 正常，此类患者患 IDA 的可能性不大。IDA 在缺铁潜伏期时 RDW 即有增高，治疗后，若贫血纠正，但 RDW 仍未降至正常水平，可能反映体内铁未完全补足。

2. **红细胞血红蛋白分布宽度（HDW）** HDW 是反映外周血红细胞内血红蛋白含量异质性的参数，用单个红细胞 HBG 含量的标准差表示，参考区间为 24～34g/L。HDW 在遗传性球形红细胞增多症时明显增高，可代替红细胞脆性试验用来诊断该病。

3. **球形红细胞平均体积（MSCV）** 健康人 MSCV 比 MCV 大，但有些患者则相反。如当 MSCV<MCV 时，诊断遗传性球形红细胞增多症的灵敏度为 100%，特异性 93.3%。

4. **网织红细胞（reticulocyte，RET）参数**

（1）网织红细胞百分率（RET%）、网织红细胞计数（RET#）：见网织红细胞计数。

（2）高荧光强度网织红细胞（HFR）、中荧光强度网织红细胞（MFR）、低荧光强度网织红细胞（LFR）、未成熟网织红细胞比率（IRF）：在骨髓受到抑制时，HFR 和 MFR 降低早于 WBC 和 PLT；在骨髓恢复时，多数患者的 HFR 和 MFR 迅速增高。IRF 的变化可作为评价肿瘤放化疗、外周血干细胞移植过程中骨髓造血功能受抑和开始恢复最早且较灵敏的指标。

（3）网织红细胞血红蛋白量（RET-He）：反映网织红细胞的质量变化，RET-He 在缺铁性贫血的治疗过程中有重要意义，RET-He 为 30.5pg 是患者补充铁剂的最佳临界值。

（4）网织红细胞平均血红蛋白量（CHr）：可用于评价骨髓红系的功能状态，在缺铁性贫血治疗中，CHr 最早出现升高。如以 CHr 26pg 为临界值，可及时发现儿童、妊娠妇女、肾透析患者的缺铁状态。

（二）白细胞参数及临床应用

白细胞系列检测参数见表 2-5。

表2-5 血细胞分析仪白细胞系列检测参数

检测参数	英文缩写	单位	检测原理和技术
白细胞计数	WBC	×10⁹/L	光散射(或加荧光染色)(五分类);电阻抗法(三分群,五分类)
中性粒细胞计数	NEUT#	×10⁹/L	光散射(或加荧光染色,或加细胞化学法)、射频法、鞘流电阻抗法、光吸收法(五分类);电阻抗法(三分群)
淋巴细胞计数	LYMPH#	×10⁹/L	同上
单核细胞计数	MONO#	×10⁹/L	光散射(或加荧光染色,或加细胞化学法)、射频法、鞘流电阻抗法(五分类)、光吸收法(五分类)
嗜酸性粒细胞计数	EO#	×10⁹/L	同上
嗜碱性粒细胞计数	BASO#	×10⁹/L	同上
中间细胞群计数	MID#	×10⁹/L	电阻抗法(三分群)
中间细胞群百分率	MID	%	来自计算(三分群)
粒细胞群计数	GRAN#	×10⁹/L	电阻抗法(三分群)
粒细胞群百分率	GRAN	%	来自计算(三分群)
淋巴细胞群计数	LYM#	×10⁹/L	电阻抗法(三分群)
淋巴细胞群百分率	LYM	%	来自计算(三分群)
淋巴细胞百分率	LYMPH	%	来自计算(五分类、三分群)
单核细胞百分率	MONO	%	来自计算(五分类)
嗜酸性粒细胞百分率	EO	%	同上
嗜碱性粒细胞百分率	BASO	%	同上
未成熟粒细胞计数	IG#,IMG#	×10⁹/L	射频法和电阻抗法、光吸收法(五分类)
未成熟粒细胞百分率	IG,IMG	%	来自计算(五分类)
大型未染色细胞计数	LUC#	×10⁹/L	光散射法(加细胞化学染色)(五分类)
大型未染色细胞百分率	LUC	%	来自计算(五分类)

白细胞参数中白细胞计数和分类计数各项的临床应用参见第一章第三节。其他主要参数的临床应用如下:

1. 未成熟粒细胞(IG) 主要包括杆状核粒细胞、晚幼粒细胞、中幼粒细胞、早幼粒细胞,但不包括原始细胞。IG增高可见于感染、肿瘤、类白血病反应、骨髓增生性疾病和慢性粒细胞白血病等。

2. 大型未染色细胞(LUC) 包括异型淋巴细胞、浆细胞、毛细胞、幼稚淋巴细胞和原始细胞。LUC增多主要见于感染、免疫性疾病、白血病等。

(三) 血小板参数及临床应用

血小板系列检测参数见表2-6。

血小板参数中血小板计数的临床应用参见第一章第五节。其他主要参数的临床应用如下:

1. 血小板平均体积(MPV) 指血液中血小板的平均体积,参考区间为6.8～13.6fl。健康人MPV与PLT呈非线性的负相关,随血小板计数增高,MPV变小;在病理情况下,两者之间的关系并无这种规律。MPV可用于鉴别PLT减低的病因。MPV增高:见于血小板在周围血液中破坏增多,导致血小板减少,骨髓代偿生成增加时;当骨髓造血功能恢复时,MPV先于血小板升高;

也可见骨髓纤维化、血栓性疾病及血栓前状态、脾切除、慢性粒细胞白血病、巨大血小板综合征等。MPV减低：骨髓造血系统衰竭时MPV随PLT同时持续下降，病情越严重，MPV越低；严重感染伴有败血症、脾亢、化疗后、再生障碍性贫血和巨幼细胞贫血等MPV减低。

表2-6 血细胞分析仪血小板系列检测参数

检测参数	英文缩写	单位	检测原理和技术
血小板计数	PLT	$\times 10^9/L$	光散射法（或加荧光染色，或加单克隆抗体）（五分类）；鞘流电阻抗法（五分类）；电阻抗法（三分群）
血小板分布宽度	PDW	CV(%)，SD(fl)	来自计算（五分类，三分群）
血小板平均体积	MPV	fl	鞘流电阻抗法（五分类）；电阻抗法（三分群）
大血小板比率	P-LCR	%	来自计算（五分类，三分群）
血小板比容	PCT	%	同上
未成熟血小板比率	IPF	%	光散射法（加核酸荧光染色）（五分类）

2. 血小板分布宽度（PDW） PDW是反映血小板体积大小的异质性参数，参考区间为15.5%~18.1%。PDW值越大说明血小板大小越不均匀，主要用于血小板异常疾病的辅助诊断与鉴别诊断。PDW增高见于急性白血病化疗后、巨幼细胞贫血、慢性粒细胞白血病、脾切除、巨大血小板综合征、血栓性疾病等。在原发性血小板增多症时PDW增高，在反应性血小板增多症时PDW则减低。再生障碍性贫血MPV减低，PDW增高。

3. 大血小板比率（P-LCR） 参考区间为13.0%~43.0%。P-LCR与MPV和PDW具有相关性，初生的血小板体积较大，黏附能力强，易于聚集和发生释放反应，有很强的止血和凝血功能。P-LCR增高见于免疫性血小板减少、慢性出血、血小板增多症、感染等。

4. 血小板比容（PCT） PCT增高见于反应性及原发性血小板增多症、慢性粒细胞白血病早期等。PCT减低见于再生障碍性贫血、化疗后及血小板减少症时。

二、血细胞分析仪细胞分布图及临床应用

血细胞分析仪在检测、分析血细胞时，除了给出量化指标外，还可显示相应细胞分布图形——直方图和散点图。通过分析细胞分布图形的变化，不仅能够观察各类细胞比例（如白细胞分类、网织红细胞分群）的变化与检测数据是否相符，或出现异常血细胞（如白血病细胞）等，而且可以评估仪器的工作状态和仪器是否存在冷球蛋白、聚集血小板及血细胞碎片等的干扰，有利于工作人员做好质量控制和仪器性能维护。

（一）红细胞直方图的临床应用

不同型号血细胞分析仪的性能特点及使用的稀释液不同，仪器设置的红细胞分析范围也不完全相同，红细胞体积分布直方图的形状存在一定的差异，但反映红细胞病理变化的基本特征相同。

1. 正常红细胞直方图 是一条近似正态分布的单峰曲线，通常位于36~360fl范围内，横坐标表示红细胞体积，纵坐标表示不同体积红细胞出现的频率（见图2-2）。正常红细胞主要分布在50~200fl范围内，可见2个细胞群体，在50~125fl区域有一个几乎两侧对称、较狭窄的正态分布曲线为主峰，主峰顶点较高，与横坐标相交处即为MCV值。主峰右侧分布在125~200fl区域很平坦的次峰（有些型号仪器此峰不显示），为大红细胞和网织红细胞。如果在低于36fl区域也显示出一个小而低的峰，说明标本中可能存在红细胞碎片、大血小板或有聚集血小板。

2. 异常红细胞直方图 出现异常直方图时，常伴随曲线峰的增高与降低、左移与右移、单峰与双峰，曲线的宽窄，曲线起始的高低，尾部抬高与延伸等变化。分析红细胞直方图时，应注意

观察直方图峰的位置、峰底开口宽度、峰顶形状及有无双峰现象。

分析红细胞直方图有助于贫血的诊断,如缺铁性贫血、巨幼细胞贫血和铁粒幼细胞贫血;也有助于贫血的疗效观察,治疗前病态红细胞较多,红细胞直方图只有一个主峰,治疗有效后,新生的正常红细胞逐渐增多,红细胞直方图又出现了一个主峰(图2-8～图2-11,表2-7)。

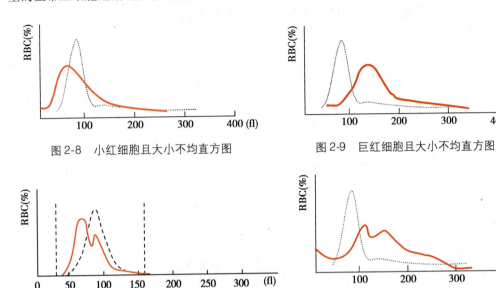

图2-8　小红细胞且大小不均直方图

图2-9　巨红细胞且大小不均直方图

图2-10　IDA治疗有效红细胞直方图(呈双峰)

图2-11　巨幼细胞贫血治疗有效直方图(呈双峰)

表2-7　不同类型贫血红细胞直方图的变化和常见原因

贫血类型	红细胞直方图		常见原因
	波峰	峰底	
小细胞均一性	左移	基本不变	轻型珠蛋白生成障碍性贫血,慢性感染或炎症性贫血
小细胞不均一性	左移	变宽	缺铁性贫血
	左移	变宽,可有双峰	铁粒幼细胞贫血,缺铁性贫血经治疗后有效
大细胞均一性	右移	基本不变	溶血性贫血、白血病前期
大细胞不均一性	右移	变宽	巨幼细胞贫血,叶酸、维生素B_{12}治疗初期等
	右移	变宽,可有双峰	巨幼细胞贫血,叶酸、维生素B_{12}治疗有效时
正细胞均一性	不变	基本不变	正常红细胞、慢性病、急性失血、骨髓纤维化、再生障碍性贫血
正细胞不均一性	右移	变宽	血红蛋白异常、骨髓纤维化
	右移	明显变宽	早期或混合性营养不良

(二) 白细胞直方图的临床应用

电阻抗型血细胞分析仪,在35～450fl范围内将白细胞分为3群。不同厂家血细胞分析仪检测原理和试剂有所差别,绘出的白细胞直方图差别较大。从白细胞直方图图形的变化可估计血液中白细胞群体的变化,但并无特异性,不同类型白细胞的增多或减少可使直方图产生相似的变化。出现异常直方图时,常伴随相应部位的报警信号,如"H(high,高)"或"L(low,低)"等,分别提示检测结果高于或低于参考区间。

1. 正常白细胞直方图　白细胞直方图为有3个峰的光滑曲线,左侧高陡,通道在35～95fl为小细胞群峰(主要是淋巴细胞);最右侧峰低宽,通道在160～450fl为大细胞群峰(主要是中性粒细胞）；左右两峰之间较平坦区有一个小峰，为中间细胞群（主要是单个核细胞，以单核细胞为主，也含有嗜酸性粒细胞、嗜碱性粒细胞等）。正常白细胞直方图，可见图2-3。

2. 异常白细胞直方图 当白细胞分类出现较大异常或出现一定量异常细胞时，白细胞直方图峰的高低、数量和低谷区的特征将会出现一些变化，并伴随相应部位的报警信号出现和相应的图形改变，形成异常直方图（图2-12～图2-16）。此时，要参考各自仪器的说明书了解提示内容，同时须进行血涂片镜检，观察白细胞形态。

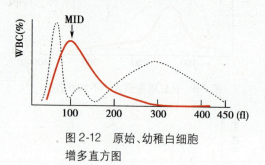

图2-12 原始、幼稚白细胞增多直方图

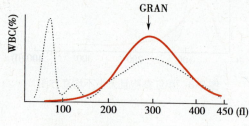

图2-13 淋巴细胞减少和中性粒细胞增多直方图

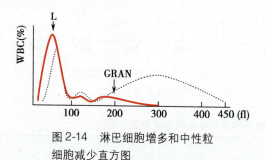

图2-14 淋巴细胞增多和中性粒细胞减少直方图

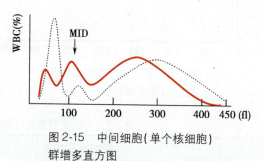

图2-15 中间细胞（单个核细胞）群增多直方图

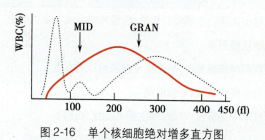

图2-16 单个核细胞绝对增多直方图

（1）淋巴细胞峰左侧区域异常：可能有血小板聚集、巨大血小板、有核红细胞、未溶解红细胞、白细胞碎片、蛋白质或脂类颗粒。

（2）淋巴细胞峰与单个核细胞峰之间区域异常：可能有异型淋巴细胞、浆细胞、原始细胞、嗜酸性粒细胞、嗜碱性粒细胞增多。

（3）单个核细胞区与中性粒细胞峰之间区域异常：可能有未成熟中性粒细胞、异常细胞亚群、嗜酸性粒细胞、嗜碱性粒细胞增多，核左移。

（4）中性粒细胞峰右侧区域异常：可能中性粒细胞绝对增多。

（5）多部位警报（RM）：表示同时存在2种或2种以上的异常。

3. 分析白细胞直方图时应注意的问题

（1）溶血剂处理后的白细胞体积与其自然体积不完全一致。经溶血剂处理后的粒细胞较单核细胞及淋巴细胞体积大；白血病细胞、异常淋巴细胞、嗜酸性粒细胞、浆细胞、嗜碱性粒细胞等可出现在单个核细胞区，少数也可出现于淋巴细胞或粒细胞区。所以，电阻抗法白细胞直方图并不能代表其自然状况，但可用于判断白细胞各亚群的分布情况，作为血涂片显微镜检查前的"粗筛"，对病理标本必须经显微镜检查确认。

（2）由于不同血细胞分析仪所采用的稀释液及溶血剂成分不完全相同，对白细胞膜的作用程度不同，同一份血液标本在不同仪器的直方图形状有所不同，所以各型号仪器确定白细胞"分群"的区分界限设置点也有所不同。因此，必须使用配套试剂。

（3）不同厂家、不同型号仪器的白细胞直方图是不完全相同的，但各类仪器电阻抗法白细胞直方图的病理变化趋势是一致的。因此,在分析各种病理变化的图形之前,必须先掌握血细胞分析仪的正常白细胞直方图。

(三) 血小板直方图的临床应用

正常血小板直方图是一个偏态分布的单峰光滑曲线,通常在 2～30fl 范围内,主要集中在 2～15fl(见图 2-4)。由于红细胞与血小板的检测在同一通道,小红细胞、细胞碎片及血小板自身的聚集等对血小板计数及血小板平均体积的影响较大,当血标本中存在大血小板、血小板聚集、小红细胞、红细胞碎片时,可出现异常血小板直方图(图 2-17)。根据图形的变化可了解血小板计数的准确性。

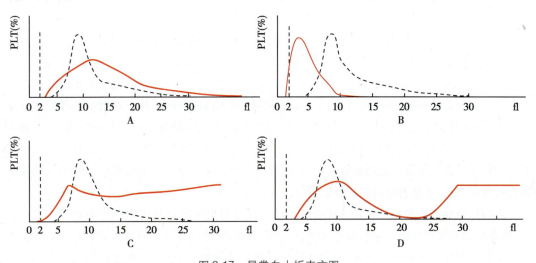

图 2-17 异常血小板直方图

A. MPV 增大血小板直方图;B. MPV 减小血小板直立图;C. 细胞碎片干扰的血小板直方图;
D. 小红细胞干扰的血小板直方图

(四) 散点图的临床应用

不同厂家血细胞分析仪由于应用光散射原理不同,即使是正常红细胞、白细胞或血小板的散点图,其表达形式也有明显区别。通常,平面散点图只显示二维(X、Y 轴)图像,而三维(X、Y、Z 轴)图像则显示立体图像。在二维坐标系中,横坐标(X 轴)和纵坐标(Y 轴)分别表示一种检测原理或检测角度的细胞信息,位于坐标象限中的任何一个散点反映的就是 X 轴和 Y 轴的综合信息(见图 2-8)。

观察和分析散点图时需要注意:不同的检测原理,坐标上的散点所在象限平面图上的位置,如上下(高低)、左右、前后(可重叠)或散点群的疏密,均与相应类别的细胞形态、体积、内部结构、胞核、胞质及胞质颗粒数量等特性密切相关。异常散点图形成的原因包括病理性和非病理性干扰物质的影响,因此,需要显微镜复查并结合临床资料,才能对散点图作出合理的解释。

1. 白细胞散点图 由电阻抗法发展起来的多项技术(激光、射频及染色等)联合检测白细胞,由于不同白细胞大小及内部结构(如胞核的大小、胞质颗粒的多少)不同,综合分析后的检验数据也不同,从而得出不同的白细胞散点图及较为准确的白细胞五分类结果。从图形的变化可以估计被检测血液中某类细胞的变化(图 2-18)。

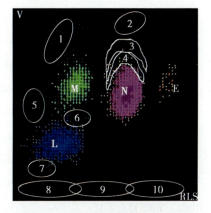

图 2-18 VCS 异常细胞检测平面散点图

1. 幼稚单核细胞;2. 幼稚粒细胞;3. 未成熟粒细胞;4. 中性杆状核粒细胞;5. 幼稚淋巴细胞;6. 异型淋巴细胞;7. 小淋巴细胞;8. 有核红细胞和血小板簇;9. 大血小板;10. 红细胞内寄生虫(疟原虫等)

白细胞散点图的意义与直方图基本相同。尽管散点图的图形变化比直方图更能反映某类细胞的变化,但特异性不强。异常散点图与异常直方图相比,只是较为明确地提示检查者判断某类细胞的比例变化或有无异常细胞,结合相关的报警信息,确定是否需要显微镜复查。

2. 红细胞散点图 红细胞散点图显示了光散射与细胞体积、血红蛋白浓度的关系,该图能反映体积在 30~180fl、红细胞血红蛋白浓度在 190~490g/L 的红细胞。对一个正常标本,大部分红细胞出现在散点图的中央。红细胞散点图是非线性的,因此直观的判断可能比较困难。

三、血细胞分析仪常见报警和干扰因素

(一) 报警

当检测结果超出仪器设定的检测项目参考区间、处于要求复查的状态、临床病理标本、标本存在异常干扰和人群变异时,仪器可出现报警。

报警主要有图形、符号和文字三种形式。仪器根据预先设定的检测数据、大小分布和图形等作出全面分析和判断,对可疑结果用文字或图示形式给出解释性、易于理解的报警信息。如用红色表示阳性,绿色表示阴性。出现"阳性"或"错误"提示,是由于标本异常所致,必须根据复查规则,进一步仔细检查,特别须注意出现 WBC、DC、RBC、PLT、NRBC、RET 及其相关参数的数量和形态异常的报警。出现报警信息,意味着该检测结果可靠性明显降低。在没有复查确认或有效解释之前,不能直接向临床签发报告。

不同厂家仪器报警的形式和内容有所不同。仪器的报警内容均由生产厂商和用户共同定义,涉及检测对象的年龄、性别、参考区间、危急值、细胞形态或可疑的各种异常信息。血细胞分析仪解释性程序(interpretive program, IP)是仪器依据检测数据、直方图或散点图的图形等进行全面分析作出判断的报警信息,用于对所检测的异常结果进行提示和信息的补充,提醒检验人员浏览屏幕上的报警信息。各类血细胞分析仪常见报警的 IP 信息见表 2-8。

表 2-8 血细胞分析仪的常见 IP 信息

参数	中文	英文	判断方法
WBC	WBC 散射图异常	WBC abnscattergram	WBC/BASO 散射图,DIFF 散射图
	白细胞减少	leucocytopenia	WBC<3.0×10⁹/L
	白细胞增加	leukocytosis	WBC>10.0×10⁹/L
	原始细胞?	blasts?	散点图
	未成熟粒细胞?	immature gran?	散点图
	核左移	left shift?	散点图
	异型淋巴细胞?	atypical lympho?	散点图
	异型淋巴细胞/原始细胞?	sbn lympho/L-Blasts?	散点图
	有核红细胞?	NRBC?	散点图
RBC	RBC 溶血不良	RBC lyse resistance	数值计算,大小比较后进行判断
	红细胞分布异常	RBC abn distribution	数值计算,大小比较后进行判断
	双峰红细胞	dimorphic population	根据直方图的波形、峰与谷部的差进行判断
	红细胞大小不均	anisocytosis	RDW-CV>20%
	小红细胞增多	microcytosis	MCV<70fl
	大红细胞增多	macrocytosis	MCV>110fl

续表

参数	中 文	英 文	判 断 方 法
	低色素性	hypochromia	MCHC<290g/L
	贫血	anemia	HGB<100g/L
	红细胞增多症	erythrocytosis	RBC>6.5×10^{12}/L
	红细胞凝集?	RBC agglutination?	数值计算,大小比较后进行判断
	乳糜/HGB 干扰?	turbidity/HGB interference?	MCHC>365g/L
	缺铁?	iron deficiency?	数值计算,大小比较后进行判断
	HGB 异常?	HGB defect?	数值计算,大小比较后进行判断
	碎片?	fragments?	RET 散点图,数值计算,大小比较后进行判断
PLT	PLT 直方图异常	PLT abn distribution	数值计算,大小比较后进行判断
	血小板减少	thrombocytopenia	PLT<60×10^9/L
	血小板增多	thrombocytosis	PLT>600×10^9/L
	血小板聚集?	PLT clumps?	DIFF、IMI、NRBC 散点图
	血小板聚集?	PLT clumps(s)?	数值计算,大小比较后进行判断

(二) 常见的干扰因素

血细胞分析仪常见的干扰因素主要来自标本自身和电磁波等检测环境,而标本自身的干扰因素最为多见。

血细胞分析结果准确与否,除了标本采集、仪器性能,操作人员等因素外,还有一个重要的因素,就是某些血液标本自身存在着干扰血细胞分析仪检测结果准确性的因素,而大多数干扰与某些疾病本身有关,如脂血、冷凝集、寄生虫感染等。如何发现这些干扰因素及采取相应的纠正措施保证检测结果的准确性,是值得探讨的问题。应该注意的是,不同厂家或不同型号的血细胞分析仪受干扰的因素和程度不完全相同,精密度越好的仪器其抗干扰的能力越强。

1. 干扰 RBC、HGB、MCV、MCH 和 MCHC 等参数的常见因素

(1) 冷凝集标本:某些疾病(如支原体肺炎等)患者血液中存在冷凝集素,使红细胞在离体后几分钟内即发生聚集。判断:仪器出现"RBC 聚集?"报警或 MCV>110fl,标本管壁有小的 RBC 聚集块。纠正方法:将标本置 37℃孵育 30 分钟,立即上机检测。

(2) 脂血标本:脂血是最常见的干扰因素。判断:仪器出现"乳糜/血红蛋白干扰"报警;MCHC≥365g/L;HGB 与 RBC 计数不符;血浆部分出现混浊;或血涂片上见大量的不着色且大小不等的脂肪球。

(3) 红细胞缗钱状标本:某些疾病(如多发性骨髓瘤、巨球蛋白血症等)患者的血液标本 RBC 呈现缗钱状排列。判断:仪器出现"RBC 聚集"报警;HGB 与 RBC 不成比例;MCV>140fl 和 RBC 直方图异常;血涂片上 RBC 成缗钱样排列。

(4) 溶血标本:某些伤害(如毒蛇咬伤后)诱发的 DIC,或采血不顺利等因素可引起标本溶血。判断:肉眼观察血液标本的血浆呈红色;出现异常大的 MCV(常>120fl)和 MCHC(常>370g/L)。纠正方法:观察血涂片是否有较多 RBC 碎片,与临床联系,必要时重新采集标本。

2. 干扰 WBC 的常见因素

(1) 有核红细胞(NRBC):在某些病理情况下外周血出现有核红细胞,干扰所有型号的血液细胞分析仪的 WBC 参数。判断:仪器出现"有核红细胞(NRBC)"或原始细胞报警,或血涂片上见 NRBC。

（2）巨大血小板标本：如血小板增多症、慢性粒细胞白血病等血液系统疾病患者的血液中可能出现与白细胞大小相同的巨大血小板，使WBC假性增高。判断：血涂片上见巨大血小板，仪器检测时白细胞计数假性增高。

（3）难溶血或溶血不良标本：见于某些疾病，如严重肝病。判断：仪器WBC总数异常增高及淋巴细胞增高但与血涂片不符；仪器出现"红细胞溶血不良"或"碎片"报警等。

3. 干扰PLT的常见因素

（1）小细胞性贫血标本：某些贫血（如缺铁性贫血、珠蛋白生成障碍性贫血等）患者的小红细胞对某些仪器PLT的计数有明显干扰，使PLT假性增高。判断：MCV<70fl；仪器出现"小红细胞增多"报警；血涂片上血小板数量与仪器计数不符等。

（2）血小板聚集或血小板卫星现象：血小板聚集多发生在采血不顺利或部分患者高凝状态，血小板卫星现象是指血小板聚集在中性粒细胞周围的现象，可使PLT假性降低。判断：仪器出现"血小板聚集"或血涂片上血小板成堆现象。

（3）细胞碎片：判断：仪器PLT数异常增高或与血涂片上不符；仪器出现"红细胞溶血不良"或"碎片"报警等。

4. 干扰RET的常见因素 疟原虫和豪-焦（Howell-Jollys）小体使网织红细胞（RET）假性增高。豪-焦小体干扰的纠正方法：计数100个红细胞中含豪-焦小体的红细胞个数（%）。

四、血细胞分析仪检测结果显微镜复查规则

2002年，血液学检验专家研究了血细胞分析仪全血细胞计数和白细胞分类的显微镜复检规则。2005年，国际实验室血液学学会（International Society for Laboratory Hematology，ISLH）提出了显微镜复查的41条建议性标准（表2-9～表2-12）。近年来，不断有血液学检验专家针对不同类型的血细胞分析仪制定各自的显微镜复查规则。但由于各临床检验室使用的仪器不同，服务的患者人群也有差异，"41条建议性标准"尚处于实践检验中，目前还没有被公认的复查标准。各实验室可根据ISLH建议的41条复检规则，并结合具体情况制定切实可行的复查规则。

表2-9 血细胞分析仪检测结果手工涂片复查真阳性标准

血涂片显微镜检查阳性：发现异常形态细胞	血涂片显微镜检查阳性：发现异常类型细胞
红细胞形态异常：2+/中等量或更多；或发现疟原虫	原始细胞：≥1个
血小板形态异常（巨大血小板）：2+/中等量或更多	晚幼粒细胞：>2个
血小板凝块：偶见或时而可见	中幼粒/早幼粒细胞：≥1个
Döhle小体：2+/中等量或更多	非典型淋巴细胞：>5个
中毒颗粒：2+/中等量或更多	有核红细胞：≥1个
空泡：2+/中等量或更多	浆细胞：≥1个

表2-10 血细胞分析仪检测结果的显微镜复查规则（全血细胞计数）

编号	参数	复查条件次序：①→②→③	采取措施次序：①→②→③
1	新生儿	①首次标本	①血涂片复查
2	WBC、RBC、HGB、PLT、RET	①超出仪器线性范围	①稀释标本后再上机检测
3	WBC、PLT	①低于实验室确认的仪器线性范围	①按标准操作程序进行复查
4	WBC、RBC、HGB、PLT	①仪器无法检测结果	①检查标本有无凝块。②再上机检测。③仍异常，换替代计数方法

续表

编号	参数	复查条件次序:①→②→③	采取措施次序:①→②→③
5	WBC($\times 10^9$/L)	①<4.0 或>30.0 和②首次检测	①血涂片复查
6	WBC($\times 10^9$/L)	①<4.0 或>30.0 和②测定差值超出预设值和③3 天内	①血涂片复查
7	PLT($\times 10^9$/L)	①<100 或>1000 和②首次检测	①血涂片复查
8	PLT($\times 10^9$/L)	①任何测定值和②与前次比,PLT 数差值超出限值	①血涂片复查
9	HGB(g/L)	①<70g/L 或>(年龄性别)参考区间上限 20g/L 和②首次检测	①血涂片复查。②如有提示,确认标本完整性
10	MCV(fl)	①<75fl 或>105fl 和②首次检测和③<24 小时标本	①血涂片复查
11	MCV(fl)	①>105fl 和②成人和③>24 小时标本	①血涂片复查大红细胞相关变化。②如未见变化,取新鲜血再检查。③如无新鲜标本,则在报告中注明
12	MCV(fl)	①任何测值和②与前次比,差值超出限值和③<24 小时标本	①验证标本完整性/标本身份
13	MCHC(g/L)	①≥参考区间上限 20g/L	①检查有无脂血、溶血、红细胞凝集、球形红细胞
14	MCHC(g/L)	①<300 和②MCV 正常或增高	①检查可能静脉输液污染或其他特殊原因
15	RDW-CV(%)	①>22 和②首次检测	①血涂片复查

表 2-11 血细胞分析仪检测结果的显微镜复查规则(白细胞分类和网织红细胞)

编号	参数	第1个复查条件	和(或)	第2个复查条件	采取措施
16	无分类结果或分类不完全				血涂片分类、检查
17	中性粒细胞计数($\times 10^9$/L)	<1.0 或>20.0	和	首次检测	血涂片复查
18	淋巴细胞计数($\times 10^9$/L)	>5.0(成人);>7.0(<12 岁)	和	首次检测	血涂片复查
19	单核细胞计数($\times 10^9$/L)	>1.5(成人);>3.0(<12 岁)	和	首次检测	血涂片复查
20	嗜酸性粒细胞计数($\times 10^9$/L)	>2.0	和	首次检测	血涂片复查
21	嗜碱性粒细胞计数($\times 10^9$/L)	>0.5	和	首次检测	血涂片复查
22	有核红细胞计数($\times 10^9$/L)	任何值	和	首次检测	血涂片复查
23	网织红细胞绝对值($\times 10^9$/L)	>0.100	和	首次检测	血涂片复查

表2-12 血细胞分析仪检测结果的显微镜复查规则(可疑报警)

编号	参数	复查条件次序:①→②→③→④	采取措施次序:①→②→③
24	可疑报警(除未成熟粒细胞/杆状核细胞外)	①阳性报警和②首次检测和③成人	①血涂片复查
25	可疑报警	①阳性报警和②首次检查和③儿童	①血涂片复查
26	WBC 不可信报警	①阳性报警(任何报警)	①验证标本完整性再上机检测。②如仍出现同样报警,检查仪器输出。③如有提示手工分类血涂片复查
27	RBC 碎片	①阳性报警(任何报警)	①血涂片复查
28	双形型 RBC	①阳性报警和②首次检测	①血涂片复查
29	不溶性 RBC	①阳性报警(任何报警)	①复查 WBC 直方图和散点图。②按标准操作程序验证(RET 是否有)。③血涂片复查有无异常 RBC 形态
30	PLT 凝集报警	①任何计数值	①检查标本有无凝块。②血涂片复查估计血小板数。③如见 PLT 凝集,则按标准操作程序复查
31	PLT 报警	①PLT 和 MPV 报警(除 PLT 凝块外)	①血涂片复查
32	未成熟粒细胞报警	①阳性报警和②首次检测	①血涂片复查
33	未成熟粒细胞报警	①阳性报警和②既往结果明确和③与前次比,白细胞数增高差值高于限值	①血涂片复查
34	左移报警	①阳性报警	①按标准操作程序复查
35	非典型/变异淋巴细胞	①阳性报警和②首次检测	①血涂片复查
36	非典型/异型淋巴细胞	①阳性报警和②既往明确结果和③与前次比,白细胞增多的差值高于限值	①血涂片复查
37	原始细胞报警	①阳性报警和②首次检测	①血涂片复查
38	原始细胞报警	①阳性报警和②既往结果明确和③与前次比,白细胞减少的差值未超出限值或低于上次和④3~7 天之内	①按标准操作程序复查
39	原始细胞报警	①阳性报警。②既往结果明确。③与前次比,白细胞增多的差值高于限值	①血涂片复查
40	NRBC 报警	①报警阳性	①血涂片复查。②如有 NRBC,需计数 NRBC,校准 WBC
41	RET	①仪器检测结果出现异常类型	①检查仪器输出。②如为吸样问题,则重复测定。③如结果仍异常,则血涂片复查

第三节 血细胞分析仪安装、使用、保养和维护

血细胞分析仪是医院临床检验最常用的仪器之一,正确的安装、使用、保养和维护,不仅可以保障仪器的精密度,提高检测结果的准确性,还可延长仪器的使用寿命。

一、血细胞分析仪的安装

血细胞分析仪是精密电子仪器,涉及多项先进技术,结构复杂,易受各种因素干扰,为确保仪器的正常工作,安装使用之前,应认真详细地阅读仪器安装、使用说明书。血细胞分析仪的安装一般由生产厂家或经营公司的专业工程师完成,安装时应注意以下问题。

1. 工作环境 工作环境要清洁,室内温度保持在15～25℃,相对湿度应在30%～85%。操作间最好单独隔开,注意通风、防潮,保持排水系统的通畅,避免阳光直射。

2. 工作电压 仪器的工作电压必须保持在(220±22)V,若电压超出此范围,必须使用电子交流稳压器,不能使用磁饱和稳压器,以免电磁波干扰,仪器应有良好的接地装置。

3. 仪器安装 在搬动仪器过程中应避免剧烈振荡和机械碰撞,更不能颠倒;安装场所应远离电磁干扰源、热源,电源插座单独使用,远离电冰箱、空调、离心机等易产生干扰的设备。为避免腐蚀,仪器上不得放任何液体和腐蚀性物品。

4. 仪器摆放 放置仪器的实验台要稳固,仪器前后、左右都应该空出一定的空间,以有利于仪器的散热,也方便对仪器的保养、维护和检修。试剂废液桶要低于检测器,以免废液返流到真空管中,损坏仪器。

二、血细胞分析仪的使用

1. 标本准备 EDTA-K$_2$或EDTA-K$_3$抗凝静脉血适合各类血细胞分析仪;外周血适合预稀释半自动血细胞分析仪,另外推制一张外周血涂片备用。

2. 准备仪器 ①开机前准备:按仪器说明检查稀释液、溶血剂和废液瓶等装置的连接和通信接口。②开启电源:仪器开始自检过程。③检测空白本底:自检通过后仪器充液进行空白本底测试,空白测试符合仪器说明书的要求后,进行下一步操作。

3. 检测质控物 使用高、中、低值质控物进行室内质控,确定各项目检测结果在允许范围内,才能检测临床标本。

4. 检测血液标本 充分混匀血液标本或预稀释样品,按进样键,仪器吸样后自动完成各项测试,屏幕显示出各项参数、直方图、散点图和报警信息。

5. 结果审核与报告 审核检测的参数、图形、报警信息等,确定是否复查、签发报告。

三、血细胞分析仪的保养和维护

1. 保养 分日保养、周保养、月保养。

(1) 日保养:每天测试工作结束,在准备菜单下按保养程序,让仪器吸入专用清洗剂至检测器和稀释用管路系统,然后关机过夜,以清洗检测器和稀释用管路系统。

(2) 周保养:在准备状态下进入保养程序菜单,对进入检测器的阀门和检测器进行彻底清洗。

(3) 月保养:在准备状态下进入保养程序菜单,对检测器进行彻底清洗。

2. 维护

(1) 检测器维护:检测器的微孔为仪器故障的常发部位,除了做好日常保养工作外,按厂家要求,可定期卸下检测器,用专用毛刷,蘸取3%～5%次氯酸钠溶液旋转清洗,必要时浸泡清洗,再用放大镜观察微孔的清洁度。

（2）液路维护：保持液路内部的清洁，防止细微杂质引起的计数误差。清洗时在样本杯中加20ml仪器专用加酶清洗液，按动计数键数次，使比色池、定量装置和管路内充满清洗液，然后停机浸泡一夜，再换用稀释液反复冲洗后使用。当仪器长期不用时，应将各管道用去离子水或纯水反复冲洗，去除管道内的稀释液，待其充满去离子水后关机。

（3）机械传动部分维护：先清理机械传动装置周围的灰尘和污物，再按要求加润滑油，防止机械磨损。

3. **常见故障排除**

（1）开机时常见故障：①开机指示灯及显示屏不亮：检查电源插座、电源引线、保险丝。②"RBC或WBC吸液错误"：稀释液供用不足或进液管不在正确的位置上。解决办法：提供稀释液、正确连接进液管。③"RBC或WBC电路错误"：多为计数电路中的故障，参照使用说明书检查内部电路，必要时更换电路板。④"测试条件需设置"：备用电池没电或电路断电，储存的数据丢失时有该信息提示。解决办法：更换电池，重新设置定标系数或其他条件，然后计数样本。

（2）测试过程中常见的错误信息：①"堵孔"：检测器的微孔堵塞是影响检验结果准确性最常见的原因，分为完全堵孔和不完全堵孔两种。血细胞不能通过微孔，仪器在屏幕上显示"CLOG"，为完全堵孔；通过观察计数时间、计数指示灯闪动，听仪器发出的不规则间断声音等判断是否为不完全堵孔。②"气泡"：多为压力计中出现气泡，按CLEAN键清洗，再测定。③"噪声"提示：多为测定环境中有噪声干扰、接地线不良或泵管小孔管较脏所致。④"流动比色池"提示：多为HGB流动池脏所致。按CLEAN键清洗HGB比色池，或卸下比色杯用3%~5%次氯酸钠溶液清洗。⑤HGB测定重现性差：多为HGB比色池脏所致。⑥"溶血剂错误"提示：多为溶血剂与样本未充分混合。⑦细胞计数重复性差：多为小孔管脏或环境噪声大所致。

第四节 血细胞分析仪校准、性能评价及比对

新仪器安装或仪器维修后，必须对仪器的性能进行测试、校准、评价。这对保证检验质量有非常重要的作用。

一、血细胞分析仪校准

1. **校准条件**
（1）新仪器验收合格后、仪器检修更换关键零部件（更换线路板、IPU、流动池等）后。
（2）室内质控失控。
（3）室间质评失控。
（4）更换不同厂家试剂。
（5）仪器使用半年后。

2. **校准品定值** 仪器校准是保证检测结果准确的关键步骤，校准时最好使用新鲜血液作为校准物。推荐采用间接溯源到国际标准的定值方法，一是在二级标准检测系统（即参考实验室）定值；二是在规范操作的检测系统定值（即采用原厂规定的检测系统，使用配套试剂、用配套校准物定期进行仪器校准、规范地开展室内质控、参加室间质评成绩优良、由经过培训且工作负责的人员操作和保养等），再按推荐的校准方法逐步校准仪器。

3. **建立仪器校准和校准验证程序** 按照仪器说明书上要求建立相应的校准和验证的操作程序。

二、血细胞分析仪性能评价

1994年，ICSH公布了白细胞分类、网织红细胞计数和血小板检测的血细胞分析仪评价指南；2010年，CLSI又对血细胞分析仪的性能评价指标进行了修订，其主要包括总体评价、性能评价等。

1. 总体评价 新安装或每次维修仪器后,必须对仪器的性能进行测试、评价。评价内容包括:仪器基本情况、仪器手册、方法学、评价步骤。技术评价计划包括:校准、校准品和质控品、试剂、标本及处理、常用细胞计数参数评估标本的浓度分布范围、记录原始结果、预评价和性能评价(表2-13)。

表2-13 ICSH规定的血细胞分析仪性能评价内容

项目	分析测量区间	精密度	携带污染	相关性	准确度	标本老化	干扰
血细胞计数仪	+	+	+	+	+	+	+
白细胞分类计数	+	+	+	+	+	+	+
网织红细胞	-	+	+	+	+	+	+
流式细胞仪检测免疫标志物	-	+	+	-	-	+	-

2. 性能评价 性能评价是评价血细胞分析仪的主体内容,包括厂商确认和用户验证。2010年CLSI规定的用户验证指标如下。

(1) 空白检测限:空白检测限(limit of blank,Lob)又称为本底,是指空白试剂和电子噪声的作用,是导致仪器检测结果假性增高的原因。Lob与准确的定量检测低限是不同的。

(2) 携带污染:携带污染(carryover)是指检测的前一个标本对下一个标本检测结果的影响。通常用携带污染率(%)表示。在检测大量标本前,必须对高值和低值标本的携带污染进行评价,以保证交叉检测时仪器的稳定。低值标本中应该含有RBC、WBC、Hb和PLT。不能用低值商品质控品、空白稀释液或吸入空气的方法代替低值标本,可使用以用同质血浆稀释后的健康人标本,以提供合适的基质效应。

评价前测定足够数量的样本,使血细胞分析仪稳定。评价时,连续测定1份高值样本3次(结果记录为h_1、h_2、h_3),随后立即测定1份低值样本3次(结果记录为l_1、l_2、l_3),用下述公式计算携带污染率,携带污染率一般应<3%,大部分全自动血细胞分析仪已能达到<1%。

$$携带污染率(\%) = \frac{l_1 - l_3}{h_3 - l_3} \times 100\%$$

(3) 精密度(重复性):精密度(precision)评价包括批内、批间精密度和总精密度评价,精密度无法直接测定,以不精密度,即变异系数(CV)来表示。

批内或批间精密度研究范围应覆盖整个生理和病理范围,不同批次的标本应包括高值、正常值和低值范围的3批样本测定;每批标本不少于20例,每批标本应在较短时间内检测完成,进行数据统计,分析每项参数的变异系数(CV)的大小。同一批内,所有标本应有相似结果。

总精密度(总重复性):使用单因素方差分析。随机选择20份以上高至低值标本测定各项参数后,分别放置不同时间(如2小时、4小时)再测定。如样本数为u,重复测定次数为n,则:

$$重复试验 SSQ = (\sum 各测定值)^2 - \sum (组内和)^2 / n$$

$$总重复性 CV = \frac{\sqrt{批间 SSQ / u(n-1)}}{均值} \times 100\%$$

(4) 准确性(accuracy):准确度是指测定值与真实值之间的一致性。真值必须用决定方法或参考方法测得。血红蛋白、血细胞比容、红细胞计数、白细胞计数和白细胞分类计数可用CLSI推荐的参考方法与血细胞分析仪比较。准确度与可比性评价方法相同。

(5) 可比性(comparability):了解测定值与常规方法检测结果的一致性。数据分析采用配

对 t 检验。

（6）标本老化（sample aging）：又称为稳定性观察。标本老化是指静脉标本采集后，观察随时间增加测定结果的变化量。采集 10 份标本，其中 5 份来自正常个体，5 份来自影响各种检测参数的异常个体。标本分别贮存在室温和 4℃，并在 0、30 分钟、1 小时、2 小时、3 小时、4 小时、5 小时、6 小时、12 小时、24 小时、48 小时和 72 小时内检测。以百分率或绝对值-时间作图，观察参数的变化。

（7）稀释效果：评价测定值与稀释倍数是否成比例关系，分析测量区间越宽越好。用自身乏血小板血浆稀释浓缩细胞得到各种稀释度标本。稀释浓度分别为 100%、90%、80%⋯10%。10% 代表 1 体积浓缩细胞加入 9 体积血浆。稀释效果测定一般应包括红细胞、血红蛋白、白细胞、血小板 4 项。

3. 白细胞分类计数性能评价　2010 年，CLSI 发布 CLSI-H20A2"白细胞分类计数（百分率）参考方法和仪器评价方法"文件，建议用已知不精密度和偏倚的白细胞分类计数参考方法，评价血细胞分析仪的白细胞分类计数性能（灵敏度和特异性）。白细胞分类计数的评价内容见表 2-14。CLSI-H20 文件也是我国原卫生部 2005 年标准文件 WS/T 246-白细胞分类计数参考方法的主要依据。

表 2-14　白细胞分类计数评价内容

项　目	内　容
细胞种类	外周血液有核细胞：中性粒细胞（分叶核、杆状核）、淋巴细胞（正常、异型）、单核细胞、嗜酸性粒细胞、嗜碱性粒细胞、少见的其他有核细胞（破碎细胞、篮细胞和不能明确定义形态的细胞）
计数方法	每张血涂片应计数 200 个白细胞，如白细胞减少，应同时增加血涂片数量
血涂片检查限定量	检验人员每天按每张血涂片分类计数 200 个细胞计，不超过 15~25 张
考核用血涂片标本	①标本 1：含中性粒细胞（分叶核、杆状核）、正常淋巴细胞、异型淋巴细胞、单核细胞、嗜酸性粒细胞、嗜碱性粒细胞 ②标本 2：含少量有核红细胞 ③标本 3：含少量未成熟白细胞
评价方案	标本制备、比较分类计数不准确度和不精密度、灵敏度、统计学方法

三、血细胞分析仪比对

由于不同血细胞分析仪的测定原理和方法不尽相同，其测定结果的参考区间有所差异。同时，同一实验室拥有不同品牌、不同型号的血细胞分析仪已较普遍，导致同一标本在不同仪器上分析可能出现测定值的偏差，给评估和解释结果及临床动态监测带来困难。为保证不同血细胞分析仪测定结果的准确性及可靠性，应对同一实验室的不同血细胞分析仪测定结果进行比对，以评价检测项目（包括 WBC、RBC、HGB、HCT 和 PLT）的准确性和一致性。参照美国临床实验室改进修正案（Clinical Laboratory Improvement Amendment 88，简称 CLIA'88）能力比对检验质量的要求，以其标准的 1/2 作为可接受误差来判断 2 台或 2 台以上血细胞分析仪测定结果的可比性。选择本实验室内技术性能最好，使用配套的校准物定期校正，有质量控制系统监控，并参加室间质评活动，各项目均在可接受性能范围之内的仪器作为参比仪器。

1. 按 CLSI 文件 EP9-A 比对法

（1）每日随机选取 8 份样本（应包括高、中、低值），分别用各台仪器按常规样本测定的方法，测定各项参数，每份样本测定 2 次，样本排列的顺序为 1、2、3、4、5、6、7、8、8、7、6、5、4、3、2、1。连续测定 5 天，共计 40 份样本。

（2）记录与统计：①记录统计结果（x_{ij}和y_{ij}），x_{ij}为参比仪器测定值，y_{ij}为待评价系统测定值，i为测定样本的序号（1、2、3…40），j为同一样本同一天测定的次序。②数据处理：计算每个样本测定的均值（$\overline{x_i}$和$\overline{y_i}$），样本重复测定间差值的绝对值（Dx_i和Dy_i）及两种方法测定结果间的均值差值（$\overline{y_i}-\overline{x_i}$）。③制图：通过制作散点图、偏差图，直观地分析线性是否良好、偏差大小如何、有无离群点等初步印象。

（3）目测线性关系：观察两台仪器间的线性关系。

（4）检查方法间的离群点：计算两种方法测定结果间均值差值（$\overline{y_i}-\overline{x_i}$）的平均数，如两种方法测定结果间均值差值超出该平均数4倍时，则判断该样本为离群点，如离群点超过1个时，整组数据应舍弃，寻找原因后重新进行评价。如离群点为1个，可以补充数据后重新进行统计。

（5）分析相关系数：用于检查x测定范围是否足够宽，要求$r \geq 0.975$或$r^2 \geq 0.95$。

（6）线性回归：用统计学方法评价回归图的相关性，斜率b，y轴截距a的计算。对需比对仪器和参比仪器进行回归和相关分析，求其相关系数r和回归方程$y = bx + a$。

（7）根据测定结果的相对偏差来判断检测误差是否符合标准。

$$\text{相对偏差} = \frac{\text{需比对仪器测定值} - \text{参比仪器测定值}}{\text{参比仪器测定值}} \times 100\%$$

（8）核对可接受偏差标准：CLIA'88对正常水平标本测定采用的误差标准如表2-15所示。

表2-15　CLIA'88对正常水平标本测定采用的误差标准

检测指标/水平	CLIA'88 误差标准	绝对值	1/2CLIA'88 误差标准
WBC（7.0×10^9/L）	±15%	±1.05×10^9/L	7.5%
RBC（4.00×10^{12}/L）	±6%	±0.24×10^{12}/L	3.0%
HGB（140g/L）	±7%	±9.8g/L	3.5%
HCT（0.42L/L）	±6%	±0.0252	3.0%
PLT（300×10^9/L）	±25%	±75×10^9/L	12.5%

参照CLIA'88标准，也可制定出本实验室（或本科室）可接受偏差标准，如WBC：8%~10%；RBC：3%~4%；HGB：3%~4%；HCT：3%~4%；PLT：10%~15%。

预期相对偏差小于可接受偏差，说明需比对仪器测定的结果在可接受范围。反之为不可接受。

2. 简易比对方法

（1）参比仪器和需比对仪器设置同CLSI文件EP9-A比对法。

（2）选择高、中、低浓度3份样本同时用各台仪器按常规样本测定的方法，测定其各项参数，每份样本测定2次，求其均值。

（3）核对可接受偏差标准同CLSI文件EP9-A比对法。

第五节　血细胞分析仪检验结果的质量保证

血细胞分析仪检验结果的质量保证，贯穿于临床医生的检验申请，被检者准备，护士采集标本，工人转运标本，检验人员接收标本、检测、复查、审核确认、打印结果、发出报告，以及临床反馈的整个过程。

一、血细胞分析仪分析前质量控制

1. 检验人员的要求

（1）上岗前接受规范的培训，认真阅读仪器手册，熟悉检测原理、操作程序、使用注意事项，室内质控、检测结果的数据、图形、报警等含义,检测的干扰因素,仪器基本调试、保养和维护等。

(2) 掌握采用参考方法校正仪器检测参数的原则。

(3) 参加能力测试。

2. **合适的检测环境** 血细胞分析仪的安装应按照仪器手册的具体要求,满足仪器对空间、温度、湿度、电源、抗电磁、抗热源、光线、通风等特定条件的要求。

3. **合格的血细胞分析仪** 新安装或每次维修血细胞分析仪后,必须按照 CLSI 的评价方案,对其性能进行测试、评价或校准,并做好相应记录和管理工作。

4. **配套试剂** 原则上必须在有效期内使用与仪器配套的稀释液、溶血剂、染液、质控品、校准品等,避免使用未经科学鉴定和批准认可的替代试剂。如使用与仪器不配套的替代试剂,必须为国家相关部门批准生产,并且经与配套试剂比对合格方可使用。否则,检测结果将失去准确性和可靠性。

5. **合格的检测标本** 合格检测标本的要求见表 2-16。

表 2-16 合格检测标本的要求

项目		要 求
标本		尽可能采用静脉血,并保证血液质量和充足用量(包括复查用量),无明显的溶血、凝集及标本老化
采血容器		尽可能采用真空采血系统,减少干扰因素,保证生物安全,提高采血质量
抗凝剂		使用 ICSH 推荐的 EDTA-K_2(1.5~2mg/ml 血)
血液储存	18~22℃	WBC、RBC、PLT 可稳定 24 小时,HGB 可稳定数天,白细胞分类计数可稳定 6~8 小时,但 2 小时后粒细胞形态即有变化。故需要显微镜检查分类者,应及早制备血涂片
	4℃	可延长血液贮存期,WBC、RBC 稳定 48 小时,DLC 可稳定 8~10 小时。当血标本不能及时转运和检验时,应在较低温度下保存,但不利于血小板的保存

二、血细胞分析仪分析中质量控制

1. **仪器启动** 按照血细胞分析仪的标准操作程序(SOP)的规定,在各种设备连接完好的基础上,才能开启仪器。

2. **室内质控** 在检测临床标本前,必须先做室内质控,确定各项检测参数在允许范围内,才可检测临床标本。如质控超出允许范围时,应查找失控的原因并纠正后,才能继续检测,并填写失控报告。质控品最好使用仪器原装配套,商品质控物一般有低值、中值和高值 3 个水平,使用前要充分颠倒混匀,以保证有形成分分布均匀。

3. **标本检测** 认真仔细检查标本有无凝块,确定为合格标本才能上机检测。仪器吸样前,必须采用混匀器法或人工法多次充分混匀标本。

4. **仪器清洁** 检测中,应随时清洁被血液标本污染的部位。检测结束后,除了仪器自动洗涤外,必须按仪器操作后的清洗要求进行保洁,特别注意在关闭仪器后,清洁检测部件(如吸样针孔)和仪器外部,确保其通畅、洁净,并处理检测废液。

三、血细胞分析仪分析后质量控制

1. **检验结果审核** 对异常检测结果,无论是数据、图形异常还是报警,均不能直接发出报告,必须做仪器和(或)人工复查。

(1) 分析有密切关联的参数之间的关系:如在红细胞、血细胞比容与血红蛋白之间掌握"3 规则",即:3×RBC=HGB;3×HGB=HCT。临床允许误差为±3%。还要分析白细胞与白细胞分类计数之间的关系,RDW与红细胞形态一致性的关系等,以判断仪器运转是否正常。

(2) 确定是否需要显微镜复查:血涂片复查的重点,一是检查血细胞形态,并注意可能存在的异常细胞和血液寄生虫。二是做白细胞分类计数,并估算油镜下细胞分布良好区域内的白细胞和血小板的数量,以验证血细胞计数的准确性。

2. **建立危急值通知程序** 与临床医生共同协商,建立科学、合理、实用的项目及其危急值。保证危急生命的全血细胞计数(CBC)等检验结果及时通知相应的医生和护士,使患者得到及时处理,挽救患者生命。

3. **检验结果解释** 积极与临床医生联系和沟通,保证检验质量的持续改进。当检测结果出现异常时,如已排除检测中因素的可能性,则可结合患者临床资料予以合理解释。记录和比较治疗前后的检测结果(特别是血液病或化疗患者),有助于发现检测结果异常的原因。对一些难以解释的异常结果,必须记录并主动与临床联系,不断积累实践经验,探索其意义。

4. **定期征求意见** 遵循循证医学原则,定期征求临床医生意见,不断地用临床最终的诊断结果来验证检验结果,及时纠正血细胞分析仪检测中系统性偏倚,以确保检验质量。

(张纪云)

本章小结

血细胞分析仪是现代临床实验室最常用的检验仪器之一,具有多参数、操作简便、高度自动化、精密度高、检测速度快、注重环保、易质控等特点。血细胞分析仪主要应用电学(电阻抗法和射频电导法)和光(化)学(光散射法和分光光度法)两大原理,用于测定血液有形成分(细胞)和细胞内容物(血红蛋白)。其中电阻抗法是血细胞分析仪计数血细胞普遍采用的方法,也是血细胞分析仪设计的基础。

电阻抗法血细胞计数是根据细胞在通过微孔瞬间产生的电脉冲的变化,来计数细胞的数量和反映细胞的体积,可进行红细胞、白细胞、血小板计数及相关参数检测、白细胞三分群,但不能准确判断白细胞的种类。目前,临床上普遍使用各种型号的五分类血细胞分析仪进行血细胞分析。五分类血细胞分析仪是在电阻抗法的基础上,采用光散射、射频电导、鞘流等技术,结合细胞化学和(或)荧光染色,多角度检测细胞的数量、体积、内部结构等,进行红细胞、白细胞、血小板计数及更多相关参数的检测、白细胞五分类、有核红细胞、网织红细胞等参数分析,其区别不同细胞的能力远远超过电阻抗法。利用含氰化物或其他替代试剂的溶血剂破坏红细胞,并将血红蛋白转化为特定光吸收的衍生物,可利用分光光度法进行血红蛋白测定。血细胞分析仪结果显示通常采用数据、图形(直方图和散点图)和报警信息(图形、符号或文字)。不同型号血细胞分析仪应用的光散射原理不同,其散点图表达形式及特征也有明显区别。通过观察和判断血细胞的直方图和散点图,有助于了解血细胞的数量、分布状况及类别。对于血细胞分析仪的报警信息应高度重视,在没有复查确认或有效解释之前,不能直接向临床发出检测报告。血细胞分析仪检测结果复查规则,对于判断和纠正其检测结果的准确性具有重要意义。

血细胞分析仪检验的质量保证、仪器校准和性能评价有一系列的标准文件。质量保证应从分析前质量控制、分析中质量控制、分析后质量管理各环节把关。仪器性能评价指标主要包括空白检测限、携带污染、精密度、准确性、可比性、标本老化、稀释效果、分析测量区间、临床可报告范围、参考区间等。血细胞分析仪白细胞分类计数性能评价采用标准化的手工白细胞分类计数方法。所有检测参数的临床应用应遵循循证医学原则。

复 习 题

1. 三分群血细胞分析仪细胞检测的主要原理是什么？
2. 请简述血细胞分析仪检测血细胞的原理和特点。
3. 血细胞分析仪结果显示形式有哪些？
4. 请简述血细胞分析仪直方图和散点图。
5. 请简述血细胞分析仪检测结果的质量保证、性能评价、校准要点。
6. 请简述血细胞分析仪检测参数及临床应用。

第三章

血型与输血检验

学习目标

1. 掌握：ABO 血型系统和 Rh 血型系统基本理论；ABO 和 Rh 血型鉴定、交叉配血试验的原理、方法和质量保证。
2. 熟悉：红细胞不规则抗体筛查及鉴定的方法；成分血的种类、制备方法和质量保证。
3. 了解：白细胞血型系统和血小板血型系统基本理论；采血和成分血制备的程序、临床输血要求和医院输血的质量管理；输血不良反应的种类及输血传播性疾病的基本理论。

血型（blood groups）是血液成分的一种遗传多态性标记，是产生抗原抗体的遗传性状。不仅红细胞表面存在抗原差异，而且白细胞、血小板、各种组织细胞表面以及人体体液和分泌液中亦存在抗原或抗体差异。根据血细胞各种抗原成分不同可分为不同的血型系统，包括红细胞血型系统、白细胞血型系统及血小板血型系统等。

输血（blood transfusion）是将血液或血液的某种成分输给患者的一种补充治疗方法，是抢救危重患者的一种重要治疗手段。早在 1667 年人类就开始尝试输血治疗，但直到 1900 年 Landsteiner 才发现 ABO 血型系统。1914 年，Hustin 发现枸橼酸钠具有抗凝作用，为血液体外保存提供了基础，推动了输血的发展，输血治疗开始应用于临床。近年来，随着血液的体外保存技术和成分输血的发展，病毒抗原抗体的检测，进一步提高了输血质量和安全性。输血是重要的治疗手段，质量管理是保证输血质量和安全的根本措施。

第一节 红细胞血型系统

红细胞血型系统较为复杂，与临床密切相关的是 ABO 和 Rh 血型系统，其在临床输血和新生儿溶血病诊断等有重要的意义。

一、红细胞血型分类及命名

（一）红细胞血型分类

国际输血协会（International Society of Blood Transfusion,ISBT）红细胞表面抗原命名委员会根据红细胞血型抗原的生化特性、遗传学特性、血清学表现等特点，将所发现的人类红细胞血型抗原分为血型系统、血型集合、高频抗原组和低频抗原组。

1. 血型系统（blood group systems） 血型系统是指由单一基因位点或多个紧密连锁的基因位点上的等位基因所编码的一个或多个抗原组成。目前已发现并经证实的红细胞血型抗原分别归属为 30 个血型系统（近 300 个抗原），见表 3-1。随着新抗原的发现及对已存在抗原的进一步认识，血型抗原的数量、分类都有可能发生变化。

表 3-1 红细胞血型系统

名称（传统）	名称（ISBT）	数字（ISBT）	抗原数	基因名称	染色体位置	CD
ABO	ABO	001	4	*ABO*	9q34.2	
MNS	MNS	002	46	*GYPA，GYPB，GYPE*	4q31.21	CD235
P1PK	P1PK	003	1	*A4GALT*	22q13.2	
Rh	RH	004	50	*RHD，RHCE*	1p36.11	CD240
Lutheran	LU	005	18	*LU*	19q13.32	CD239
Kell	KEL	006	31	*KEL*	7q34	CD238
Lewis	LE	007	6	*FUT3*	19p13.3	
Duffy	FY	008	6	*DARC*	1q23.2	CD234
Kidd	JK	009	3	*SLC14A1*	18q12.3	
Diego	DI	010	21	*SLC4A1*	17q21.31	CD233
Yt	YT	011	2	*ACHE*	7q22.1	
Xg	XG	012	2	*XG，MIC2*	Xp22.33	CD99
Scianna	SC	013	7	*ERMAP*	1p34.2	
Dombrock	DO	014	6	*ART4*	12p12.3	CD297
Colton	CO	015	3	*AQP1*	7p14.3	
Landsteiner-Wiener	LW	016	3	*ICAM4*	19p13.2	CD242
Chido/Rodgers	CH/RG	017	9	*C4A，C4B*	6p21.3	
H	H	018	1	*FUT1*	19q13.33	CD173
Kx	XK	019	1	*XK*	Xp21.1	
Gerbich	GE	020	8	*GYPC*	2q14.3	CD236
Cromer	CROM	021	15	*CD55*	1q32.2	CD55
Knops	KN	022	9	*CR1*	1q32.2	CD35
Indian	IN	023	4	*CD44*	11p13	CD44
Ok	OK	024	1	*BSG*	19p13.3	CD147
Raph	RAPH	025	1	*CD151*	11p15.5	CD151
John Milton Hagen	JMH	026	5	*SEMA7A*	15p24.1	CD108
I	I	027	1	*GCNT2*	6p24.2	
Globoside	GLOB	028	1	*B3GALT3*	3q26.1	
Gill	GIL	029	1	*AQP3*	9p13.3	
Rh-associated glycoprotein	RHAG	030	3	*RHAG*	6p21-qter	CD241

2. 血型集合（blood group collection） 是指在血清学、生物化学或遗传学特征方面有相关性，但达不到血型系统命名标准且与血型系统无关的血型抗原。已检出的血型集合包括Cost、Ii、Er等共6个，含12个抗原。

3. 高频、低频抗原组 是指尚不能归为血型系统和血型集合的抗原。根据一般人群中的出现频率，分为低频抗原组700系列（含33个抗原）和高频抗原组901系列（含12个抗原）。低频率抗原在一般人群中出现的频率小于1%，而高频率抗原出现的频率大于99%。

（二）红细胞血型ISBT命名

对红细胞血型及抗原的命名长期以来没有统一规定，有的血型及抗原是以大写英语字母表示，如ABO血型及A、B抗原。有的以大、小写字母表示，如Lewis系统及Le^a、Le^b抗原。有的则以字母加数字来表示，如Duffy系统及Fy3、Fy5抗原。为了便于自动化数据处理和阅读，1996年，ISBT红细胞抗原命名委员会确定了红细胞血型及抗原的命名和表述方法。一种是6位数字命名法，一种是字母/数字命名法。

6位数字命名法的前3位数字表示某一血型系统（001~030），后3位数字表示抗原。如001001、001002、001003分别表示为ABO血型A、B及AB抗原，004001表示Rh血型的D抗原。该方法适合应用于计算机，一般较少使用。

字母/数字命名方法用2~5个大写字母表示血型系统，血型抗原用字母加数字表示。但抗原3位数字长，用起来不方便，去掉抗原编码的"零"。如RH即004表示传统命名的Rh血型系统，RH1即00001表示传统命名Rh血型系统D抗原。KEL即006表示传统命名的Kell血型系统，KEL1即006001表示传统命名Kell血型系统的K抗原等。后者适用于一般阅读、书写和印刷。

由于红细胞血型系统和抗原系统的命名及表述已被熟知和习惯，故目前对红细胞血型系统及其抗原，传统和新的ISBT分类、命名及记述方式在临床血型血清学常规工作和文献中同时都在应用。

二、ABO血型系统

（一）ABO血型分型

ABO血型系统主要有A型、B型、O型及AB型4种基本血型（表型），其抗原、抗体组成及基因型见表3-2。

表3-2　人类红细胞ABO血型系统分型及其抗原抗体和基因型

血型（表型）	红细胞表面抗原	血清中抗体	基因型
A	A	抗B	A/A 或 A/O
B	B	抗A	B/B 或 BO
AB	A、B	—	A/B
O	—	抗A、抗B和（或）抗AB	O/O

（二）ABO血型抗原与基因

1. ABO血型抗原结构 根据生物化学性质，人红细胞抗原表位可分为两类：一类是糖分子，另一类为多肽。以糖分子为抗原表位的主要有ABO、H、Lewis、P、I等红细胞血型系统。以多肽为血型抗原表位血型有Rh、Kell、Kidd、Duffy等红细胞血型系统。ABO、H、Lewis、P、I等红细胞血型系统抗原的生化性质是糖蛋白或糖脂，抗原表位即糖分子与载体糖链结合，再与蛋白质或脂类结合。

红细胞 ABO 血型系统只有 A、B 两种抗原,A 型红细胞膜表面有 A 抗原,B 型红细胞膜表面有 B 抗原,O 型红细胞膜表面无 A、B 抗原但有 H 抗原(H 抗原是 H 血型系统唯一抗原)。H 抗原是 A 和 B 抗原的前体,N-乙酰半乳糖胺连接在 H 抗原的载体糖链末端半乳糖上形成 A 抗原,D-半乳糖连接在 H 抗原的载体糖链末端半乳糖上形成 B 抗原,H、A、B 抗原的糖基结构见图 3-1。

2. ABO 血型基因及 H 基因

(1) H 基因:H 基因的基因型为 HH 和 Hh,H 基因的遗传与 ABO 基因无关,H 基因位于人类 19 号染色体,编码产生 L-岩藻糖基转移酶,在该酶作用下,将 L-岩藻糖转移连接在红细胞膜上的 Ⅱ 型载体糖链末端半乳糖上,形成 H 抗原。H 基因频率>99.99%。

(2) ABO 血型基因:ABO 血型基因位于第 9 号染色体长臂,ABO 血型系统受 A、B、O 三个等位基因控制,A 和 B 基因是常染色体显性基因,O 基因是无效等位基因(隐性基因)。

A 基因编码产生 N-乙酰基半乳糖胺糖基转移酶,该酶将 N-乙酰基半乳糖胺(A 抗原表位或抗原决定簇)连接到 H 抗原末端的半乳糖上,使之成为 A 抗原。B 基因编码产生 D-半乳糖糖基转移酶,该酶将 D-半乳糖(B 抗原表位)连接到 H 抗原末端的半乳糖上,使之成为 B 抗原。O 基因编码的糖基转移酶无活性,不能修饰 H 抗原,因此 O 型红细胞表面有大量

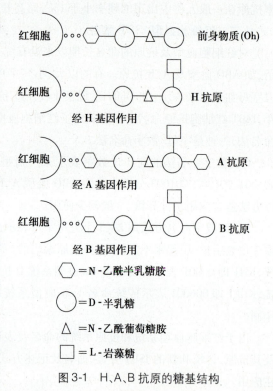

图 3-1　H、A、B 抗原的糖基结构

H 抗原,而 A_1 或 A_1B 型者的红细胞,其 H 抗原大部分被转化为 A 和(或)B 抗原,所以 H 物质很少。A 基因产生的糖基转移酶比 B 基因多,因此,A 型红细胞上的 A 抗原数量多于 B 型红细胞上的 B 抗原数量。不同的 ABO 血型,红细胞膜上 H 抗原表达强度依次为:$O>A_2>B>A_2B>A_1>A_1B$。H 抗原的抗原性很弱,血清中一般无抗 H 抗体。

3. ABO 血型基因遗传　1924 年 Bernstein 提出,ABO 血型遗传的基因座上,有 A、B、O 三个等位基因,是常染色体显性遗传,每个子代均可从亲代各得到一个单倍体,子代从父母双方各获得一种基因,可有 6 种基因组合,ABO 基因型与表型见表 3-2。根据父母的血型可以推测子代的血型,有助于亲子鉴定,如父母都是 A 型,子代只可能是 A 型或 O 型,见表 3-3。

表 3-3　亲代与子代 ABO 血型遗传

亲代血型	亲代基因型	子代遗传因子	子代血型
A×A	AO×AO	AA,AO,OO	O,A
	AO×AA	AA,AO	A
	AA×AA	AA	A

4. ABO 血型抗原表达　37 天的胎儿就可以产生 A、B 抗原,5~6 周胎儿红细胞已可测出抗原的存在,出生时红细胞所带的抗原数量为成人的 25%~50%,以后随年龄的增长而不断增强,

到20岁左右达高峰。A、B抗原的表达在人的一生中相对稳定,但老年人的抗原性可能减弱。A型红细胞膜上抗原数量有81万~117万个。B型红细胞膜上抗原数量有60万~83万个,在AB型红细胞膜上,A抗原平均数量约为60万个,而B抗原平均数量约为72万个。

5. ABO血型抗原存在部位 血型载体糖链有Ⅰ~Ⅵ型,其中Ⅱ型载体糖链连接在红细胞、血小板、淋巴细胞、内皮细胞、上皮细胞的固有成分上,形成血型抗原。Ⅰ型载体糖链末端半乳糖上链接的H、A、B抗原表位形成可溶性的血型抗原,可溶性的血型抗原广泛存在于体液和分泌液中,以唾液中含量最丰富,其次是血清、胃液、精液、羊水、汗液、尿液、泪液、胆汁及乳汁中,但脑脊液中不存在ABH物质。这种以可溶状态存在于血液、体液和分泌物中的H、A、B抗原(半抗原),称为血型物质。

凡是在体液中可检出ABH可溶性抗原(血型物质)的个体称为分泌型个体,在体液中不存在ABH可溶抗原物质的个体,称为非分泌型。汉族人80%为分泌型个体。

一般情况下,血液、体液和分泌液中分泌的血型物质与机体血型抗原是一致的,如分泌型A型个体的体液和分泌液中含有A血型物质。血型物质也具有与相应抗体反应的性质,主要作用有:①辅助确定ABO血型,特别是对ABO抗原表达较弱者的血型鉴定或ABO血型亚型的鉴定。②检测羊水中的血型物质,预测胎儿血型。③血型物质可中和ABO血型系统中的天然抗体,不中和免疫性抗体,有助于鉴别抗体性质。④不同血型混合血浆因血型物质相互中和血型抗体,可不考虑血型问题。

可溶ABH抗原产生取决于分泌 *Se* 或 *FUT2* 基因,其位于19号染色体长臂上,*Se* 和 *se* 是 *FUT2* 等位基因,*Se* 是显性基因,*se* 是隐性基因。带有 *SeSe* 或 *Sese* 基因型的是分泌型基因个体,编码L-岩藻糖转移酶,该酶能识别血型物质Ⅰ型前体糖链(可溶性游离),将岩藻糖转移到Ⅰ型前体糖链上,产生H物质,H物质又可被转化为A或B物质。*Se* 基因并不影响红细胞上ABH抗原的形成。纯合子 *sese* 基因型是非分泌型基因个体,不能编码岩藻糖转移酶,不能形成H物质,血液、体液及分泌液中无ABH物质。

分泌型ABH血型物质与红细胞膜上的ABH抗原不同,其区别在于:①分泌型血型物质主要在Ⅰ型前体链上形成,红细胞膜上ABH抗原在主要红细胞膜上的Ⅱ型前体链上形成。②分泌型血型物质是糖蛋白,而红细胞上的抗原为糖脂、糖蛋白或糖鞘脂。③分泌型基因编码的岩藻糖转移酶主要作用于分泌组织的Ⅰ型前体链,而 *H* 基因编码的岩藻糖转移酶主要作用于红细胞膜上的Ⅱ型前体链。

(三) ABO血型抗体

1. ABO血型抗体类别

(1) 天然抗体与免疫抗体:凡是机体未发现明显特定抗原刺激,而其血清中存在缺乏相应抗原的抗体,这种抗体称为"天然抗体"。如ABO血型抗体,并没有输血、妊娠或注射抗原等免疫途径,血液中就存在着抗A和(或)抗B。然而"天然抗体"也是机体对于某种抗原刺激,产生免疫应答的产物。其产生机制可能与环境中广泛存在的多种微生物、花粉、粉尘等有关,这些物质与某些血型抗原相似,通过隐性刺激机体产生了红细胞血型抗体。天然抗体多以IgM抗体为主,主要存在于ABO、MNS、P等血型系统中。

凡机体经特定抗原免疫后产生的抗体,称为免疫抗体,一般通过输血、妊娠、注射免疫刺激产生。受血者接受了与自己血型抗原不一致的血液,就有可能产生相应的抗体。免疫抗体多数是IgG抗体,常存在于Rh、MNS、Kell、Duffy、Kidd等血型系统中。两种抗体的主要区别见表3-4。

"天然抗体"与"免疫抗体"的区分并不是绝对的,因为人血中IgM与IgG抗体常同时存在。

表3-4 天然抗体(IgM)和免疫性抗体(IgG)特点

特性	IgM	IgG
存在的主要血型系统	主要存在于ABO、MNS、P等	主要存在于Rh、MNS、Kell、Kidd等
可察觉的抗原刺激	无	有(妊娠、输血)
相对分子质量(kDa)	1000	160
通过胎盘	不能	能
耐热性(70℃)	不耐热	耐热
被血型物质中和	能	不能
被2-ME或DDT破坏	能	不能
与RBC反应最佳温度	4~25℃	37℃
在介质中与红细胞反应情况	在盐水介质中与相应红细胞凝集，出现肉眼可见的凝集	在盐水介质中使红细胞致敏，但不凝集。在酶、抗球蛋白等介质中出现肉眼可见凝集

(2) 完全抗体与不完全抗体：与抗原结合后，在适当的介质(液体、凝胶)中能够与相应的特异性抗原结合，能出现肉眼可见的免疫反应(凝集、沉淀、补体结合溶血)的抗体称为完全抗体，多为IgM抗体。而不能出现肉眼可见的免疫反应的抗体，称为不完全抗体，多为IgG抗体。因为IgG分子量小，只能与红细胞上的抗原结合，使红细胞致敏，但不能在盐水介质中使红细胞凝集，需要通过抗球蛋白或其他介质才能使红细胞凝集。

(3) 规则抗体与不规则抗体：人体内的抗体一般都是由外来的、自生体内不存在抗原免疫所产生的抗体，称为规则抗体。如：A型血液中只有抗B，B型血液中只有抗A，这些抗体为规则抗体。在所有红细胞血型系统中，只有ABO血型系统产生的抗体是有规律的，符合Landsteiner规则。

体内抗体的特异性是针对自身抗原，该类抗体称为不规则抗体。如：A型人有抗A抗体、B型人有抗B抗体，这些抗体都是不规则抗体。这种抗体的产生通常是通过输血、妊娠等同种异体红细胞免疫刺激产生，尤其是反复输血和多次妊娠的患者输血前要进行意外抗体筛查和鉴定。当然，ABO血型系统中的某些亚型或变异型个体，因其抗原性较弱，体内会相伴存在抗A_1抗体，这种抗体也为不规则抗体。

2. ABO血型抗体产生 婴儿出生时，通常尚无自身产生的抗A和抗B抗体，但由于自然界中花粉、尘埃以及一些生物如细菌表面上具有类似于A、B抗原结构的抗原，婴儿会在不自觉中被这些外来抗原不断地刺激机体发生免疫反应，逐渐地产生相应的抗A或抗B抗体。出生3~6个月后即可查出抗体，5~10岁时抗体水平达到高峰，成年人抗体水平随着年龄的增长逐步减少，65岁以上者抗体水平较低，80岁老年人抗体水平与6个月婴儿近似。由于环境中A型物质较多，B型人中抗A的效价高于A型人中抗B的效价。

正常情况下，ABO血型抗体为天然抗体，以IgM为主，为完全抗体，但血液中也有少量IgG和IgA类抗体。O型人血液中含抗A、抗B和(或)抗AB抗体，其中抗AB不是抗A和抗B的混合物，抗AB识别的是A和B抗原上共同的结构部位。抗AB以IgG为主，效价较高，可以通过胎盘，因此，O型母亲亲子血型不合，易发生新生儿溶血病，而且在第一胎就可发生。利用O型血抗AB可检出较弱的A、B抗原，因此，在ABO亚型鉴定中常用O型血清。

3. ABO血型抗体临床意义 ABO血型不相符的输血可以引起严重的溶血性输血反应，一般为急性血管内溶血反应，严重时可导致DIC、急性肾衰竭甚至死亡。ABO血型抗体可引起新生儿溶血病，在器官移植、造血干细胞移植等方面都有重要意义。

(四) ABO 血型亚型

亚型是指虽属同一血型抗原,但抗原结构、性能或抗原表位数有一定差异的血型。常见的 A 亚型有 A_1 与 A_2、A_3、A_x、A_m、A_y 等。而 B 亚型一般比较少见,包括 B_3、B_X、B_m 和 B_{el} 等。AB 亚型常见的 A_1B、A_2B、A_3B、A_xB、AB_2、AB_3、cisAB 等。

A_1、A_2 亚型占全部 A 型血的 99.9%,白种人中 A_2 亚型约占 20%,亚洲人主要是 A_1 亚型,A_2 亚型少见(或罕见)。A_1 和 A_2 及相关亚型抗原抗体见表 3-5。抗 A_1 可干扰血型鉴定或者交叉配血试验,导致正反定型不符或交叉配血不合。抗 A_1 多数是 IgM 抗体,最佳反应温度是室温或低于室温,多数情况下没有临床意义。如果抗 A_1 在 37℃ 与 A_1 或 A_1B 细胞出现阳性结果,表明该抗体有临床意义,此时输血应选择 O 型红细胞,或者 A_2 型(或 A_2B)型红细胞。

表3-5　ABO 及其常见亚型抗原、抗体及抗原与抗血清反应

血型	红细胞上抗原	血清抗A、抗B抗体	与抗血清反应			
			抗A	抗B	抗A_1	抗H
A_1	A、A_1、H	抗B	4+	-	4+	1+
A_2	A、H	抗B、抗A_1(1%~8%)	4+	-	-	2+
A_1B	A、A_1、B、H	-	4+	4+	4+	1+
A_2B	A、B、H	抗A_1(22%~35%)	4+	4+	-	2+
B	B、H	抗A、抗A_1(少见)	-	4+	-	1+
O	H	抗A、抗B和(或)抗AB、抗A_1(少见)	-	-	-	4+

(五) 特殊 ABO 血型

1. B(A)及A(B)表型　B(A)表型是常染色体显性遗传,特点是 B 细胞上有弱 A 抗原表达,血清中有抗 A,能够凝集 A_1 及 A_2 细胞。目前发现 B(A)型,多数是黑种人。

A(B)与 B(A)类似,其原因是血液中 H 糖基转移酶增多,导致 H 抗原增多,红细胞表面过多的 H 抗原(前体物质),使得 A 糖基转移酶合成了微量 B 抗原。

2. cisAB　cisAB 即顺式 AB,一般很少见。1964 年在一波兰家庭发现母亲是 A_2B 型,父亲是 O 型,两个子女均为 A_2B 型。其最主要的特征是 A 与 B 基因位于同一条染色体上,两个基因同时遗传给子代。该基因能够产生一种嵌合酶,同时催化 A 抗原和 B 抗原产生。

大多数 cisAB 型红细胞上 A 抗原强于 A_2B,而弱于 A_1B,但有强的 H 抗原。分泌型人唾液中有正常 A 物质、少量 B 物质和大量的 H 物质。

3. 获得性B　红细胞有 B 抗原,血清中存在抗 B 抗体,该抗体不与自身细胞反应,分泌液中有 A 和 H 物质。

获得性 B 通常见于肠梗阻患者,肠道细菌进入血液后,其脱乙酰基酶使 A 抗原的 N-乙酰半乳糖胺变成半乳糖胺,与 B 抗原半乳糖相似,与抗 B 试剂反应表现为弱凝聚。获得性 B 只表现在 A 型,细胞在正常 pH 介质中,与抗 B 出现抗凝聚反应。当抗 B 血清 pH≤6 时,无凝聚反应。

三、Rh 血型系统

1939 年,Landsteiner 和 Wiener 用恒河猴的红细胞免疫豚鼠和家兔,结果在豚鼠和家兔身上均可获得一种免疫血清,这种血清能凝集恒河猴和 85% 白种人的红细胞,也就是说这些人的红细胞跟恒河猴的红细胞有一种同样的抗原,故而以恒河猴(Rhesus)的英文单词前 2 个字母对此血型进行命名。

(一) Rh 命名

Rh 血型系统的命名较为复杂,主要有 Fisher-Race 命名法、Winer 命名法和 ISBT 命名法。Fisher-Race 命名法简单明了,易于解释,临床上最为常用。

Fisher-Race 命名法又称 CDE 命名法,由 Fisher 和 Race 提出,他们认为 Rh 基因是 3 种基因的复合物,每条染色体上有 3 个基因位点,相互连锁,每种基因决定一个抗原。这 3 个基因是以一个复合体形式遗传,如 CDe/cDe 只能以 CDe 或 cDe 遗传给子代。3 个连锁基因有 8 种基因组合,2 个染色体上的基因可形成 36 种遗传型。

Rh 抗原命名为 C、D、E、c、d、e,但从未发现过 d 抗原,从而认为 d 抗原实际是不存在的,但仍保留"d"符号,以相对于 D。

(二) Rh 基因

Rh 基因位于第 1 号染色体,由 2 个紧密连锁的双结构基因构成,即 RHD 及 RHCE 基因,RHD 编码 D 抗原,RHCE 编码 C 和(或)c 及 E 和(或)e 抗原。

(三) Rh 抗原及 D 抗原

1. Rh 抗原种类及强弱 Rh 系统非常复杂,目前已经发现 50 个 Rh 抗原,其中 D、C、c、E、e 是 Rh 系统最常见且与临床最密切的抗原。免疫原性最强的是 D 抗原,其后依次为 E、C、c、e。

2. Rh 表型 使用标准抗血清检测红细胞表面抗原,能够检出的 Rh 抗原,即 Rh 表型。常用的抗血清有抗 D、抗 C、抗 c、抗 E 和抗 e。表型相同者基因型有可能不同。另外血清学检测是不能确定 D 阳性者是 D/D 纯合子,还是 D/-杂合子基因。5 种抗血清鉴定的 Rh 表型见表 3-6。

表 3-6 5 种抗血清鉴定的 Rh 表型

抗血清					表型		
抗 D	抗 C	抗 E	抗 c	抗 e	Rh-Hr	CDE	ISBT 数字名称
+	+	−	+	+	CcDee	R1r	RH:1,2,−3,4,5
+	+	−	−	+	CCDee	R1R1	RH:1,2,−3,−4,5
+	+	+	+	+	CcDEe	R1R2	RH:1,2,3,4,5
+	−	−	+	+	ccDee	R0R0/R0r	RH:1,−2,−3,4,5
+	−	+	+	+	ccDEe	R2r	RH:1,−2,3,4,5
+	−	+	+	−	ccDEE	R2R2	RH:1,−2,3,4,−5
+	+	+	−	+	CCDEe	R1Rz	RH:1,2,3,−4,5
+	+	+	+	−	CcDEE	R2Rz	RH:1,2,3,4,−5
+	+	+	−	−	CCDEE	RzRz	RH:1,2,3,−4,−5
−	−	−	+	+	ccdee	rr	RH:−1,−2,−3,4,5
−	+	−	+	+	Ccdee	r'r	RH:−1,2,−3,4,5
−	−	+	+	+	ccdEe	r″r	RH:−1,−2,3,4,5
−	+	+	+	+	CcdEe	r_y r	RH:−1,2,3,4,5

3. D 抗原种类 ISBT 命名法记为 RH1 或者 004001,D 抗原为多肽类抗原,只存在于人类的红细胞膜上,体液和分泌液中无游离的 D 抗原。

D 抗原的表达包括量和质的变化,抗原量的变化表现为抗原性的强弱。抗原数量越多,抗原性越强。D 抗原质的变化主要指 D 抗原的表位数目减少(完整的 D 抗原应包括 30 多个抗原决定簇)。根据 D 抗原的数量和质的不同,将 D 抗原分为以下几种。

(1) D：正常 D 抗原，红细胞表面 D 抗原数量一般为 1 万～3 万，抗原表位数目正常。

(2) 弱 D(weak D)：抗原表位完整，D 抗原数量减少，现在可称为 D^u，但不同于传统的 D^u，传统的 D^u 包括了 D 抗原数量减少和质量变化的红细胞。红细胞可能不被 IgM 抗 D 所凝集，但与 IgG 抗 D 反应，通过抗球蛋白试验可以出现凝集，故称为弱 D。弱 D 个体红细胞上抗原数量约为 200～10 000。弱 D 献血者的红细胞应视为 Rh 阳性，应输给 Rh 阳性受血者，而弱 D 作为受血者时应视为 Rh 阴性，应输入 Rh 阴性红细胞。

(3) 部分 D(partial D)：D 抗原数目基本正常，或抗原数目增多，但是缺失正常 D 抗原上部分抗原表位，称为部分 D。

(4) 放散 D(Del)：D 抗原在红细胞上表达极弱，即 Del 表型，用常规的血清学方法容易鉴定成为 Rh 阴性。但通过吸收放散试验可证明在红细胞上实际上存在有极少量的 D 抗原。亚洲人 Del 型占 Rh 阴性的 10%～30%，而在西方人种中此种血型极少。Del 型需要通过吸收放散试验或基因检测进行证实。

(5) D 抗原阴性：用 D 抗体检测红细胞，如红细胞表面有 D 抗原，临床上称为 Rh 阳性，表面不含 D 抗原，临床上称为 Rh 阴性。中国人约 99.6% 为 Rh 阳性，少数民族 Rh 阴性率稍高，可达 15.78%。

(四) Rh 血型抗体

1. 抗体性质　Rh 抗体主要是后天免疫而产生的，如通过输血或妊娠等。绝大多数抗体是 IgG 类，IgM 抗体极少见。但约 1/3 的 Rh 阴性的个体，受到 D 抗原刺激后，并不产生抗 D。目前市场上用于 Rh 血型诊断的单克隆抗体基本上都是基因工程产品，主要有 IgM 或 IgM+IgG。

2. 抗体种类　Rh 血型比较常见的抗体是抗 D、抗 E、抗 C、抗 c 和抗 e 等 5 种。复合抗原的存在可刺激机体产生相应的抗体。大多数的抗 c 血清和抗 e 血清中，也含有抗 f(ce)。抗 C 常常和抗 Ce 一起产生。抗 CE 有时与抗 D 同时形成。

(五) Rh 血型系统临床意义

1. 溶血性输血反应　在临床输血中，Rh 血型抗原的重要性仅次于 ABO 血型。资料显示，Rh 阴性个体在接触 Rh 阳性红细胞后，约 2/3 的人可产生 IgG 抗 D。如果这部分人体再次输入 Rh 阳性红细胞，则会发生溶血性输血反应。在中国汉族人群，比较常见的 Rh 抗体是抗 E，这与抗原分布有关。

2. 新生儿溶血病　Rh 血型抗体大多数是 IgG1 亚类，能够通过胎盘导致新生儿溶血病。其中抗 D 是导致新生儿溶血病最常见的抗体，常发生于第二次妊娠或多次妊娠的孕妇，并且随着妊娠次数的增加，发生新生儿溶血病的机会增多。

四、红细胞其他血型系统

(一) H 血型系统

H 血型系统 ISBT 命名字母符号是 H，数字序号是 018。该系统只有 1 个 H 抗原(H1 或 018001)。H 抗原是 A 抗原和 B 抗原的前体物质，只有 H 物质无 A、B 抗原的红细胞是 O 型红细胞，除稀有的孟买(Bombay)血型红细胞 Oh 外，人体内几乎所有组织的细胞膜都含有 H 抗原。分泌型个体血浆、体液和分泌液中也含有 H 物质。

偶见 A_1 型、A_1B 型、B 型(极少见)，正定型本身红细胞 AB 抗原表达正常，但由于红细胞有很少量的 H 抗原，所以产生了抗 H 抗体。通常这种抗体很弱，最佳反应温度为室温或低于室温，多数没有临床意义。与孟买型不同，这类人群血清中只含有抗 H，无抗 A 和抗 B。

1. H 基因及生化结构　H 抗原合成受 H 和 Se 两个基因控制，两个结构基因位于 19 号染色体，是紧密连锁的两个基因位点。H 基因也称为 FUT1 基因，Se 基因称为 FUT2 基因。两个基因各自编码 a-2-岩藻糖转移酶。H 基因编码的糖基转移酶作用的底物是 II 型糖链，主要将红细胞

Ⅱ型寡糖前体链转化为 H 抗原。Se 基因编码的糖基转移酶作用的底物是Ⅰ型糖链,主要将分泌液Ⅰ型寡糖前体链转化为分泌型 H 抗原。FUT2(分泌基因)决定了分泌液中是否存在 ABH 物质,FUT2 酶在红细胞中不表达,在唾液腺及泌尿生殖等组织中表达。非分泌型为 se 基因(隐性基因),不表达Ⅰ型糖链,但有低表达 H 基因,唾液中含有微量Ⅰ型糖链的 H 抗原,用凝集抑制试验一般不能被检出。红细胞上Ⅰ型糖链的 H 抗原是从血浆中吸附而来的。

2. 抗原缺失表型

(1) 孟买型:1952 年,Bhend 等在印度孟买发现 3 个人的红细胞为 O 型,缺失 H 抗原,分泌液中无 H 抗原,但血清中有抗 H 抗体,称该类血型为孟买型,记为 Oh,也称为分泌型孟买型。

孟买型的血清学特征是:无 ABH 抗原,该类型人红细胞与标准血清抗 A、抗 B、抗 AB、抗 H 均无凝集,易误判为 O 型。唾液中无 ABH 物质。血清中存在抗 A、抗 B、抗 H 抗体,所以与 A、B、O 细胞全部凝集,抗体在很大温度范围内均有活性,能引起溶血性输血反应。孟买型人输血,只能输注孟买型的血液。

(2) 类孟买型:该型个体缺乏 H 基因,其基因亦为 hh,但至少有一个 Se 基因。虽然不能检测出红细胞表面 H 抗原,但有少量的 A 和(或)B 抗原,记为 Ah、Bh、ABh。

类孟买型的血清学特征是:正定型被检红细胞与抗 H 无凝集,与抗 A、抗 B 凝集反应很弱,甚至用吸收放散试验才能检出 A 和(或)B 抗原。因为类孟买型分泌液及血浆中含有Ⅰ型链 A 和(或)B 物质,红细胞从血浆中吸附 A 和(或)B 抗原,从而表达微弱的 A 和(或)B 抗原。唾液中含有少量的 ABH 物质。与孟买型抗 H 不同,类孟买型是抗 HI。

(二) Lewis 血型系统

Lewis 血型系统 ISBT 命名为 LE,数字序号及数字表示为 007。1946 年发现该血型抗体,并以该患者的姓氏 Lewis 命名。Lewis 血型有 6 个抗原,即 Le^a、Le^b、Le^{ab}、Le^{bH}、ALe^b 和 BLe^b,ISBT 分别表示为 LE1(000701)、LE2(007002)、LE(007003)、LE(007004)、LE(007005)、LE(007006)。其中 Le^a、Le^b 最重要的两个抗原,可有 3 种表型,即 Le(a+b-)、Le(a-b+)及 Le(a-b-)。血小板、内皮细胞、泌尿生殖系统及消化系统上皮细胞也表达 Lewis 抗原。Lewis 不是由红细胞合成,而是从血浆中吸附而来的,唾液中也含有 Lewis 抗原。

Lewis 抗体多数为 IgM 类,一般没有明确的免疫刺激,是自然产生的抗体。Le(a-b-)的个体,可能产生抗 Le^a、抗 Le^b 及抗 Le^{a+b} 抗体。抗 Le^{a+b} 抗体既能凝集 Le^a 阳性细胞,又能凝集 Le^b 阳性细胞。红细胞表型为 Le(a-b+)一般不产生抗 Le^a 抗体,因为唾液和血浆中含有少量的 Le^a 抗原。

大多数 Lewis 抗体最佳反应温度是室温,在 37℃出现的凝集反应要弱于室温反应。用间接抗球蛋白试验有时可检出该抗体。但 Lewis 抗体一般没有临床意义,因为该抗体在 37℃没有活性,另外供者血浆中 Le^a、Le^b 抗原,以及供者红细胞表面 Le^a、Le^b 抗原也会脱落释放到血浆当中,这些抗原中和患者的 Lewis 抗体,所以临床极少出现 Lewis 抗体引起的溶血性输血反应。对于有 Lewis 抗体的患者,选择 37℃交叉配血相合的血液即可,一般不需要检查供血者该抗原是否阴性。

尽管 Lewis 抗体比较常见,但该抗体不能通过胎盘,并且出生时抗原发育差,通常不发生新生儿溶血病。临床偶见该抗体是 IgG 类,且在 37℃具有活性,可以引起新生儿溶血病。

(三) MNS 血型系统

MNS 是继 ABO 血型之后,第二个被发现的血型系统。ISBT 命名为 MNS,数字序列 002,目前已经确认的抗原有 46 个。常见的有 M、MN、N、S、Ss、s 等,常见的抗体主要有抗 M、抗 N、抗 S、抗 s 等。

人体血液中比较常见的是抗 M 抗体,多为自然产生,也有报道因输血或细菌感染而产生。抗 M 抗体以 IgM 为主,少部分是 IgG 类。抗 M 抗体最佳反应温度是 4℃,与抗 M 相比,抗 N 抗体比较罕见,多数抗 N 是 IgM 类,表现为典型的冷凝集性质,在 25℃以上很快失去活性。多数抗 M

及抗 N 抗体在 37℃ 不发生反应,所以没有临床意义。经研究证实,木瓜蛋白酶、菠萝蛋白酶等对 MNS 系统的抗原具有破坏作用。红细胞经这些酶处理时,MN 抗原被破坏。但用木瓜蛋白酶处理红细胞时,不易破坏 S 抗原。因此,在做抗体筛查时,可灵活应用酶处理红细胞的方法,来进行抗体鉴别是否有 MNS 系统的抗体存在。

如果患者血液中检出 37℃ 有活性的抗 M 或抗 N 抗体,输血时应选择抗球蛋白试验配血相合的血液,或者相应抗原阴性的红细胞。该抗体引起新生儿溶血病较少见。

部分抗 S 抗体是自然产生的,多数是免疫性抗体。抗 s 抗体均是免疫性抗体。抗 S 和抗 s 抗体通常是非补体结合性 IgG 抗体,能够引起新生儿溶血病和溶血性输血反应。

(四) P 血型系统

P 血型系统是第三个被发现的血型系统,P 血型系统原来包括 P1、P^k 和 LKE 抗原,但 ISBT 红细胞膜抗原命名专业组将这些抗原分为:P 血型系统(P1,003)、Globoside 血型系统(P,028) 和血型集合(209)。P 血型系统只包括 1 个抗原,即 P1(003 001)。Globoside 血型系统也只有 1 个抗原,即 P(028 001)。血型集合包括 P^k(209 002) 和 LKE(209 003) 两个抗原。

P、P^k、和 LKE 不被包括在 P 系统中,是因为这些抗原不受同一基因控制,抗原的生物合成途径也不同。但由于 P1、P、P^k 和 LKE 在血型血清学和生物化学方面的紧密关联性,故将这些抗原在一起叙述,仍统称为 P 血型。

P1 抗原频率在人群中差异较大,白种人中约为 80%,非洲更高些,亚洲人中稍低,约为 30%。婴幼儿时期 P1 抗原尚未发育成熟,7 岁以后逐步发育完全。流式细胞仪检测显示 P1 抗原除了红细胞,还在粒细胞、淋巴细胞、单核细胞上表达。

人血清中抗 P1 比较常见。通常是冷抗体,凝集反应很弱,如果温度超过 25℃,一般不出现凝集反应,也不会发生溶血反应,因此临床意义不大,不用挑选 P1 抗原阴性的红细胞用于临床。如果抗 P1 在 37℃ 有活性,用抗球蛋白方法交叉配血阳性,可引起溶血性输血反应,应选择 P1 抗原阴性血液配血。

(五) Kell 血型系统

Kell 血型系统 ISBT 命名为 KEL,006,目前 ISBT 已确认的 KEL 抗原有 22 个,如 K(KEL1:006001)、k(KEL2:006002)等。

由于 Kell 血型抗原性较强,所以在输血中有较重要的意义。抗 K 及抗 k 主要是通过免疫产生,抗体是 IgG 类,多数是由 IgG1 亚类诱导产生的,能够通过胎盘导致新生儿溶血病。抗 K 可引起严重的溶血性输血反应和新生儿溶血病,也能引起急性和迟发性溶血性输血反应。

白种人献血者中 K 抗原阴性者约 90%,阳性者约 10%。一直认为中国汉族人群 100% K 抗原阴性,但近年来报道在献血者和干细胞捐献者中发现 K 抗原阳性,但是到目前为止尚未有抗 K 的报道。因此抗 K 在中国汉族人群中意义不大。抗 k 发生率极低,其临床意义和血清学特征与抗 K 相似。

抗 Kp^a、抗 Kp^b、抗 Js^a 及抗 Js^b 抗体均较抗 K 少见,临床意义相同,均可发生溶血性输血反应和新生儿溶血病。

Kell 系统抗体与某些自身免疫性溶血性贫血有关,少部分自身免疫溶血性贫血患者的自身抗体针对 Kell 抗原,不易区分自身抗体和同种抗体。如果患者有 Kell 系统抗体,应选择交叉配血相合且相应抗原阴性的血液。

(龚道元)

第二节 红细胞血型及相关检验

一、ABO 血型鉴定

(一) 盐水介质试管法

1. **原理** 在生理盐水介质中,红细胞表面的 A、B 抗原与相应的 IgM 类抗 A、抗 B 抗体发生特异性结合,出现肉眼可见的凝集,通过正、反定型来鉴定 ABO 血型。正定型是指用标准血清来测定红细胞表面有无 A 或(和)B 抗原;反定型是指用标准红细胞来测定血浆中有无抗 A 或(和)抗 B 抗体。ABO 血型鉴定时,应同时进行正、反定型,结果一致才能报告 ABO 血型结果。

2. 试剂

(1) 标准血清:主要包括抗 A、抗 B 标准血清,其来源有两种途径,一是从健康人血清中获取,是多价抗体的混合物;二是应用杂交瘤技术制备的单克隆抗体,效价高,特异性强,稳定性好,目前已在临床广泛应用。这两种抗体质量必须符合以下要求。

1) 人血清 ABO 血型抗体:①高度特异性:抗 A 抗体只凝集含 A 抗原的红细胞,抗 B 抗体只凝集含 B 抗原的红细胞。②高效价:抗 A 不低于 1∶128,抗 B 不低于 1∶64。③亲和力强:15 秒内即出现凝集,3 分钟时凝块 >1mm^2。④无补体:分离血清后 56℃,30 分钟灭活补体。⑤无菌。⑥无冷凝集素。

2) 人 ABO 血型单克隆抗体:①特异性:抗 A 抗体只凝集含 A 抗原的红细胞,包括 A_1、A_2、A_1B、A_2B;抗 B 抗体只凝集含 B 抗原的红细胞,包括 B 和 AB。②亲和性:我国的标准是抗 A 对 A_1,A_2 及 A_2B 型红细胞开始出现凝集时间分别是 15 秒、30 秒和 45 秒;抗 B 对 B 型红细胞开始出现凝集时间为 15 秒。③效价:我国标准抗 A、抗 B 均为 ≥1∶128。④稳定性:单克隆抗体一般没有人血清抗体稳定,应认真筛选单抗和选择合适的稳定剂。⑤无菌:应加入适当防腐剂和杀菌剂。⑥灭活补体:血型抗体试剂和相应红细胞抗原反应,可因标本中存在补体而发生溶血,影响血型判定,故需灭活补体。

(2) 标准红细胞:将 3 个以上的健康人血液,按 A、B、O 型分别混合后,用生理盐水洗涤 3 次,再将压积红细胞配成 2% ~5% 红细胞盐水悬液。

3. 简要操作

(1) 正定型:标记 3 支小号试管→滴加相应的抗 A、抗 B 和抗 A+B 标准血清各 1 滴→滴加待检者 2% ~5% 红细胞悬液 1 滴→混匀→离心→观察结果→判断结果。

(2) 反定型:标记 3 支小号试管→滴加待检者血浆各 1 滴→分别滴加 A、B、O 型 2% ~5% 标准红细胞悬液 1 滴→混匀→离心→观察结果→判断结果。

在血型鉴定时,应结合正、反定型结果,判断 ABO 血型。红细胞 ABO 血型正、反定型结果判断标准见表 3-7。

表 3-7 ABO 血型正、反定型结果判断标准

标准血清+被检者红细胞			被检者血型	标准红细胞+被检者血浆		
抗 A	抗 B	抗 A+B		A 型红细胞	B 型红细胞	O 型红细胞
+	-	+	A 型	-	+	-
-	+	+	B 型	+	-	-
-	-	-	O 型	+	+	-
+	+	+	AB 型	-	-	-

(二) 盐水介质玻片法

1. 器材 玻片或凹孔白瓷板等。

2. 简要操作 标记玻片或凹孔白瓷板→滴加相应的标准抗血清各 1 滴→滴加待检者 2% ~5% 红细胞悬液 1 滴→混匀 1~5 分钟→观察结果→判断结果。

(三) 微柱凝胶血型定型检测卡法

微柱凝胶血型定型检测卡法是 1986 年由 Lappierre 发明的,是红细胞抗原与相应抗体在检测管凝胶介质内发生凝集反应的免疫学方法。可根据不同需要,在检测管中分别添加中性胶、

特异性胶和抗球蛋白胶作为抗原抗体反应的介质。中性凝胶检测管中不含抗体,可用于检测IgM类抗体和红细胞抗原的反应;特异性凝胶检测管中含有特异性血型抗体,可用于血型抗原的检测;抗球蛋白凝胶检测管中含有抗球蛋白抗体,可用于检测IgG类抗体和红细胞抗原的反应。

目前微柱凝胶血型定型检测卡可应用于ABO血型正反定型、Rh(D)抗原测定、交叉配血以及红细胞不规则抗体筛查等方面。因操作规范、程序化,可自动化,结果明确、可保存,重复性好,在临床应用比较广泛。

1. 原理 将特定配比的葡聚糖凝胶颗粒分散装于特制的检测管中,制备成微柱凝胶血型定型检测卡。凝胶颗粒之间的间隙具有分子筛作用,通过对凝胶种类的选择和凝胶浓度的调节,可以控制分子筛孔径的大小。在微柱凝胶介质中红细胞抗原与相应的抗体结合,形成红细胞凝集块,经低速离心处理,凝集块不能通过凝胶间隙,悬浮在凝胶的上层或中层,呈阳性反应;而未和抗体结合的游离红细胞离心时可以通过凝胶间隙,沉于检测管的底部,呈阴性反应。

2. 主要器材 ①微柱凝胶血型定型检测卡:国内常见的ABO/Rh血型定型检测卡为6孔卡,在聚丙烯透明塑料卡片上,并排6支微柱检测管,充满特制的凝胶介质,从左向右顺序1~3管中分别填充IgM类抗A、抗B、抗D单克隆抗体试剂,检测红细胞ABO抗原、Rh(D)抗原,第4管为阴性对照,第5管及第6管为反定型管,检测血清中的抗体,可同时进行ABO正反定型和Rh(D)血型鉴定。②水平离心机:专门用于血型定型检测卡或其他试剂卡的特殊离心机,配备有特制的卡架。

3. 简要操作 按说明书进行。

(四) 质量保证

1. 试管法

(1) 待检者在血型鉴定前,应避免使用影响血型鉴定结果的药物,如右旋糖酐等。

(2) 血液标本应新鲜,防止细菌污染,不能使用溶血标本,红细胞悬液浓度适当,应为2%~5%盐水悬液。

(3) 所有器材必须清洁干燥,试管、滴管等要专用,防止交叉污染。

(4) 标准血清和标准红细胞试剂质量应符合要求,并在有效期内使用,从冰箱取出后应平衡至室温后再使用,用完后应立即放回2~8℃冰箱保存,防止细菌污染。

(5) 试管上应有明确的标记,操作中应先加抗体(血浆或血清),后加红细胞悬液,可防止漏加抗体(血浆或血清)。抗原抗体比例应保持1:1,所用滴管口径及加样时的倾斜度应一致。

(6) 离心时间不宜过长或过短,离心速度不宜过快或过慢,严格遵守操作规程,防止出现假阳性或假阴性结果。

(7) 抗原抗体反应的最适温度为4℃,但为了防止冷凝集的干扰,一般在室温(20~25℃)进行试验。

(8) 最好在日光灯下以白色为背景观察结果,应先观察上清有无溶血,再轻弹试管观察有无凝集。用待检者新鲜血浆作反定型时,可因补体效价高,与抗原抗体结合而导致溶血,临床意义同凝集,易被误判为不凝集。肉眼观察结果有疑问时,可在显微镜下复查。

(9) 检查后标本置4℃冰箱保存7天,以备复查。

(10) 应结合待检者病史分析检测结果,有异常现象或正、反定型结果不一致,要查找原因,仔细核对、记录结果,防止笔误。

2. 玻片法 玻片法在对待检者、标本、器材、试剂方面的要求同试管法,在操作中还应注意以下几方面的问题。

(1) 玻片法不适用于检测血清或血浆中ABO抗体,不适用于反定型。因为献血员或待检者抗体效价低时,不经离心处理,不足以使红细胞发生凝集。

(2) 玻片法观察结果时,应注意悬液是否干涸,避免将玻片边缘干涸的红细胞聚集误认为凝集。

3. 微柱凝胶血型定型检测卡法

（1）血清标本应完全去除纤维蛋白，血浆标本建议用 EDTA-K_2 或枸橼酸盐抗凝；标本应新鲜（血液采集后 2~8℃可保存 7 天），避免细菌污染或红细胞破碎引起的假阳性。红细胞悬液浓度按说明书要求。

（2）中性凝胶卡可用于 ABO 血型正、反定型，特异性凝胶卡只能用于正定型。为避免试剂卡产生气泡，卡从冰箱取出后应平衡至室温才可使用；实验前检查凝胶卡封口是否完整，凝胶卡液面是否干涸（液面是否低于凝胶），凝胶中是否有气泡，有上述情况则不能使用。

（3）中性凝胶卡鉴定 ABO 血型时，应先向检测管内加入红细胞悬液，后加血浆或抗体试剂；加样量按试剂卡说明书要求（一般红细胞悬液和血浆各加 50μl，因为检测管容积有限，加样量不要太多）；加样时动作要轻，不要破坏凝胶面，抗体试剂或血浆要加在红细胞液面上。

（4）离心机要准确校准离心参数。

（五）方法学评价

ABO 血型鉴定的方法较多，可以根据实际工作情况，选择合适的血型鉴定方法。方法学评价见表 3-8。

表 3-8 ABO 血型鉴定的方法学评价

方法	评价
盐水介质玻片法	操作简单，无需特殊仪器，适于血型普查；灵敏度差，反应时间长，不能用于反定型，结果不能保存，人为因素影响大，易发生血液污染
盐水介质试管法	常用方法，应用广泛，较玻片法灵敏，结果准确，反应时间短，适于急诊血型鉴定；结果不能保存，人为因素影响大
微柱凝胶血型定型检测卡法	特异性强，灵敏度高，结果准确，保持时间长，标本和试剂用量少，操作可以标准化、自动化，减少了医源性污染；需要专门离心设备和试剂卡，成本较高

（六）临床应用

1. 输血 输血前鉴定受血者血型，选择同型供血者供血，交叉配血相合后才能输血。

2. 器官移植 受血者与供血者 ABO 血型相同才能进行器官移植，血型不符极易引起排斥反应。

3. 新生儿溶血病诊断 母子 ABO 血型不合，可能引起新生儿溶血病。

4. 其他 ABO 血型鉴定还可用于法医学鉴定、亲子鉴定及某些疾病的相关调查等。

（七）血型鉴定正反定型不一致的原因及解决办法

ABO 血型鉴定时，必须同时做正、反定型，两者结果一致才能报告结果。如果出现正、反定型不一致的情况，大多是因为不严格执行操作规程或操作过程中注意力不集中所致的技术性错误，也有试剂或血液标本自身存在的问题，主要的原因如下：

1. 技术性错误 ①标本未认真核对，造成张冠李戴。②使用溶血标本或误把溶血现象当作不凝集，使用保存时间过长的标本。③血清或血浆与红细胞悬液比例不当，凝集反应不明显。④红细胞悬液过浓或过淡。⑤离心速度过大或过小，离心时间过短或过长。⑥未加入或使用了失效的、受到细菌污染的试剂。⑦配制红细胞悬液的生理盐水受到细菌污染。⑧试验器材不清洁、不干燥。⑨试验时温度过高。⑩血型登记时出现错误。

2. 待检者血浆标本的问题 ①抗体形成不足或水平降低：多见于婴儿或老年人，因抗体效价较低，反定型时可出现不凝集或弱凝集。②疾病影响：某些肝病及多发性骨髓瘤患者，血清球蛋白异常增高常引起红细胞呈缗钱状而出现假阳性；心肌梗死、感染及外伤等患者血浆纤维蛋白原增高，纤维蛋白凝块误认为是凝集现象；丙种球蛋白缺乏症患者，血浆中缺乏应有的抗 A 或抗B抗体而出现不凝集或弱凝集;疾病引起血清中血型物质浓度过高,可中和抗A、抗B抗体;自身免疫性疾病患者血清中存在温性自身抗体,能凝集自身和其他血型红细胞。③药物的影响:应用血浆扩溶剂,如低分子右旋糖酐、聚乙烯吡咯烷酮进行治疗,可引起假阳性。④血浆中本身存在ABO血型以外的抗体或因大量输血出现的意外抗体,干扰定型。

3. 待检者红细胞的问题 ①红细胞上抗原位点过少或抗原性减弱:抗原位点过少,如ABO血型的亚型;或抗原性减弱,如白血病或恶性肿瘤患者。②产生类B抗原:待检者因肠道细菌感染,通常由革兰阴性杆菌感染,导致其代谢产物可使红细胞上获得类B抗原,与抗B试剂出现凝集反应假象,使A型待检者定型发生错误。③细菌污染:可导致红细胞上的T抗原被激活,与各型血浆中正常存在的抗T抗体发生凝集反应,出现多凝集或全凝集现象。

若出现正、反定型结果不一致,首先应严格按照操作规程,使用质量合格的试剂和器材,进行重复试验,仔细观察试验结果,如果仍然正、反定型不一致应考虑采取以下措施。

1. 重新采集待检者的新鲜血液标本,以纠正因标本污染或弄错造成的正、反定型结果不一致。

2. 将待检红细胞和标准红细胞用生理盐水洗涤数次再配制悬液,除去红细胞表面可能吸附的引起假阳性反应的物质。

3. 用抗A_1、抗A+B、抗H血清检测红细胞,了解是否为亚型,对待检者红细胞作直接抗球蛋白试验,了解红细胞是否被致敏。

4. 用A_1、A_2、B、O红细胞及自身红细胞检查待检者血浆。

5. 如果试验结果未见凝集,应将正、反定型试验在室温和40℃至少放置30分钟,用显微镜核查结果。

6. 若怀疑是由于抗原减弱造成的正、反定型不符,可进一步做木瓜蛋白酶试验、直接抗球蛋白试验、吸收放散试验等加以鉴别。

二、RhD血型鉴定

(一) 盐水介质试管法

1. 原理 人源盐水介质IgM类抗D试剂能与红细胞上的D抗原结合,在盐水介质中出现肉眼可见的红细胞凝集。

2. 试剂 IgM类抗D试剂。

3. 简要操作 标记试管→加IgM抗D试剂1滴→加红细胞悬液1滴→混匀、离心→观察结果。

(二) 酶介质法

1. 原理 菠萝蛋白酶(或木瓜蛋白酶)可破坏红细胞表面的唾液酸,降低其表面负电荷,减少红细胞间的排斥力,红细胞之间的距离接近,使IgG类抗体与含相应抗原的红细胞结合,在盐水介质中出现肉眼可见的凝集。

2. 试剂 ①IgG类抗D标准血清;②1%菠萝蛋白酶(或木瓜蛋白酶)溶液;③磷酸盐缓冲液。

3. 简要操作

(1) 直接酶介质法:标记试管→加待检者2%~5%待检红细胞悬液→加IgG类抗D试剂→加酶,混匀→37℃水浴中孵育30分钟→离心,观察结果。

(2) 间接酶介质法:标记试管→加待检者2%~5%红细胞悬液→加酶,混匀→水浴→离心,生理盐水洗涤3次→配成2%~5%红细胞悬液→加IgG类抗D标准血清→水浴→离心,观察结果。

(三) 其他方法

1. 抗球蛋白试验 红细胞与相应不完全抗体在盐水介质中结合,但不出现凝集,称为致敏红细胞。加抗球蛋白抗体试剂后,致敏红细胞表面的不完全抗体与抗球蛋白抗体发生特异性结合,出现肉眼可见的凝集。

2. 低离子强度溶液试验(LISS) 低离子强度溶液介质的离子强度降低,可减少红细胞外围的阴离子,从而促进带正电荷的 IgG 类抗体与带负电荷的红细胞发生凝集反应。

(四) 质量保证

1. 盐水介质法

(1) 待检者红细胞要用生理盐水充分洗涤,避免血清蛋白的干扰;红细胞悬液浓度应适当。

(2) 每次试验均需做阳性、阴性对照。

(3) 若待检者红细胞与抗 D 试剂在盐水介质中不凝集,应采用间接抗球蛋白试验进行确认。

(4) 某些弱 D 抗原需通过抗球蛋白试验、吸收放散试验或基因分型等技术才能检出。

(5) Rh 抗原抗体反应时,凝块比较脆弱,观察结果时应轻轻摇动试管,不可用力振摇。

2. 酶介质法

(1) 木瓜蛋白酶能破坏红细胞上的 M、N、S、Fya 和 Fyb 抗原的结构,破坏其抗原性,所以不能选用酶介质法用于检查此类系统抗原。

(2) 酶试剂易失效,每批试剂要分装冻存,融化后一次性使用。

(3) 酶试剂的量应按照实验要求加入。量过少可能导致假阴性,量过多会导致红细胞自发凝集而产生假阳性。

(4) 注意水浴的温度,37℃是较佳的温度,水浴温度太高可导致酶失活和红细胞直接溶血。

(五) 方法学评价

Rh 血型鉴定的方法比较多,常用的方法主要有盐水介质法、酶介质法、低离子强度溶液试验、抗球蛋白试验等,各种方法学评价见表 3-9。

表 3-9 Rh 血型鉴定的方法学评价

方法	评价
盐水介质法	操作简便、省时,特异性强,敏感度高,应用广泛,但试剂较贵
酶介质法	简便、经济,准确性和稳定性欠佳,反应时间较长
抗球蛋白试验	结果准确,检查不完全抗体最可靠的方法,操作烦琐费时,试剂较贵
低离子强度溶液试验	反应时间短,灵敏度高

(六) 临床应用

1. 输血前检查 输血前必须做 Rh 血型鉴定,以避免由于 Rh 抗体引起的溶血性输血反应。健康人血浆中一般不存在 Rh 抗体,在第一次输血时往往不会发生 Rh 血型不合的输血反应。Rh 阴性受血者如果输入了 Rh 阳性血液,有可能产生免疫性抗体,当第 2 次接受 Rh 阳性血液时,即可出现溶血性输血反应。如果将含有 Rh 抗体的血液输给 Rh 阳性者,也可致敏受血者的红细胞而产生溶血。

2. 新生儿溶血病诊断 母子 Rh 血型不合时,胎儿红细胞刺激母体产生的 IgG 类抗体可通过胎盘,从而破坏含相应抗原的胎儿红细胞,引起新生儿溶血病。检查母体是否存在 Rh 抗体,可以尽早发现和预防该病的发生。

三、交叉配血试验

交叉配血试验主要是检测受血者和供血者血液中是否含有不相配合的成分,是输血前确保受血者输血安全必不可少的试验。交叉配血试验包括主侧配血和次侧配血,主侧是受血者血清

(receptor serum,RS)与供血者红细胞(donor cell,DC)相配的一侧,次侧是受血者红细胞(receptor cell,RC)与供血者血清(donor serum,DS)相配的一侧,两者合称交叉配血。交叉配血前应复查受血者和供血者 ABO、Rh 血型,了解受血者以前的血型、输血记录,进行不规则抗体筛查和鉴定,然后再选择合格的献血者血样进行交叉配血试验。

(一) 盐水介质交叉配血试验

1. 原理　IgM 类血型抗体在盐水介质中可与含相应抗原的红细胞结合,出现肉眼可见的凝集,通过观察主、次侧配血结果,可判断供、受血者之间是否存在不相合的 IgM 类血型抗体。

2. 简要操作　制备标本→标记→主侧管加 RS 和 DC 悬液各 1 滴→次侧管加 DS 和 RC 悬液各 1 滴→混匀,离心→观察结果→判断结果。

ABO 同型配血,主侧和次侧均无凝集及溶血,表示无输血禁忌,可以输血;ABO 异型配血(指 O 型血输给 A、B 或 AB 型,或 A、B 型血输给 AB 型),主侧无凝集无溶血,次侧应有凝集,如无溶血,且经抗体效价滴定,抗体效价如果低于 1:128,在紧急情况下,可以输给少量血。

(二) 抗球蛋白介质交叉配血试验

1. 原理　抗球蛋白试验是一种检查不完全抗体的敏感方法,又称为 Coombs 试验。不完全抗体因分子量小,在盐水介质中只能与含有相应抗原的红细胞结合,使红细胞致敏,但不发生凝集。抗球蛋白试剂可与红细胞上结合的不完全抗体结合,将致敏红细胞连接,发生肉眼可见的凝集。抗球蛋白试验可分为直接抗球蛋白试验(direct antiglobulin test,DAT)和间接抗球蛋白试验(indirect antiglobulin test,IAT)。

DAT 是直接检测红细胞上有无不完全抗体吸附的试验。如果红细胞已经被不完全抗体致敏,将抗球蛋白抗体加入红细胞悬液中,抗球蛋白试剂可与红细胞上吸附的不完全抗体结合,使红细胞发生肉眼可见的凝集反应。DAT 常用于新生儿溶血病、溶血性输血反应和自身免疫性溶血性贫血的检查。

IAT 是检查血清中是否存在不完全抗体的试验。用已知抗原的红细胞测定受检者血清中相应的不完全抗体,或用已知不完全抗体的抗血清测定受检者红细胞上相应抗原。红细胞或抗体血清标本先在体外孵育,若被检血清或红细胞有对应的不完全抗体或抗原,抗原抗体作用使红细胞致敏,再加入抗球蛋白试剂,与红细胞上致敏的不完全抗体结合,出现肉眼可见的凝集。IAT 常用于未知抗体的确认、交叉配血试验和检测红细胞上的血型抗原(如 Rh、Duffy、Kell、Kidd 等)的鉴定。

2. 试剂　抗球蛋白抗体试剂、D 阳性红细胞悬液。

3. 简要操作　制备标本→标记→主侧管加 RS 和 DC 悬液各 1 滴→次侧管加 DS 和 RC 悬液各 1 滴→混匀,置 37℃ 水浴 1 小时→离心,生理盐水洗涤 3 次,弃去上清→各管加入抗球蛋白血清 1 滴,混匀→离心→观察、判断结果。同时应做阳性对照、阴性对照、受血者盐水对照及供血者盐水对照试验。

(三) 低离子聚凝胺介质交叉配血试验

聚凝胺又名为溴化己二甲铵,是一种高价阳离子季铵盐多聚物。1983 年 Fisher 报告,聚凝胺试验检出同种抗体的敏感度高于盐水介质、酶介质数倍。低离子聚凝胺介质试验目前已用于血型鉴定、抗体测定和交叉配血试验,提高了 Rh 血型系统抗原抗体反应的强度,使其检出更为灵敏。

1. 原理　红细胞表面带有大量的负电荷,悬浮在电解质溶液中时,会吸引大量阳离子,红细胞则被扩散的双层离子云所围绕,从而形成 zeta 电位。聚凝胺技术首先利用低离子溶液(LIM)降低介质的离子强度,减少红细胞周围的阳离子云,再加入聚凝胺溶液,因其溶解后能产生很多正电荷,可以中和红细胞表面带有的负电荷,使红细胞 zeta 电位降低,缩短红细胞之间的距离,使红细胞产生非特异性的聚集。最后,加入悬浮液,具有中和聚凝胺阳离子的作用,使正常红胞的非特异性聚集散开,而发生抗原抗体反应的特异性凝集仍然存在。

2. **试剂** 聚凝胺试剂盒(由低离子溶液、聚凝胺溶液、悬浮液组成)。

3. **简要操作** 制备标本→标记→主侧管加RS和DC悬液各2滴→次侧管加DS和RC悬液各2滴,混匀→各管加低离子溶液0.65ml,混匀,室温置1分钟→各管加聚凝胺液2滴,混匀→离心,弃去上清液→观察红细胞是否凝集→各管加悬浮液2滴,轻轻混匀→观察、判断结果。同时应做阳性对照、阴性对照试验。

加入悬浮液后如果60秒内凝集散开,则为聚凝胺引起的非特异性凝集;如果凝集不散开,则为抗原抗体特异性凝集。主、次侧管凝集都散开,表示配血相容,可以输血。

(四) 其他方法

交叉配血试验还有微柱凝胶介质交叉配血试验和酶介质交叉配血试验等方法,其中微柱凝胶介质交叉配血试验目前在临床应用也比较广泛。

(五) 质量保证

1. 盐水介质法

(1) 标本应防止污染,无凝血、溶血,且能代表患者当前的免疫状况,可用3日内采集的血液标本,红细胞用生理盐水至少洗涤一次。

(2) 实验器材应清洁干燥,防止溶血,为防止交叉污染,试管、滴管均应一次性使用。

(3) 本法仅用于检查ABO血型系统IgM类血型抗体与抗原是否相配合。

(4) 宜用试管法进行交叉配血,不能采用玻片法。

(5) 认真查对标本与输血申请单上提供的患者姓名、性别、床号、住院号等是否一致。

(6) 交叉配血发生溶血或凝集现象,是配血不合的反应,首先应考虑受血者与供血者的ABO和Rh血型鉴定是否有错,须重新鉴定血型,必要时可进行抗体筛检。

(7) 如果受血者在48小时内输入1600~2000ml或以上的血液,需要多个供血者供血,除了受血者与供血者需进行交叉配血外,供血者之间也应进行交叉配血,防止供血者之间血型不合。

(8) 观察结果要仔细,必要时要用显微镜检查证实。仔细核对配血结果,认真填写报告和登记,准确无误后发出报告。

(9) 配血后,受血者和供血者的标本应置冰箱保存至少7天,以备复查。

2. 抗球蛋白试验

(1) 试剂质量合格,有效期内使用,严防细菌污染,使用后应置冰箱保存。

(2) 本法适用于有输血史和妊娠史,血液中可能产生免疫性抗体的受血者。

(3) 有输血史或妊娠史的受血者,应抽取48小时内的血液标本配血。

3. 低离子聚凝胺介质法

(1) 不能使用枸橼酸钠和肝素抗凝标本,可选择EDTA-K_2抗凝;用血清做试验效果更好。

(2) 本法对Kell血型系统的抗体检测不理想。

(3) 聚凝胺只能使正常红细胞发生凝集,对缺乏唾液酸的细胞(如T及Tn细胞)无作用。

(4) 本法主要用于急诊抢救的交叉配血试验。

(六) 方法学评价

交叉配血试验的方法较多,临床上常用的几种交叉配血试验的方法学评价见表3-10。

表3-10 交叉配血试验的方法学评价

方法	评价
盐水介质法	适用于ABO血型交叉配血,操作简便、快速,不能检出不相配合的IgG类的抗体
抗球蛋白试验	结果准确,检查不完全抗体最可靠的方法,操作烦琐费时,试剂较贵
低离子聚凝胺介质法	应用广泛、快速、灵敏、准确,可检测IgM、IgG类抗体,需特殊试剂,操作复杂

（七）临床应用

交叉配血试验可以进一步验证受血者与供血者血型鉴定是否正确，发现ABO血型的不规则抗体以及ABO血型以外的配血不合，保证输血安全。

1. 可以发现ABO血型鉴定的错误，如A_2亚型抗原性较弱，定型时易被误定为O型，在交叉配血时即可出现凝集。

2. 发现亚型配血不合的情况，如A_2亚型一部分人含有抗A_1抗体，与A_1型红细胞配血时，可出现凝集。

3. 发现其他的血型抗体或不规则抗体，受、供血者如果ABO血型相同，但其他血型如Rh、MN、P等不同，在交叉配血时也可出现凝集，为避免异型血输入后的溶血反应，在当前许多实验室都不能进行这些稀有血型鉴定的情况下，交叉配血试验可以发现这些血型的不同及免疫性抗体的存在。

四、红细胞抗体筛查及鉴定

受血者有输血、妊娠史或短期内需要大量输血时，应按相关规定进行不规则抗体筛查和鉴定，以便及时发现有临床意义的不规则抗体，从而避免输血反应的发生。

（一）不规则抗体筛查

不规则抗体筛查是利用2~3个O型筛查红细胞为一套试剂红细胞，与待检者血清中的抗体反应。筛查红细胞应尽可能多地表达有临床意义抗体对应的抗原，而且纯合子基因所表达的抗原更有利于相应抗体的检出，一般要求筛选细胞必须表达D、C、E、c、e、M、N、S、s、P、Lea、Leb、K、k、Fya、Fyb、Jka和Jkb 18种抗原，而且所选用的2~3个O型红细胞的抗原还应是互补的。

不规则抗体可以是IgM型，也可以是IgG型，根据抗体性质不同，可分别采用盐水介质法、低离子聚凝胺介质法或抗球蛋白试验等方法。将待检者血清分别与3个筛选红细胞反应和自身红细胞混合，观察反应结果，如果血清与自身红细胞和3个筛查红细胞均无凝集者，为不规则抗体筛查阴性，表明未检出红细胞不规则抗体；血清与自身红细胞和3个筛查红细胞均凝集者，为不规则抗体筛查阳性，表明待检者血清中存在自身冷抗体或同种免疫性红细胞不规则抗体；如果血清与自身红细胞无凝集，与3个筛查红细胞至少有1个出现凝集，为不规则抗体筛查阳性，表明待检者血清中含同种免疫性红细胞不规则抗体。红细胞不规则抗体阳性者应进一步与谱红细胞反应，根据反应格局鉴定抗体的特异性。

对供血者和受血者的血清进行抗体筛查，可以防止含有不规则抗体的血液输注给受血者，避免溶血性输血反应发生的可能性；对孕妇进行不规则抗体筛查，可以尽早发现不规则抗体，在孕期进行新生儿溶血病的预防和治疗，减少不规则抗体对胎儿或新生儿造成的身体损害。

（二）不规则抗体鉴定

不规则抗体筛查呈阳性后，要进一步进行抗体鉴定，以明确抗体的类别。通过待检者血清与谱红细胞的反应，根据反应的格局，判断血清中不规则抗体具有怎样的特异性。谱红细胞已有商品化试剂，一般由广泛挑选并已详细检测血型抗原的8~16人份O型红细胞组成，谱红细胞应具备的红细胞表型应包括Rh、Kidd、MNSs、Duff、Diego、Xg、Kell、Lewis、P等血型系统，但依然很难找到完全覆盖所有抗原的谱红细胞，因此，只用一套谱红细胞是不可能对所有不规则抗体都进行鉴定的，当鉴定遇到困难时，可更换不同厂商提供的谱红细胞。

不规则抗体的鉴定可采用盐水介质法、酶介质法及抗球蛋白试验，根据谱红细胞与待检者血清在3种介质中反应的结果加以判断，必要时应结合吸收放散试验。在抗体鉴定时，也应用待检者血清与自身红细胞进行反应，以判断待检者血清内是否存在自身抗体、同种异体抗体或两种抗体同时存在的情况。

五、血型鉴定和交叉配血自动分析

血型鉴定和交叉配血除采用传统的手工方法外,目前全自动或半自动血型分析仪也开始在临床上应用。自动分析技术克服了手工操作速度慢、主观因素影响大、难以规范化、自动化的缺点,同时实现了检测结果的长期保存。自动化血型分析技术可应用于:①ABO血型鉴定。②Rh血型鉴定。③交叉配血。④抗体筛选。⑤抗体鉴别。目前自动化血型分析技术主要有:

1. U型微孔板法 为96孔U型PVC板,在中心血站进行献血员大批量的ABO血型鉴定时,与全自动加样仪器、酶标仪联合使用。正定型是用自动加样仪器将样品血细胞稀释于U型微板上设置的孔内,再加入经过适当稀释的抗血清;反定型是用自动加样仪器将样品血清加入到U型微孔板中,再加入配制的A型和B型5%标准红细胞悬液,振荡后再置平板离心机上离心,取出静置一定时间,通过肉眼观察或酶标仪在一定波长进行扫描,获取每孔的相对透光率,结合血型判读软件对反应结果进行判读。

2. V型梯度微孔板法 全自动数字血型分析仪V型梯度微孔板法可进行ABO正、反定型及Rh血型鉴定。其自动鉴定血型的基本原理是未凝集红细胞沉降后从V型梯度微孔板孔中的梯度上滚落到孔底部,凝集红细胞沉降后挂在V型梯度微孔板孔中的梯度上,通过摄影技术自动判断结果,该法血型鉴定结果比U型板法更加准确、可靠。

3. 微柱凝胶血型定型检测卡法 本法目前主要应用于大型医院输血科进行交叉配血及血型鉴定等。本法具有准确率高、可重复性强、敏感性高的特点,但需要专门的仪器设备,且试剂较为昂贵。

六、吸收放散试验

根据试验目的和临床应用不同,吸收放散可以是一个整体试验,也可以是分别的两个试验。一般检测IgM类抗体时,应使用冷吸收、热放散;检测IgG类抗体时,应在37℃吸收、乙醚放散。

(一)吸收试验

1. 冷吸收试验 将待检者红细胞用生理盐水洗涤3次,将压积红细胞与已知抗体效价的血清等量混合,置4℃冰箱中孵育30分钟～1小时,用已知抗原的红细胞滴定,比较吸收前后血清中抗体效价。若吸收后的血清抗体效价低于吸收前,证明抗体已被红细胞吸收,从而判断待检者红细胞有无相应抗原及其强度。

2. 温抗体吸收试验 将待检者红细胞用生理盐水洗涤3次,将压积红细胞分别放入两支试管中,分别加ZZAP试剂,混匀,37℃孵育30分钟。离心后,再次用生理盐水洗涤干净,在1管压积红细胞中加入自身血浆2ml,混匀,37℃孵育30分钟,离心后分离血浆,将血浆移至第2管压积红细胞中,再次孵育。两次吸收后,一般可以去除自身抗体,否则表示血清中抗体吸收不完全。

(二)放散试验

放散试验是指把结合到红细胞上的抗体解离下来。

1. 热放散试验 将疑有抗体包被的红细胞用生理盐水洗涤3～6次,将压积红细胞与生理盐水(也可用AB型血清或6%牛清蛋白)等量混合,置56℃水浴箱中7～8分钟,期间摇动数次。取出后以3000r/min离心2分钟;上清液即为放散液。热放散温度要准确,如温度降低,放散出的抗体又会重新与抗原结合;放散抗体时,应不断摇动,促使抗体从抗原抗体复合物上分离下来。

2. 乙醚放散试验 将待检者红细胞洗涤3次,将压积红细胞与生理盐水等量混合,加入2倍的乙醚,用木塞盖紧,颠倒试管,用力振摇1～2分钟,然后以3000r/min离心5分钟,离心后下层是含有抗体的放散液。用吸管插入试管底部吸出放散液,除尽乙醚,然后与一组谱红细胞做间接抗球蛋白试验,以鉴定抗体特异性。

(三) 吸收放散试验的临床应用

1. 去除血清中不需要的抗体 当存在冷抗体、自身抗体或抗血清试剂中混有其他特异性抗体时,可利用吸收试验去除这些不必要或干扰试验的抗体。

2. 证实存在于红细胞上的弱抗原 如在 ABO 亚型鉴定中,红细胞上的 ABH 抗原有时很弱,可能与相应试剂血清反应后不出现明显凝集反应。经过吸收放散后,测定放散液中的抗体,可以确定红细胞上带有的抗原。

3. 分离、鉴定混合抗体 当血清中存在多种血型抗体,并要求鉴定抗体特异性时,可以利用吸收放散试验将抗体分离开来,并分别加以鉴定。

4. 浓缩低效价抗体 当血清抗体效价很低,可以利用吸收放散试验浓缩抗体。

5. 鉴定抗体特异性 用已知抗原红细胞吸收抗体,有助于鉴定、核实该抗体的特异性。

6. 鉴定是否存在免疫性抗体 利用吸收放散试验可鉴定引起新生儿溶血病、免疫性输血反应及免疫性溶血性贫血的抗体。

(李 晖)

第三节 白细胞抗原系统

一、人类白细胞抗原分类

人类白细胞表面表达多种抗原,主要包括 3 类:与红细胞共有的血型抗原、与其他组织细胞共有的血型抗原(人类白细胞抗原)和白细胞所特有的血型抗原。

(一) 与红细胞共有的血型抗原

人类白细胞膜除表达本身所特有的抗原外,还表达一些红细胞血型系统抗原,如 ABO、P、Lewis、Diego、Ii、MNSsU、Kidd、Kell 血型系统中的 A、B、H、Tj^a、Le^a、Le^b、Di^b、I、i、U、Jk^a、Jk^b、K、k 等抗原,但这些红细胞抗原在白细胞膜上表达量比较少,临床意义不大。

(二) HLA 抗原

1958 年 Dausset 首次发现,肾移植患者与供者组织细胞表面的同种异型抗原存在着差异,患者出现排斥反应。反复输血患者血清中存在着与供者白细胞发生反应的循环抗体,这些抗体针对人体所有有核细胞表面的靶分子。这些代表个体特异性并能引起迅速而强烈排斥反应的同种异型抗原为主要组织相容性抗原(major histocompatibility antigen,MHA),由一组紧密连锁的基因编码,其编码的基因群称为主要组织相容性复合体(major histocompatibility complex,MHC)。人的主要组织相容性抗原首先在人白细胞表面被发现,故又称为人类白细胞抗原(human leucocyte antigen,HLA)或 HLA 分子。

(三) 白细胞本身所特有的血型抗原

白细胞本身所特有的血型抗原主要有粒细胞及其前体细胞的特异性抗原(HNA-1a、HNA-1b、HNA-1c、NB、NC、ND、NE 等)和淋巴细胞上的 Gr 系统抗原等。

二、HLA 抗原及抗体

(一) HLA 抗原表达基因

HLA 抗原由一系列紧密连锁的基因编码,这些基因被称为 HLA 复合体,即 HLA 基因,该基因位于人第 6 号染色体短臂上。HLA 基因按其编码分子的结构、表达方式、组织分布和功能等特性不同,可分为 3 类,即 HLA-Ⅰ类、HLA-Ⅱ类和 HLA-Ⅲ类,各类基因都含有多个基因位点。

1. **HLA-Ⅰ类基因** 包括经典 HLA-Ⅰ类基因和非经典 HLA-Ⅰ类基因。经典 HLA-Ⅰ类基因又称 HLA-Ⅰa 基因,包括 HLA-A、HLA-B 和 HLA-C 基因位点,分别编码 HLA-A、HLA-B、HLA-C 抗原重链。非经典 HLA-Ⅰ类基因又称 HLA-Ⅰb 基因,为免疫功能相关基因,包括 HLA-E、HLA-F、HLA-G、HLA-H、HLA-J,分别编码免疫原性和多态性均较低的分子(HLA-E、HLA-F、HLA-G、HLA-H、HLA-J)。

2. **HLA-Ⅱ类基因** 包括经典 HLA-Ⅱ类基因(DP、DQ 和 DR)和非经典 HLA-Ⅱ类基因(LMP、TAP 和 DM)。经典 HLA-Ⅱ类基因编码经典 HLA-Ⅱ类分子,即双肽链(α、β)分子。LMP、TAP 和 DM 为与抗原加工和提呈有关的基因,其编码的分子为非经典 HLA-Ⅱ类分子。

3. **HLA-Ⅲ类基因** 包括 C4B、C4A、C2、Bf、TNF 和 HSP70 基因,分别编码 C4、C2、B 因子、TNF-α、TNF-β 和 HSP-70 分子。

(二) HLA 抗原

HLA 是具有高度多态性的同种异体抗原,其化学本质为一类糖蛋白,HLA 按其分布和功能分为Ⅰ类抗原和Ⅱ类抗原。HLA-Ⅰ类抗原包括 HLA-A、B、C 抗原,HLA-Ⅱ类抗原包括 DR、DQ 及 DP 抗原。HLA-Ⅰ类抗原分子均由两条多肽链组成,一条是 HLA 基因编码的 α 重链,另一条是由第 15 号染色体上非 HLA 基因编码的 β 轻链(β_2-微球蛋白),两者通过非共价键结合形成 HLA-Ⅰ类分子。HLA-Ⅱ类抗原分子结构与 HLA-Ⅰ类抗原分子类似,由 α 和 β 链通过非共价键连接组成。

HLA 分子主要分布在细胞表面,也可出现于体液中,如血清、尿液、唾液、精液及乳汁中也可以检测到游离的可溶性的 HLA-Ⅰ、HLA-Ⅱ类分子。

HLA-Ⅰ类分子广泛分布于体内所有有核细胞表面,但是不同组织细胞表达 HLA-Ⅰ类分子的密度不相同。淋巴细胞表达水平最高。其次为巨噬细胞、树突状细胞及中性粒细胞。而心、肝、肺、成纤维细胞、肌细胞、神经细胞及角膜细胞 HLA-Ⅰ类分子表达水平较低。某些特殊类型的红细胞(如网织红细胞)也能检出 HLA-Ⅰ类分子,但成熟红细胞和滋养层细胞不表达 HLA-Ⅰ类分子。

HLA-Ⅱ类分子表达范围极其狭窄,主要表达在某些免疫细胞表面,如树突状细胞、单核/巨噬细胞、B 淋巴细胞等。此外,精子细胞和活化 T 淋巴细胞表面也表达 HLA-Ⅱ类分子,其表达水平与细胞分化及抗原刺激有关。内皮细胞和某些组织上皮细胞表达的 HLA-Ⅱ类分子与某些自身免疫性疾病的发生有关。而中性粒细胞,未致敏的 T 细胞,肝、肾、脑及胎儿滋养层细胞等均不表达 HLA-Ⅱ类分子。

HLA 抗原具有个体特异性,表达在细胞表面,识别自体和异己成分,参与机体免疫调节,调节细胞免疫和体液免疫,对选择器官组织的移植和血液成分输注的合适供者均具有重要的临床意义。

(三) HLA 抗体

HLA 基因具有遗传多态性,其编码的 HLA 抗原具有较强的免疫原性,致使个体之间细胞膜表面的 HLA 抗原分子相容性概率很低,人类容易通过输血、妊娠及移植等免疫刺激形成同种免疫,产生 HLA 抗体。血液制品中如存在白细胞或血小板(血小板也有 HLA 抗原),反复输注血液制品的患者可能会因为 HLA 抗原的刺激而诱发机体免疫学反应,产生 HLA 抗体,导致临床出现各种输血不良反应。

(四) HLA 抗原抗体检查

1. **HLA 血清学检测** 血清学分型方法就是用一系列已知抗 HLA 抗原的标准分型血清来检测未知淋巴细胞的 HLA 抗原型别,HLA-Ⅰ类抗原和 HLA-Ⅱ类抗原均可采用血清学方法检测。

(1) HLA 抗原检测:HLA 抗原检测一般采用血清学方法,常用的方法有淋巴细胞毒试验(lymphocytotoxicity test,LCT)和 ELISA 法,其中淋巴细胞毒试验是目前实验室指定 HLA 抗原鉴定的标准方法。该方法的原理是淋巴细胞膜上的 HLA 抗原与相应抗体结合后,在补体的协同作用下,引起细胞膜损伤,增加了膜的通透性,表现为细胞溶解破裂,从而使染料(如伊红等)进入死细胞而着色,细胞肿胀,折光性下降。在显微镜下观察着色细胞的百分数,一般认为死细胞(即着色细胞)比例高于 20% 即为阳性反应。进行Ⅰ类抗原分型时可用 T 淋巴细胞或外周血淋巴细胞。进行Ⅱ类抗原分型时需用 B 淋巴细胞,由于 B 细胞分离方法及补体毒性各不相同,Ⅱ类抗原分型比Ⅰ类抗原分型更困难。

（2）HLA 抗体检测：HLA 抗原可引起免疫应答,产生 HLA 抗体。HLA 抗体在临床上具有重要意义,可诱发移植的超急性排斥反应、发热性非溶血性输血反应、血小板输注无效等。目前用于 HLA 抗体检测的方法有多种,常见的方法主要有淋巴细胞毒法、流式细胞仪法、ELISA 法等,其中流式细胞仪法和 ELISA 法较淋巴细胞毒试验敏感,特异性较好,可用于鉴定抗体的特异性或抗体的免疫球蛋白型。

2. HLA 细胞学检测　通过血清学方法可检测 HLA-A、B、C、DR 位点上的抗原,它们也称为 SD 抗原。而利用细胞学分型方法鉴定 HLA-D 位点上的抗原则称为 LD 抗原。HLA 细胞学分型技术是对 HLA-D 抗原特异性进行分型,曾利用该技术鉴定了多个 HLA-D、HLA-DP 抗原,但由于该分型技术细胞来源困难、操作烦琐、试验流程长,不适合常规检测,而且该方法指定抗原偏差较大,故该分型技术已逐渐被淘汰。

HLA 细胞学检测方法主要有混合淋巴细胞培养试验(mixed lymphocyte culture,MLC)、纯合分型细胞(homozygote typing cell,HTC)和预致敏淋巴细胞试验(primed lymphocyte test,PLT),其中 MLC 是一种测定受体和供体主要组织相容性抗原(HLA 抗原)相容程度的试验方法。其基本原理是将两个无关个体功能正常的淋巴细胞在体外混合培养时,由于 HLAⅡ类抗原不同,可相互刺激对方的 T 细胞发生增殖、转化,此为双向混合淋巴细胞培养。若将其中一方的淋巴细胞先用丝裂霉素 C 处理或用 X 射线照射使细胞中 DNA 失去复制能力,但仍能刺激另一方淋巴细胞发生增殖、转化,称为单向混合淋巴细胞培养。两个体间 HLA 抗原差异程度越大,反应越强烈,可通过细胞数量、形态检查或 ^{3}H 标记的胸腺嘧啶核苷(^{3}H-TdR)掺入率检测反映细胞的增殖水平。

3. HLA 分子生物学检测　个体 HLA 遗传学差异本质在于编码其抗原产物的基因上,HLA 分型技术已全面进入 DNA 分型阶段,目前 HLA 分型的分子生物学技术主要有以 PCR 为基础的分子生物学方法和以测序为基础的分子生物学方法等。

目前国内大多数实验室 HLA 分型均采用基因分型技术。但值得注意的是,HLA 基因分型是检测个体 HLA 位点上等位基因的核苷酸序列情况,测定的是核苷酸序列的差异,而 HLA 血清学技术和细胞分型技术是检测 HLA 位点上的抗原情况。基因分型技术与其他两种分型技术大多数情况下相符合,但是某些情况下可能出现不一致现象(如无效等位基因),在分型时应引起重视。

（五）HLA 抗原抗体检查的临床意义

1. 移植医学　HLA 作为人体组织细胞的遗传学标志,在抗原识别、提呈、免疫应答、免疫调控等方面均具有重要作用,是器官移植免疫排斥反应的主要抗原。在器官移植中,移植物能否存活很大程度上取决于供受者 HLA 型别是否匹配。

造血干细胞来源于骨髓、脐带血及外周血,含有大量的免疫细胞(如成熟的 T 淋巴细胞),可以引起严重的免疫排斥反应。造血干细胞移植,对供、受者 HLA-A、HLA-B、HLA-C、HLA-DR、HLA-DQ 及 HLA-DP 基因位点匹配程度的要求最为严格,一般首选 HLA 基因位点全部匹配的同胞供者或非血缘关系的供者。

影响肾移植的基因位点主要有 HLA-A、HLA-B 及 HLA-DR 位点。HLA-DR 位点与移植后肾近期存活有关,而 HLA-A 及 HLA-B 位点与移植后肾远期存活有关。近几年,随着临床新型免疫抑制剂的不断应用,HLA 不匹配肾移植的近期存活率已经明显提高,但是不匹配肾移植长期存活率还有待进一步证实,临床上仍应选择 HLA 位点匹配的供肾进行肾移植。目前,临床在肝脏移植、胸腔器官移植中,未完全要求 HLA 匹配移植。

2. 输血 HLA 抗原可以引起非溶血性发热反应、白细胞减少、血小板输注无效、荨麻疹等多种输血反应。因此,对于需要反复输血的患者,应注意选择 HLA 抗原相同的血液,避免急慢性输血反应的发生。

3. 亲子鉴定 血型是人类的一种遗传性状,在一个家庭中孩子的血型基因必定来自父母,因此,血型可以作为一种遗传标志,用于亲子鉴定。

4. 疾病的诊断 多年研究发现,一些疾病与 HLA 有关。例如,在我国汉族人群中,91% 强直性脊柱炎患者带有 HLA-B27 抗原,而健康人群仅 6.6% 带有该抗原。因此,检查 HLA-B27 抗原对强直性脊柱炎有辅助诊断意义。

三、粒细胞抗原系统

(一) 粒细胞抗原

粒细胞表面抗原一般分为两大类:一类为与其他组织或细胞共有的抗原,另一类为粒细胞特异性抗原。

1. 与其他细胞共有的抗原 粒细胞表面存在与其他细胞共有的同种抗原。例如,粒细胞存在与红细胞血型系统共有的抗原,如 Lewis、P、Kx、Ge、Ii 系统抗原,但没有 ABO 血型系统的 A、B、H 抗原。粒细胞存在与血小板和淋巴细胞共有的抗原,如 5 位点的 5a、5b,经典 HLA-Ⅰ、HLA-Ⅱ 抗原。

2. 粒细胞特异性抗原 粒细胞特异性抗原是指仅分布于粒细胞表面的抗原,这些特异性抗原除分布在中性粒细胞表面外,可能也分布在嗜酸性粒细胞和嗜碱性粒细胞表面上,故统称为粒细胞特异性抗原或人类粒细胞抗原(human neutrophil alloantigen,HNA)。目前发现的 HNA 有 7 种,分别为 HNA-1a、HNA-1b、HNA-1c、HNA-2、HNA-3a、HNA-4a 和 HNA-5a,归属于 5 个粒细胞抗原系统。

(二) 粒细胞抗体

粒细胞抗原免疫刺激产生粒细胞抗体,如 HNA-1a、HNA-1b、HNA-1c、HNA-2a、HNA-3a、HNA-4a 和 HNA-5a 抗体,多数为 IgG 类,但也存在 IgM 抗体,以及 IgM 与 IgA 的混合抗体。多数情况下,IgG 抗体致敏在粒细胞表面,与粒细胞抗原结合,导致粒细胞被肝和脾的单核-吞噬细胞系统清除。

(三) 粒细胞抗原抗体检查

1. 血清学检测 血清学技术检测粒细胞抗原、抗体的方法主要有粒细胞凝集试验、粒细胞免疫荧光试验、流式细胞术、单克隆抗体特异性粒细胞抗原捕获试验和 ELISA 等方法。

2. HNA 基因分型技术 HNA-1、HNA-2、HNA-3、HNA-4 和 HNA-5 的分子机制已经阐明,且已经证实 HNA 系统抗原的差异由单核苷酸多态性引起的,因此,理论上能够区分单核苷酸多态性的方法均可应用于 HNA 基因分型。

(四) 粒细胞抗原系统检查临床意义

人类粒细胞抗原作为一组中性粒细胞表达的免疫遗传分子,其主要的临床意义是粒细胞抗原抗体反应引起的临床疾病,如:发热性非溶血性输血反应、输血相关性急性肺损伤、输血相关性同种免疫性粒细胞减少症、新生儿同种免疫性粒细胞减少症等。粒细胞抗原抗体检测对于及时诊断和治疗粒细胞血型抗原系统引起的疾病有重要意义。

第四节 血小板血型系统

一、血小板血型系统抗原

血小板表面具有复杂的抗原系统,由遗传决定。血小板血型系统抗原主要分为两大类,即血小板相关性抗原（platelet-associated antigen）和血小板特异性抗原（platelet-specific antigen）。

（一）血小板相关性抗原

血小板相关性抗原又称血小板非特异性抗原，主要包括人类白细胞抗原（HLA）和一些红细胞血型系统抗原，除表达在血小板表面外，也表达于其他组织或细胞表面。

1. 与红细胞血型系统共有抗原 现已证明血小板表面存在ABH、Lewis、Ii、P等红细胞血型系统抗原，但无Rh、Duffy、Kell、Kidd和Lutheran等红细胞血型系统抗原。血小板上的ABH抗原大部分是从巨核细胞分化而来的，或者是血小板膜糖蛋白表达的，小部分是从血浆中吸附的。

由于血小板表面存在着ABH血型抗原，因此目前临床血小板输血推荐ABO血型同型输注。因为在ABO血型不相合的血小板输注中，容易出现血小板输注无效。例如，ABO主侧不相容时的血小板输注：A/B型血小板输注给O型患者，A/B型血小板表面的抗原物质与O型受血者血清中高效价抗A和（或）抗B抗体可以发生免疫反应，导致O型受血者血小板输注无效。ABO次侧不相容时的血小板输注：O型血小板输注给A/B型患者，O型血清中的抗A和（或）抗B抗体可以和受血者血清中的可溶性A/B物质结合形成抗原抗体复合物，后者通过Fc受体结合在血小板表面，加速血小板的破坏。

2. 与HLA系统共有血型抗原 血小板膜上存在HLA-Ⅰ类抗原，包括HLA-A、HLA-B抗原和少量HLA-C抗原，这些抗原位于血小板内膜，是血小板膜的组成部分之一。迄今未发现血小板表面存在HLA-DR、HLA-DP和HLA-DQ位点的HLA-Ⅱ类抗原。但在特定细胞因子的刺激下，血小板表面可以表达HLA-DR抗原。一般情况下，血小板表面的HLA抗原小部分是从血浆中吸附的，大部分为内源生成的血小板膜蛋白。

（二）血小板特异性抗原

血小板特异性抗原，又称为人类血小板抗原（human platelet antigen, HPA），是血小板膜糖蛋白携带的一类特异性抗原，由特定的抗原决定簇组成，表现血小板独特的遗传多态性。

最新研究发现，HPA并非血小板所特有，也分布于其他细胞上，如HPA-1和HPA-4存在于内皮细胞、成纤维细胞和平滑肌细胞上。HPA-5存在于活化的T淋巴细胞和内皮细胞上。

目前免疫血清学已经确定了24个血小板同种特异性抗原，归于6个HPA系统，即HPA-1～HPA-5和HPA-15系统，每个系统至少包括2个对偶抗原。其中HPA-1含有HPA-1a和HPA-1b抗原，HPA-2含有HPA-2a和HPA-2b抗原，HPA-3含有HPA-3a和HPA-3b抗原，HPA-4含有HPA-4a和HPA-4b抗原。而HPA-5系统含有HPA-5a、HPA-5b、HPA-6bw～HPA-14bw共11个抗原。HPA-15系统含有HPA-15a、HPA-15b、HPA-16bw、HPA-17w共4个抗原。

二、血小板血型系统抗体

血小板抗原HLA和HPA均具有多态性，可介导同种抗体的产生，如HLA抗体、血小板特异性抗体和血小板自身抗体等，引发同种免疫性血小板减少。

1. HLA抗体 血小板上HLA抗原的免疫原性比白细胞弱，但其在血小板上的数量较多，约占外周血HLA-Ⅰ类抗原总量的70%，对于多次输注血小板进行治疗的患者来说，仍会刺激机体产生免疫学反应而产生HLA抗体，引起血小板输注无效。

2. 血小板特异性抗体 HPA是血小板表面所具有的血小板独特性抗原，具有多态性。受血者因输注与之不配合的血小板，或因多次妊娠等免疫刺激，机体可能会产生抗血小板抗体（如HPA-1a、HPA-2b、HPA-3a、HPA-4a抗体等），引起血小板输注无效、输血后紫癜（post-transfusion purpura, PTP）或新生儿同种免疫性血小板减少症（neonatal alloimmune thrombocytopenia, NAITP）。

3. 血小板自身抗体 由于患者体内自身免疫系统失调，机体产生针对自身血小板抗原（如HPA、HLA等）的抗体，多为IgG或IgA型抗体，可引起特发性血小板减少性紫癜（idiopathic thrombocytopenic purpura, ITP）。

三、血小板抗原抗体检查

血小板血型系统在临床医学和输血实践中具有重要意义,检测血小板抗体的有无可以帮助提高血小板输注的安全性和有效性。传统研究血小板血型的方法主要依靠血清学分型技术。近年来,血小板血清学检测方法有了很大进展,一些分子生物学技术被应用于血小板血型分型。

(一)血清学检查

1. 简易致敏红细胞血小板血清学试验(SEPSA) 将血小板抗原固定在 U 型板孔壁上,与被检血清反应后洗净,应用 IgG 抗 RhD 致敏的红细胞作为指示细胞,以兔抗人 IgG 作为免疫反应结合剂,在反应板的 U 型孔中进行免疫血清学反应。倘若血小板上结合有抗血小板抗体,则兔抗人 IgG 的 Fab 段与血小板抗体上的 Fc 段及指示细胞上抗 D 抗体的 Fc 段结合,指示细胞向孔底移动被阻止,覆盖在固定的血小板单层上为阳性结果。倘若血小板上无抗血小板抗体,则指示细胞向孔底移动不受阻,均聚集在孔底中央,成为血凝细胞扣为阴性结果。SEPSA 包括直接试验与间接试验,直接试验测定患者血小板表面抗血小板抗体,间接试验检测血清中的血小板抗体。

本试验可用于:①血小板抗体筛选:包括 HLA 抗体、HPA 抗体及其他血小板反应性抗体,辅助血小板相关免疫性疾病的诊断。②血小板交叉配型:为患者筛选相容性的血小板或血小板供者。③患者自身抗体检测:包括血小板结合抗体和血清中游离抗体,检测血小板结合抗体可将患者血小板平铺在反应孔后,直接加入抗人 IgG 和指示红细胞进行检测,血清中的游离抗体可通过患者自身血小板和血清反应来检测。

该方法操作简便、快速,结果直观可靠,而且其敏感性及特异性和免疫荧光法相一致。此外,采用完整血小板作为抗原进行检测适合于血小板交叉配型。但是不能区分抗体的特异性,检测的血小板抗体包括 HLA-Ⅰ类抗体、HPA 抗体及其他血小板反应性抗体。

2. 其他试验 主要有微柱凝胶血小板相容性试验、血小板免疫荧光试验、单克隆抗体特异性捕获血小板抗原试验等。

(二)分子生物学检查

分子生物学检测主要以 PCR 技术为基础,目前,国内外已广泛开展 HPA 基因分型工作。

四、血小板抗原抗体检查的临床意义

通过妊娠、输血或骨髓移植等免疫刺激,患者体内均有可能产生同种血小板抗体,导致血小板输注无效、输血后紫癜、新生儿同种免疫血小板减少症和骨髓移植相关的血小板减少症等。由于自身免疫系统失调,患者体内产生的血小板自身抗体可以诱导自身免疫性血小板减少症。

1. 提高血小板输注疗效 给患者反复输注血小板,血清中可产生血小板同种抗体,当再输入血小板后,即可发生血小板抗原抗体的免疫反应。输入的血小板会迅速被破坏,血小板不仅不升高,有时反而会下降,呈现血小板输注治疗无效情况。血小板产生的抗体主要是针对血小板特异抗原和 HLA,因此,选择与患者血小板和 HLA 相配的供血者,输浓缩血小板可获得更好的效果。

2. 诊断新生儿同种免疫性血小板减少性紫癜 新生儿同种免疫性血小板减少性紫癜是由于胎儿和母亲的血小板血型不合,使母亲产生同种免疫性抗体,这种免疫性抗体能通过胎盘进入胎儿体内,与血小板特异性反应而导致胎儿或新生儿的血小板减少。该病的病死率极高,主要通过检查血小板抗原和抗体进行诊断。

3. 诊断原发性血小板减少性紫癜 原发性血小板减少性紫癜表现为患者体内存在抗血小板自身抗体,使血小板大量破坏而出现出血症状。检测血小板抗体是诊断原发性血小板减少性紫癜的一种手段。

(龚道元)

第五节　采供血机构及成分血制备

一、采供血机构分类及职能

血液是宝贵的医疗资源,输血是重要的治疗手段。采供血机构负责血液采集、检验、加工、储存、运输等,并为临床用血提供服务。

（一）分类

血站是指不以营利为目的,采集、提供临床用血的公益性卫生机构。采供血机构主要分为血站和单采血浆站,血站分为一般血站和特殊血站。一般血站包括血液中心、中心血站和中心血库。特殊血站主要为脐带血造血干细胞库。单采血浆站是指采集供应血液制品生产用原料血浆的单位。

1. **血站**　每个省级行政区域只设一个血液中心,一般设在直辖市或省会城市。中心血站应当设置在设区的市级人民政府所在城市,中心血站业务科室主要有血源组织与管理科、血液采集科、检验科、成分血制备科、机采科、血液贮存与发放科以及质量管理科等。在血液中心或中心血站难以覆盖的县(市),可以根据实际需要设置一所中心血库,中心血库可以设置在当地县级综合医院内。同一行政区域内不得重复设置血液中心、中心血站。

2. **单采血浆站**　单采血浆站设置在县及县级市,不得与一般血站设置在同一县级行政区域内。有地方病或者经血传播传染病流行、高发的地区不得规划设置单采血浆站。

（二）血液中心和血站的职责

1. **血液中心主要职责**　①按照省级人民政府卫生行政部门的要求,在规定范围内开展无偿献血工作者的招募、血液的采集与制备、临床用血供应以及医疗用血的业务指导工作。②承担所在省、自治区、直辖市血站的质量控制与评价。③承担所在省、自治区、直辖市血站的业务培训与技术指导。④承担所在省、自治区、直辖市血液的集中检测任务。⑤开展血液相关的科研工作等。

2. **中心血站主要职责**　①按照省级人民政府卫生行政部门的要求,在规定范围内开展无偿献血者的招募、血液的采集与制备、临床用血供应以及医疗用血的业务指导等工作。②承担供血区域范围内血液储存的质量控制。③对所在行政区域内的中心血库进行质量控制等。

二、献血者教育、动员和招募

1998年,《中华人民共和国献血法》实施以来,国家实行无偿献血制度。无偿献血是血液安全的基础。"无偿献血,宣传先行",通过宣传,增加公民无偿献血的意识,建立一支庞大的固定无偿献血者队伍是安全血液充足供应的有效方法。

献血者动员、招募可以有多种形式,如:①街头采血车、献血屋宣传招募无偿献血志愿者。②献血者回访进行动员招募。③医院、血站血费报销的窗口来进行宣传招募。④通过各种媒体或各种宣传日如世界献血者日(每年6月14日,国际输血协会2004年发起)等向人们宣传、播放和发放相关的宣传资料来进行招募。⑤在大中专院校和大中型企业内,采取专题报告、讲座、展板等形式宣传进行志愿者招募。⑥已经加入无偿献血志愿者队伍的志愿者向自己的亲戚、朋友进行宣传,介绍他们加入献血志愿者。

三、献血者健康检查

献血者献血前健康检查主要包括两方面,即一般体格检查和血液初筛检查。据最新颁布的《献血者健康检查要求》(GB18467—2011)对此有明确的规定。此外,对献血者的献血量、献血时间及献血成分也有一定的要求。

(一) 献血者体格检查项目及合格标准

我国献血者体格检查项目和合格标准见表3-11。

表3-11 我国献血者体格检查合格标准

体检项目	标 准
年龄*	18~55周岁
体重	男:≥50kg;女:≥45kg
血压	收缩压:12.0kPa(90mmHg)~18.7kPa(140mmHg) 舒张压:8.0kPa(60mmHg)~12.0kPa(90mmHg)
脉搏	60~100次/分
体温	正常
其他	皮肤无黄疸、创面感染、皮肤病;四肢无重度残疾及关节红肿;双臂静脉穿刺部位无损,无静脉注射痕迹

注:*身体允许又积极主动献血者可延长至60岁

(二) 献血前血液初筛项目及合格标准

我国献血者献血前血液初筛项目和合格标准见表3-12。

表3-12 我国献血者血液初筛合格标准

检查项目	合 格 标 准
血型	ABO血型(正定性)
血红蛋白(Hb)	男:≥120g/L;女:≥115g/L(仪器法) 男:≥1.052;女:≥1.051(硫酸铜比重法)
丙氨酸氨基转移酶(ALT)	≤40单位(干化学法)
乙型肝炎表面抗原(HBsAg)	阴性(金标法)

四、全血采集、保存与运输

(一) 献血场所

献血场所是为献血者提供献血前健康征询、健康检查和血液采集等献血服务的专用场所。采血场所分为固定献血场所和流动场所,前者如血站内的献血室及血站外的献血屋,后者如在机关、企事业单位和社会团体等设立的专业献血车。献血场所设置献血者健康征询与检查区、血液采集区、献血后休息区和血液存放区。献血者健康征询与检查区应具有私密性,以便能对献血者进行保密性征询和正确体检。献血场所必须整洁、卫生、安全,而且其选址、布局、人员、设施配置符合《献血场所配置要求》(WS/T401—2012)的规定。

(二) 血液保养液

血液离体后,会发生一系列细胞的、化学的、酶学等改变。血液保养液(blood preservation solution)是血液采集后储存的液体环境,对血液及其成分的质量和功能至关重要。血液保养液是以抗凝剂、葡萄糖等为主要成分的用于防止血液凝固并维持血液各成分生物活性和生理功能的制剂。

1. ACD保养液 ACD(acid citrate dextrose preservation solution)保养液主要由枸橼酸、枸橼酸盐、葡萄糖组成,其中葡萄糖是红细胞代谢的主要能量来源;枸橼酸钠是抗凝剂,也有阻止糖酵解的作用;枸橼酸使保养液pH较低,使保养液酸化,可以防止高压灭菌时葡萄糖的氧化反应,枸橼酸还可延缓红细胞脆性的增加。ACD 保养液可在 4℃保存全血 21 天。

2. CPD 保养液　1957 年 Gibson 在 ACD 保养液中加入磷酸盐，成为 CPD(citrate phosphate dextrose preservation solution)血液保养液。主要成分有枸橼酸、磷酸、葡萄糖组成。磷酸盐的作用是提高保养液的 pH(pH 从 5.03 提高到 5.63)，使 2,3-DPG 下降速度减慢，有利于红细胞的保存。CPD 保养液可在 4℃保存全血 21 天。

3. CPDA 保养液　CPDA(citrate phosphate dextrose ahenine preservation solution)保养液主要由枸橼酸、枸橼酸钠、磷酸二氢钠、葡萄糖和腺嘌呤组成。腺嘌呤可以促进 ATP 合成，有利于红细胞活性维持，延长血液保存期，CPDA 保养液可在 4℃保存全血 35 天。

另外，各种改良配方的血液保养液见表 3-13。

表 3-13　常用全血保养液的组成和性能

保养液种类	成分及含量					pH	红细胞保存天数
	枸橼酸三钠·$2H_2O$(g/L)	枸橼酸·H_2O(g/L)	无水葡萄糖(g/L)	磷酸二氢钠·H_2O(g/L)	腺嘌呤(mg/L)		
ACD-A	22.0	8.0	24.5	—	—	5.03	21
ACD-B	13.2	4.4	14.7	—	—	5.03	21
CPD	26.3	3.27	25.5	2.22	—	5.63	21
CPDA-1	26.3	3.27	25.5	2.22	173	5.63	35

各种保养液的有效期均是指红细胞在保存期末输入到人体 24 小时后的红细胞仍有 70% 以上的存活率。保存温度 2~6℃仅是红细胞的最佳保存温度，在此条件下，血液中的凝血因子、白细胞、血小板等有效成分会很快失去活性。白细胞寿命只有 5 天，其中粒细胞死亡最快，淋巴细胞最后，血小板在 24 小时内至少有 50% 丧失功能，48 小时更为显著。凝血因子Ⅷ保存 24 小时及因子Ⅴ保存 3~5 天后活性丧失可达 50%。全血 4℃保存 5 天后的基本成分是红细胞和血浆蛋白。血液在储存过程中，红细胞的形态、功能和生物化学等方面会发生改变，随着储存时间的延长变化更加显著，即红细胞"贮存损伤"。全血保存过程中，其一些生化指标的变化见表 3-14。

表 3-14　全血保存过程中一些生化指标的变化*

项目	CPD 储存		CPDA-1 储存	
	0 天	21 天	0 天	35 天
pH(37℃测定)	7.20	6.84	7.60	6.89
输后 24 小时红细胞存活率(%)	100	80	100	79
ATP(% 初值)	100	86	100	56±16
2,3-DPG(% 初值)	100	44	100	<10
血浆 K^+(mmol/L)	3.9	21.0	4.2	27.3

注：* 摘自 2005 年版美国血库联合会(AABB)手册

（三）血液采集

1. 采血容器　采用一次性密闭多联塑料血袋系统，一般选用三联(或四联)血袋，包含一个含有全血保养液的首袋，用于全血的采集，一个含有红细胞添加液的袋子及一个或两个以上空的转移袋，用于成分血的制备，各个塑料单袋用二通或三通塑料管道连接成密闭系统，袋与袋之间一般采用折通管或夹片控制血液的互通。如制备去白细胞成分血，则在首袋与一个转移袋之间还需连有白细胞滤器。多联采血袋的示意图见图 3-2。

2. 血液采集程序及要求　血液采集同一般静脉采血。静脉穿刺成功后，固定针头位置，用敷料保护穿刺点。维持静脉穿刺点与血袋的落差，保持血流通畅。嘱献血者做握拳和松手动作，以促进静脉回流。血液开始流入采血袋后，即将其与抗凝剂轻轻摇匀混合，应当至少每 90

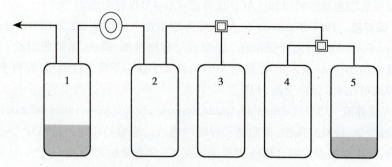

图 3-2　多联白细胞过滤采血袋示意图

1 为含有保养液的采血首袋;1、2 袋之间为白细胞滤器;2、3、4 为转移空袋;
5 为含红细胞添加液袋

秒混合 1 次。同时对采血时间进行控制,200ml 全血采集时间>5 分钟,或 400ml 全血采集时间>10分钟,应给予特殊标识,所采集的全血不可用于制备血小板。200ml 全血采集时间>7 分钟,或 400ml 全血采集时间>13 分钟,所采集的全血不可用于制备新鲜冷冻血浆。

标本只能在献血时同步留取,不得在献血者健康检查时提前留取。采用唯一的条码(同一献血码 50 年不得重复)标识献血记录、血袋、标本管。血站工作人员将献血者信息录入血液管理信息系统(blood management information system,BMIS),颁发献血证,并鼓励再次献血。

全血献血间隔不少于 6 个月,单采血小板献血后与全血献血间隔不少于 4 周,全血献血后与单采血小板献血间隔不少于 3 个月。

(四) 血液采集后的保存与运输

采集的全血绝大多数用于制备成分血的起始血液,即原料血。全血采集后应根据制备成分血品种的不同,尽快在合适的温度下保存与运输,并制备为成分血。需要制备浓缩血小板的全血,室温或 20~24℃保存与运输,其他全血在 2~6℃条件下储存,2~10℃运输。各种成分血的保存条件、保存期见本节"六、成分血制备"部分。

在血液储存和运输过程中,坚持冷链要求,以保证血液的质量。冷链(cold chain)是指为了保证血液及血液制品的质量,从采血到用血的整个过程中,始终使其处于恒定的低温状态的一系列整体冷藏方案、专门的物流网络和供应链体系。冷链应遵循 3T 原则,即温度(temperature)、时间(time)、储存耐性(tolerance)。

五、血液检验

采血后,血液加工入库前必须对血液进行进一步检查,包括:血型、转氨酶、传染病标志物(乙肝、丙肝、艾滋病、梅毒)等检测,以确保血液质量及血液安全。我国献血者献血后血液检验的具体项目和合格标准见表 3-15。

表 3-15　我国献血者献血后血液检测合格标准

项目	标准及方法
ABO 血型	正确(正、反定型,大样本的血型筛查常用平板或微板法)
Rh(D)血型	正确(正定型)
ALT	≤25 单位(赖氏法)
HBsAg、HBV-DNA	阴性(ELISA、PCR 法)
HCV 抗体	阴性(ELISA 法)
HIV 抗体	阴性(ELISA 法)
梅毒抗体	阴性(PRP 法或 TRUST 法)

六、成分血制备

成分血是指通过离心、过滤等方法制备的治疗性血液成分,如红细胞、白细胞、血小板和血浆。制备方式有两种,一种是将采血袋采集的全血离心分离制成一种或几种血液成分。另一种是使用血细胞分离机从符合要求的献血者血液中采集出一种或几种血液成分而制备成单采成分血,如单采血小板、单采新鲜冷冻血浆、单采粒细胞等。

(一)红细胞制备和保存

1. 浓缩红细胞　浓缩红细胞(concentrated red blood cell,CRC)是经过任何在有效期内的全血分离出部分血浆制备而成。

(1)制备方法:一般推荐二联袋采集的全血制备浓缩红细胞,步骤如下:①二联袋采集200ml或400ml全血注入主袋。②将全血在2~6℃离心,离心力5000g离心7分钟,沉淀红细胞。③取出离心全血,将部分血浆转入空的转移袋内。④用热合机切断塑料袋间的连接管,即制备成浓缩红细胞。

(2)保存:保存于2~6℃,保养液为CAD可保存21天,保养液为CPDA可保存35天。

2. 悬浮红细胞　悬浮红细胞(suspended red blood cell,SRC)又称添加剂红细胞,是将全血中大部分血浆分离,并加入红细胞添加剂制成的红细胞成分血。悬浮红细胞使用方便,是临床广泛使用的红细胞制剂。

(1)红细胞添加液:主要有MAP(甘露醇-腺嘌呤-磷酸盐)、SAGM(氯化钠-腺嘌呤-葡萄糖-甘露醇)、AS(添加液)系列等。SAG由氯化钠-腺嘌呤-葡萄糖组成;在SAG保存液中加甘露醇(抗溶血剂),即形成了SAGM保存液;在SAGM中加入少量磷酸盐,即形成了MAP保养液。各种红细胞添加液组成成分及保存时间见表3-16,表中红细胞添加液的各"种类"与"对应的全血保养液"呈一一对应关系,不能交叉应用,即全血保养液如果为ACD-B,那么在制备悬浮红细胞时只能添加MAP。

表3-16　常见的红细胞添加液的组成成分和保存时间

种类	成分及含量(g/L)							对应的全血保养液	保存时间(天)
	枸橼酸钠·2H$_2$O	枸橼酸·H$_2$O	磷酸二氢钠·2H$_2$O	葡萄糖	氯化钠	腺嘌呤	甘露醇		
MAP	1.50	0.20	0.94	7.21	4.97	0.14	14.57	ACD-B	35
SAGM	–	–	–	9.00	8.77	0.17	5.25	CPD	35
AS-1	–	–	–	22.00	9.00	0.27	7.5	CPD	42
AS-3	–	0.42	2.85	11.00	7.18	0.30	–	CP2D	42

(2)悬浮红细胞制备方法:①用含有红细胞保存液的三联袋或多联袋采集全血。②在大容量离心机内(2~6℃)离心3400g离心7分钟,分离血浆。③取出血袋,将上层血浆转移入空的转移带,封闭。④把沉淀的红细胞与红细胞保存液充分混合。⑤用高频热合机切断采血袋之间的连接管并封闭,制成悬浮红细胞。

(3)保存:保存于2~6℃条件下,运输温度2~10℃,长途运输不超过24小时。红细胞添加液为MAP、SAGM、CPDA-1,保存期为35天;添加液为AS-1、AS-3、AS-5,保存期为42天;添加液是生理盐水,可保存24小时。

3. 去白细胞悬浮红细胞　使用白细胞过滤器清除悬浮红细胞中几乎所有的白细胞,并使残留在悬浮红细胞中的白细胞数量低于一定数值的红细胞成分血称为去白细胞悬浮红细胞。

(1)制备方法:白细胞去除技术是指在保证血液制剂质量的前提下,对血液制剂中的白细胞进行有效的清除。白细胞去除技术主要有:①离心去除法:通过离心分离的方法去除白细胞,现已不被采用。②滤器去除法：利用机械阻滞以及白细胞的黏附作用而滤除血液制剂中的白细胞。根据过滤材料的不同，白细胞滤器分为：尼龙纤维、棉花纤维、乙酸纤维、聚酯纤维、玻璃纤维、聚乙烯醇多孔板滤器等。由于红细胞和血小板的生物学特性差异较大，因此，白细胞滤器又可分为：用于红细胞制剂的白细胞滤器和用于血小板制剂的白细胞滤器。我国绝大多数采供血机构都采用过滤法。

(2) 保存：同"悬浮红细胞"。

4. 洗涤红细胞 采用特定的方法将保存期内的全血、悬浮红细胞用大量等渗溶液洗涤，去除几乎所有血浆成分和部分非红细胞成分，并将红细胞悬浮在氯化钠注射液或红细胞添加液中所制成的红细胞成分血。

(1) 制备方法：①起始血液，无破损渗漏，血液外观正常，在有效期内。②连通红细胞悬液袋导管和洗涤溶液联袋。③将洗涤溶液移至红细胞袋内，夹紧导管，混匀。④按照制备"悬浮红细胞"的离心程序进行离心操作。⑤离心后将血袋取出，避免震荡，垂直放入分浆夹中，把上清液转移至空袋内，夹紧导管。⑥重复③④⑤步骤，洗涤3次。⑦将保存液移入已完成洗涤的红细胞，混匀。⑧热合，贴签，入库。

(2) 保存：保存温度为2～6℃，如果在开放环境制备或最后以生理盐水混悬，洗涤红细胞保存期为24小时。如果是在闭合无菌环境中制备且最后以红细胞保存液混悬，洗涤红细胞保存期与洗涤前的红细胞悬液相同。

5. 冷冻红细胞与冷冻解冻去甘油红细胞 采用特定的方法将自采集日期6天内全血或悬浮红细胞中的红细胞分离出，并将一定浓度和容量的甘油与其混合后，使用速冻设备进行速冻或直接置于-65℃以下的条件下保存的红细胞成分血，称为冷冻红细胞。采用特定的方法将冷冻红细胞融解后，清除几乎所有的甘油，并将红细胞悬浮于一定量的氯化钠注射液或红细胞保存液中的红细胞成分血，称为冷冻解冻去甘油红细胞。

冷冻红细胞最大的优点是可以长期保存。为了防止冷冻引起红细胞的解体死亡，需要在冷冻的过程中加入防冻剂（甘油最为常用），一般常用防冻剂根据他们能否穿透细胞膜分为两种：一是细胞内防冻剂（可降低溶液的冰点，增加不冻水量），如甘油、二甲亚砜(DMSO)；二是细胞外防冻剂（能使溶液的冰点降低，增加不冻水量，还可能影响冰的形成），如羟乙基淀粉(HES)、乳糖。冷冻红细胞制备与保存技术多应用于稀有血型（目前主要是指RhD阴性）红细胞保存，是临床稀有血型紧急用血的重要保障措施。目前，冷冻红细胞的制备方法有两种：高浓度甘油慢冻法和低浓度甘油超速冷冻法，其中前者较为常用。

低浓度甘油超速冷冻法是由美国纽约血液中心Rowe首先建立。其方法是在浓缩红细胞中加入等体积甘油化试剂，快速(1.5～2.0分钟)冷冻并保存在-196℃液氮中。其解冻时放入45℃水浴快速解冻，离心去甘油后再用16%甘露醇生理盐水300～350ml洗涤、离心去上清，然后加生理盐水或0.2%葡萄糖的生理盐水1000～2000ml，离心去上清后加入等体积的上述溶液即可。

冷冻解冻去甘油红细胞采用特定的方法将冷冻红细胞融解后，清除几乎所有的甘油，并将红细胞悬浮于一定量生理盐水中的红细胞成分血，属于红细胞成分血的一种。甘油的洗脱方法一般分为盐水洗涤法和糖浆洗涤法，前者较为常用。糖浆洗涤法又名团聚法，是利用50%葡萄糖和10%蔗糖溶液反复洗涤，最终用生理盐水混成的红细胞悬液。

(二) 血小板制备和保存

1. 浓缩血小板制备 采集后置于室温保存和运输的全血于采集后6小时内，或采集后置于20～24℃保存和运输的全血于24小时内，在室温条件下将血小板分离出，并悬浮于一定量血浆内的成分血称为浓缩血小板(PC)。

(1) 富血小板血浆(PRP)法制备：①轻离心：20～24℃条件下，将采集的全血轻离心（一般为1100g离心5分钟或700g离心10分钟)后,将富含血小板血浆转移至转移袋。②将红细胞保存液袋内的红细胞保存液转移至红细胞袋。③核对血袋上的献血条形码,如一致则热合断离,生成1袋悬浮红细胞和1袋富血小板血浆。④重离心:20~24℃条件下,将富含血小板血浆袋重离心(一般为3750g离心6分钟或3000g离心20分钟),上清为血浆,沉淀物为血小板。⑤留取适量血浆,将多余的血浆转移至已经移空的红细胞保存液袋,热合断离,生成1袋浓缩血小板和1袋血浆。⑥将浓缩血小板袋在室温静置1~2小时,待自然解聚后,轻轻均匀血袋,制成浓缩血小板混悬液。

(2) 白膜法制备:①重离心:在20~24℃条件下,将采集的全血重离心(一般为3750g离心6分钟或3000g离心20分钟)后,将血浆转移至第1个转移袋,将适量血浆及白膜层转移至第2个转移袋。②将红细胞保存液袋内的红细胞保存液转移至红细胞袋,充分混合即为悬浮红细胞。③核对血袋上的献血条形码,如一致则热合断离悬浮红细胞袋和血浆袋。④轻离心:在20~24℃条件下,将白膜成分袋和1个空袋一起进行轻离心(一般为280g离心10分钟),将上层富含血小板血浆转移至空袋,制成浓缩血小板,热合断离,弃去白细胞袋。

(3) 保存:温度为20~24℃,并持续轻缓振摇。储存于普通血袋时保存期24小时,储存于血小板专用血袋时保存期5天。当密闭系统变为开放系统,保存期为6小时,且不超过原保存期。

2. 单采血小板 使用血细胞分离机,在全封闭的条件下,自动将符合要求的献血者血液中的血小板分离并悬浮于一定量血浆内的单采成分血,称为单采血小板。

(1) 血细胞分离机工作原理:通过封闭的管道,将采集的血液与适当比例的抗凝剂(约225ml)进入分离杯内,经离心力作用分离,将比重大的红细胞、粒细胞、淋巴细胞与比重较小的血小板、血浆分成上下两层,在计算机的控制下,血小板成分流入采集袋内,剩余的红细胞等成分经采血针回输给献血者。当回输完成后,直到采足所需的血小板数量,其整个过程是全封闭和无菌的状态下进行的。

(2) 单采血小板对献血者的要求:捐献者除符合规定捐献全血的检查标准外,还需符合以下要求:①血液要求:血细胞比容(HCT)≥0.36;采前血小板(PLT)计数≥$150×10^9$/L且<$450×10^9$/L;预测采后血小板≥$100×10^9$/L。②时间要求:单采血小板间隔时间为不少于2周且不大于24次/年。因特殊配型需要,由医生批准,最短间隔时间不少于1周。每次采集过程需要1.0~1.5小时。③其他要求:口服抑制或损害血小板功能药物(如阿司匹林类药物)停药后超过5天者;捐献者应肘静脉粗大,充盈良好;采集前宜吃清淡食物,切忌空腹献血。

(3) 血小板采集:单采血小板和去白细胞单采血小板(用配套的去白细胞采集血袋)通常使用离心式血细胞分离机进行自动采集和分离。

(4) 保存:同"浓缩血小板"。

3. 其他血小板制剂

(1) 洗涤血小板:血小板制剂中含有血浆成分,对于血浆引起输注不良反应的患者必须输注血小板时,通过将单采血小板用晶体盐溶液洗涤去除血浆后制备成洗涤血小板进行输注。洗涤血小板保存温度与"浓缩血小板"相同,悬浮于生理盐水溶液后保存24小时。

(2) 辐照射血小板:使用γ射线对血液制剂进行照射,使血液制剂中的T淋巴细胞失去活性所制成的成分血。辐照对血小板功能影响较小,可在其保存期内能任何时间辐照。保存温度、保存期与原制剂相同,辐照后宜尽快使用。

(3) 去白细胞血小板:血小板成分分血中的非治疗性成分如白细胞等是一种"污染物",反复输注会产生HLA同种免疫抗体而导致非溶血性免疫性发热输血反应发生率高,引起血小板输注无效、输血相关移植物抗宿主病,以及某些嗜白细胞相关的病毒感染。去除白细胞可减少副作用,提高血小板输注效果。

(三) 单采粒细胞制备和保存

使用血液单采机在全封闭的条件下自动将符合要求的献血者血液中的粒细胞分离出并悬浮于一定量血浆内的单采成分血。

1. 采集方法 利用血细胞分离机并根据设定的粒细胞单采程序,采集献血者血液中的粒细胞。因一次采集量为$(1.5～3.0)\times 10^{10}$个粒细胞,所以在采集前需让献血者口服一定剂量的粒细胞动员剂(皮质固醇类药物或使用粒细胞集落刺激因子),使骨髓和边缘池的粒细胞释放进入循环池,从而提高外周血中粒细胞的含量。

2. 保存 单采粒细胞保存温度为20～24℃,保存期24小时,应辐照后尽早使用。

(四) 血浆制备和保存

1. 新鲜冷冻血浆制备和保存 全血采集后最好在6小时(ACD)或8小时(CPDA-1)内,但不能超过18小时,将血浆分离速冻呈固态后并保存于-18℃以下冰箱,即为新鲜冷冻血浆(fresh frozen plasma,FFP)。

(1) 制备方法:①使用二联以上的采血袋采集血液。②采集的全血冷藏保存时间不超过18小时。③采血顺畅,200ml全血采集不超过3分钟,400ml全血采集不超过6分钟。血浆的分离按照"浓缩红细胞"或"悬浮红细胞"制备方法操作。速冻:①将拟速冻的血袋逐袋平放,而不应重叠堆放。②应当将新鲜血浆快速冻结,在60分钟内将血浆中心温度降至-30℃以下。

(2) 保存:保存温度低于-18℃,保存期为自采血之日起1年,解冻后2～6℃保存,应24小时内输注。

2. 冷冻血浆制备和保存 采用特定的方法,在全血有效期内将血浆分离(从采集至冷冻呈固态时间已超过18小时)出并冷冻呈固态的成分血,或从新鲜冷冻血浆(含单采新鲜冷冻血浆)中分离出冷沉淀凝血因子后,将剩余部分冷冻呈固态的成分血,以及新鲜冷冻血浆(含单采新鲜冷冻血浆)超过其保存期(1年)后都称为冷冻血浆(frozen plasma,FP)。

(1) 制备方法:①保存期内的全血,按照"浓缩红细胞"或"悬浮红细胞"制备方法分离出血浆并冷冻呈固态。②新鲜冷冻血浆在效期内分离出冷沉淀凝血因子后,将剩余的血浆冷冻呈固态。③新鲜冷冻血浆超过1年保存期后自然转为冷冻血浆。

(2) 保存:保存温度低于-18℃。保存期为自血液采集之日起4年,解冻后2～6℃保存,应24小时内输注。

3. 单采血浆制备和保存 使用血细胞分离机,在全封闭的条件下,自动将符合要求的献血者血液中的血浆分离出,并在6小时内速冻呈固态的单采成分血。

(1) 制备方法:使用血细胞分离机,按照设定的程序采集血浆成分。我国规定,采集单采新鲜冷冻血浆要与单采血小板同时进行,所以献血者的要求同"单采血小板"。

(2) 保存:同"新鲜冷冻血浆"。

(五) 冷沉淀凝血因子制备和保存

保存期内的新鲜冷冻血浆在2～6℃融化后,分离出大部分血浆,剩余的白色冷不溶解物在1小时内速冻呈固态的成分血,称为冷沉淀凝血因子,俗称冷沉淀(cryoprecipitate,Cryo)。冷沉淀主要含凝血因子Ⅷ(FⅧ)、纤维蛋白原(Fg)、血管性血友病因子(vWF)等。

1. 制备方法 用于制备冷沉淀凝血因子的起始血液为新鲜冷冻血浆。制备方法有离心法、虹吸法。

(1) 离心法:①取出待制备冷沉淀的新鲜冷冻血浆,置2～6℃冰箱中过夜融化或在2～6℃水浴装置中融化。②当血浆基本融化时,取出血浆,在2～6℃的环境下重离心。③将大部分上层血浆移至空袋,制成冷冻血浆。将留下的20～30ml血浆与沉淀物混合,制成冷沉淀凝血因子。

(2) 虹吸法:①将新鲜冷冻血浆袋置于2～6℃水浴装置中,另一空袋悬于水浴箱外,位置低于血浆袋,两袋之间形成一定的高度落差。②血浆融化后,随时被虹吸至空袋中,当融化至剩下

40~50ml血浆与沉淀物时,闭合导管,阻断虹吸。将血浆与沉淀物混合,制成冷沉淀凝血因子。将冷冻血浆袋和冷沉淀凝血因子袋热合断离。

2. 保存 温度低于-18℃,保存期为自血液采集之日起1年。解冻后2~6℃保存,应24小时内输注,解冻并在开放系统混合后应4小时内输注。

(六) 辐照血液制备和保存

辐照血液(irradiated blood components)是利用射线使血液中的T淋巴细胞失去活性的成分血。辐照血液的用途包括:①免疫功能严重损害者:免疫缺乏症和免疫缺陷类疾病、大剂量化疗、接受嘌呤类和免疫抑制剂治疗、造血干细胞移植、急性白血病贫血等患者。②免疫功能低下者:老年人、低体重的新生儿、早产儿等。③供血者与受血者有亲缘关系者。④输血量较大者以及6个月以下的婴儿:输血、新生儿溶血病换血等患者。

1. 原理 该项技术主要应用于造血干细胞移植患者的输血,辐照可灭活血液中的淋巴细胞,是预防输血相关性移植物抗宿主病(transfusion associated graft-versus-host disease, TA-GVHD)发生的有效手段。

用于血液辐照的射线有γ射线和X射线两种,两种射线辐射物理性能和损伤淋巴细胞的方式相同。射线以电子粒子或次级电子形式所致的电离辐射作用,可敏捷、快速地穿透有核细胞,直接损伤有核细胞的DNA或间接依靠产生离子或自由基的生物损伤作用杀伤淋巴细胞,使其丧失有丝分裂的活性和停止增生。辐射作用只发生在瞬间,辐照后的血液及成分血没有放射活性,对受血者无任何放射杀伤作用。γ射线在血液辐照技术(血液辐照仪)中的应用最为广泛。

2. 制备与保存 使用照射强度为25~30Gy的γ射线对血液制剂进行照射,使血液制剂中的T淋巴细胞失去活性,制成辐照血液。冷冻解冻去甘油红细胞和血浆成分不需要辐照处理,红细胞成分血应在采血14天内进行辐照处理。经辐照后的血液制剂,其质量控制要求与原血液制剂的要求相同。

(七) 血液制品病原体灭活

血液制品病原体灭活是指利用物理学、化学、靶向核酸化学、生物学等方法将成分血中的病原体去除或杀灭,从而减少输血传播疾病。

1. 血液制品病原体灭活的必要性 为了提高血液制品的安全性,生产工艺要具有一定的去除/灭活部分病毒能力,生产过程中应有特定的去除/灭活病毒方法。随着血液筛查和检测水平的不断提高,血液的安全性得到了显著提高,大大降低了经血传播疾病的输血感染,但是仍有许多因素可能造成漏检。

(1) "窗口期"感染:窗口期是指病原体感染后直到出现可检出病原标志物前的时期。处于"窗口期"感染的献血者已经存在病毒血症,血液具有传染性,但血液筛查呈阴性。

(2) 检测试剂灵敏度与特异性:目前,检测试剂不可能检出所有抗体、抗原等病毒标志物阳性的标本,即使是世界公认的优质试剂,由于灵敏度和特异性等原因,也不可能有100%的检出率,仍然存在漏检现象。

(3) 检测局限性:血液筛查不可能覆盖所有已知的经血感染病原体,此外,还有许多新的病原体不断出现。

(4) 人为误差:由于检测前、中、后各种原因导致的人为差错,即使使用全自动化检测设备和计算机管理,导致标本的漏检也是不可能完全避免的。

2. 血液制品病原体灭活的方法和原理

(1) 亚甲蓝/光照法:其机制为适当波长和频率的光量子可激发亚甲蓝产生单态氧和自由基,单态氧和自由基与病毒核酸以及病毒脂质包膜结合,在可见光的作用下发生化学反应,使病毒核酸断裂,包膜破损,从而达到病毒灭活的效果。

(2) 补骨脂(S-59)/长波紫外线法:其机制为补骨脂是一种低分子量的呋喃类香豆素,能反向插入到 DNA 或 RNA 的螺旋区域,在紫外线的激发下,补骨脂与 DNA 或 RNA 中的嘧啶相互作用形成共价化合物单体,然后与核苷酸发生交联,从而使病原体的基因组无法复制。该方法对包膜病毒和部分非包膜病毒(如轮状病毒、嵌杯样病毒、蓝舌病毒)都具有杀灭作用。

(3) 维生素 B_2(核黄素)/可见光照射法:其机制为维生素 B_2 的分子结构核醇可以结合到 DNA 或 RNA 核酸链上,在紫外线或可见光的照射下吸收光子的能量,使核酸链上的鸟嘌呤残基断裂,导致病原体核酸链结构发生改变,使其丧失复制活性,从而杀灭病原微生物。

七、血液隔离与放行

血液隔离是指待检测、制备等尚未被判定合格的血液和不合格的血液进行隔离和管理,防止不合格血液的误发放。

(一) 血液隔离

1. 物理空间隔离 应根据血液状态,设立有明显标识的 3 个隔离区域:合格品区、隔离区和不合格品区。合格品区存放检测合格、贴上合格标签的待放行的血液。隔离区存放待检血液,检验结果可疑需要再次检测确定结果的血液;不合格品区存放检测结果、血袋破损等不合格的血液。

2. BMIS 隔离 在血液管理信息系统(BMIS)中,未经过批放行的血液都处于隔离状态。对检测合格和不合格的血液通过计算机信息系统进行自动标识,自动打印合格或不合格标签进行标识隔离。

3. 人工隔离 对血液采集中出现凝块血、血量不足、血袋破损等不合格血液进行人工标识隔离。

(二) 血液放行

对于已经符合质量要求的血液,给予解除隔离状态,使其处于可发放状态,即可以发放供临床使用,称为放行。对已经完成逐袋放行的整批血液进行核查,解除其隔离状态,使其转换为已放行(可发放)状态,称为批放行。

八、血液储存、发放和运输

(一) 血液储存

血液储存是指在一定的条件下尽可能延长全血或成分血有效期的保存方法。需要制备浓缩血小板的全血,室温或 20~24℃ 保存与运输。其他全血在 2~6℃ 条件下储存,2~10℃ 运输。血液储存温度低于 -18℃,保存期为自血液采集之日起 1 年。解冻后 2~6℃ 保存,应 24 小时内输注,解冻并在开放系统混合后应 4 小时内输注,均宜尽早输注。具体保存条件见表 3-17。

表 3-17 血液及血制品的种类、保存温度及保存期

品 种	保存温度	保存期
浓缩红细胞(CRC)	(4±2)℃	ACD:21 天;CPD:28 天;CPDA:35 天
少白细胞红细胞(LPRC)	(4±2)℃	与受血者 ABO 血型相同
红细胞悬液(CRCs)	(4±2)℃	同 CRC
洗涤红细胞(WRC)	(4±2)℃	24 小时内输注
冷冻红细胞(FTRC)	(4±2)℃	解冻后 24 小时内输注
手工分离浓缩血小板(PC-1)	(22±2)℃	普通袋 24 小时或专用袋制备 5 天(轻振荡)
机器单采浓缩血小板(PC-2)	同 PC-1	同 PC-1
机器单采浓缩白细胞悬液(GRANs)	(22±2)℃	24 小时内输注
新鲜液体血浆(FLP)	(4±2)℃	24 小时内输注
新鲜冷冻血浆(FFP)	-20℃ 以下	1 年
普通冷冻血浆(FP)	-20℃ 以下	4 年
冷沉淀(Cryo)	-20℃ 以下	1 年
全血(WB)	(4±2)℃	同 CRC

（二）血液发放

建立和实施血液发放程序。遵循先进先出的原则，在发放前应检查血液外观，外观异常的血液不得发放。对发放的血液应有详细记录。

（三）血液运输

血液运输是将血液从一个地点运输到另一个地点的物流行为。在运输中，对运送条件、环节、血液质量进行控制、监督、检查和检验等，以保证血液在运输过程中的质量。运输方式包括飞机、火车、汽车等，运输设备有冷藏车、冷藏箱等冷链运输。运输温度：①全血及红细胞类成分（不含冷冻红细胞）应维持2～10℃。②冷冻血浆、冷沉淀应在冷冻状态。③血小板应在20～24℃。④冷冻红细胞应在-65℃及以下。

第六节 临床输血

血液是主要的医疗资源，临床输血是主要的治疗措施。临床输血应该做到规范、科学、合理用血，并确保输血安全。

一、输血科（血库）主要职责

（一）设置

二级以上医院应设置独立的输血科或血库（blood bank），负责临床用血的技术指导和技术实施，确保贮血、配血和其他科学、合理用血措施的执行。不具备条件设置输血科或者血库的医疗机构，应当安排专（兼）职人员负责临床用血工作。

（二）主要职责

1. 建立临床用血质量管理体系，推动临床合理用血；负责制订临床用血储备计划，根据血站供血的预警信息和医院的血液库存情况协调临床用血；负责血液预订、入库、储存、发放工作。

2. **负责输血相关免疫血液学检测**

（1）输血前相容性检测：血型鉴定（ABO血型和RhD血型）、抗体筛查和交叉配血试验等。

（2）特殊血清学检测：疑难血型鉴定、疑难配血试验、抗体效价测定、抗体鉴定、血小板抗体检测、新生儿溶血病的免疫学试验、HLA相容性检测、输血不良反应与相关性疾病的监控等。

3. 参与推动自体输血等血液保护及输血新技术；参与特殊输血治疗病例的会诊，为临床合理用血提供咨询；参与临床用血不良事件的调查。

4. 根据临床治疗需要，参与开展血液治疗相关技术；承担医疗机构交办的有关临床用血的其他任务。

二、血液预订、入库、核对及贮存

（一）血液预订

根据各血型血液品种的平均日用血量、安全血液库存量、最佳血液库存量、最高血液库存量及实际库存量进行比较，确定补充血液库存血液的品种和数量，通过电话、传真或网络向供血机构预订，并确定送（取）血时间。

安全血液库存量指库存的各型血液，能满足医疗机构向血站发出抢救用血申请后，至血站送血到达或取回血液，并完成血液相容性检测的时间段内抢救对血液需求的最低贮存量。安全库存量一般不少于3天常规医疗用血量。最佳血液库存量一般为7天常规医疗用血量。

（二）血液入库

全血、血液成分入库前要认真核对验收。核对验收内容包括：运输条件、物理外观、血袋封闭及包装是否合格，标签填写是否清楚齐全（供血机构名称及其许可证号、供血者姓名或条形码编号和血型、血液品种、容量、采血日期、血液成分的制备日期及时间、有效期及时间、血袋编号/条形码,储存条件)等。

(三) 血液核对

输血科(血库)要认真做好血液出入库、核对、领发的登记,有关资料需保存10年。

(四) 血液贮存

按A、B、O、AB血型将全血、血液成分分别贮存于血库专用冰箱不同层内或不同专用冰箱内,并有明显的标识。

当贮血冰箱的温度自动控制记录和报警装置发出报警信号时,要立即检查原因,及时解决并记录。贮血冰箱内严禁存放其他物品;每周消毒一次;冰箱内空气培养每个月一次,无真菌生长或培养皿(90mm)细菌生长菌落<8CFU/10min 或<200CFU/m^3为合格。

建立并实施血液出入库统计程序,包括:血液库存、患者用血、血液入库、血液出库的详细信息。通过库存统计确定血液的分配和血液预订。

三、临床输血程序

(一) 输血前患者准备与输血申请

1. 患者评估 申请输血的医师应根据患者的临床表现及实验室检查结果,对患者仔细评估,决定是否需要输异体血及选择何种血液成分最适合患者。评估的原则是:在替代方法不能治疗或缓解患者病情,并且不输血可能危及患者生命或影响预后方可采取输血治疗。

2. 患者告知 患者接受输血治疗享有知情权,所以在决定输血治疗前,经治医师应向患者或其亲属履行告知义务,说明输注同种异体血液有可能发生输血不良反应和经血传播的疾病,征得患者或其亲属同意并在《输血治疗同意书》上签名后方可输血。因抢救生命垂危的患者需要紧急输血,且不能取得患者或者其近亲属意见的,经医疗机构负责人或者授权的负责人批准后,可以立即实施输血治疗,并记入病历。

3. 输血申请 一旦作出了输血决定,主治医师须逐项填写《临床输血申请单》(简称申请单),申请单由主治以上医师核准并签名,连同受血者血标本于预定输血日期前送交输血科备血。申请单填写应完整和清晰。凡资料不全,特别是缺乏输血史、已婚女性患者缺乏妊娠史或无主治医师以上签名的申请单,应退回临床科室补充。

(二) 标本采集、送检与接收

1. 血液标本的采集 由护士完成,采集的血液标本主要用于传染病标志物检测和进行输血相容性检测,血液标本应严格要求能代表受血者当前免疫学状况。试管上粘贴的标签必须包含必要的和唯一的患者信息。

2. 标本运送 标识好的血标本连同《临床输血申请单》,由医护人员送往输血科。属紧急送检血标本应符合输血科紧急检测项目的相关要求,并在申请单上注明"紧急"字样。标本运送要注意唯一标识原则、生物安全原则和及时运送原则。

3. 标本接收及处理 血标本接收应该严格核对,不符合要求的标本应拒收。受血者配血试验的血液标本必须是输血前3天内采集的标本。如果受血者需要再次输注红细胞,尤其是受血者最后一次输注红细胞已间隔了24小时,应该重新采集一份标本进行交叉配血试验,避免回忆反应而产生的抗体漏检。大量输血以后,第二天如果再需输血,应该重新采集交叉配血标本。如受血者使用肝素治疗,则应用鱼精蛋白凝固血标本。如受血者使用右旋糖酐、聚乙烯吡咯烷酮等治疗,应注意洗涤红细胞。每次输血后,受血者和供血者的标本必须保存于2~8℃至少7天。

(三) 输血传染病标志物检测

为规范医疗行为,加强输血管理,保障医疗用血安全,同时要增强自我保护意识,避免医疗纠纷的发生,患者在输血治疗前要进行 HBsAg、HCV-Ab、HIV-1 抗体、HIV-2 抗体、梅毒抗体四项输血传染病标志物检测,不能使用快速胶体金试纸。报告单贴在病历上,作为重要的法律依据,以备日后信息反馈及资料核查。待检的血液样本检验完毕后要按要求保留。

(四) 输血相容性检测

输血相容性检测主要包括血型鉴定、交叉配血试验、不规则抗体筛查和鉴定等。操作者应逐项核对输血申请单、受血者和供血者血样,复查受血者和供血者 ABO 血型(正、反定型),并常规检查患者 Rh(D)血型,急诊抢救患者紧急输血时,Rh(D)检查可除外。在确保以上项目正确无误时,可进行交叉配血;凡输注全血、浓缩红细胞、红细胞悬液、洗涤红细胞、冷冻红细胞、浓缩白细胞、手工分离浓缩血小板等患者,应进行交叉配血试验。机器单采浓缩血小板应 ABO 血型同型输注;对有输血史、妊娠史或短期内需要接受多次输血者,必须按《全国临床检验操作规程》有关规定作抗体筛选试验。

(五) 发血

配血合格后,由医护人员到输血科(血库)取血。取血与发血的双方必须共同查对患者姓名、性别、病案号、门急诊/病室、床号、血型、血液有效期及配血试验结果,以及保存血的外观等,准确无误时,双方共同签字后方可发出。血液发出后,受血者和供血者的血样保存于 2~6℃冰箱至少 7 天,以便对输血不良反应追查原因。血液发出后不得退回。输血后的血袋应交回输血科 2~6℃保存至少 1 天,然后按照《医疗废物管理规程》处理,做好相关记录。

(六) 血液输注

1. 输血前,由两名医护人员核对交叉配血报告单及血袋标签各项内容,检查血袋有无破损渗漏,血液颜色是否正常,准确无误方可输血。输血时,由两名医护人员带病历共同到患者床旁核对患者所有信息,确认与配血报告相符,再次核对血液后,用符合标准的输血器进行输血。

2. 取回的血应尽快输用,不得自行贮血。输用前将血袋内的成分轻轻混匀,避免剧烈震荡。血液内不得加入其他药物,如需稀释只能用静脉注射生理盐水。一般输血不需要加温。需要加温的情况有:①大量快速输血。②婴儿换血。③患者体内有高效价冷凝集素。血液加温应使用专用血液加温器,不得在装有热水的容器中加温。

3. 输血完毕后,医护人员将输血记录单(交叉配血报告单)贴在病历中,将血袋送回输血科(血库)至少保存 1 天。对有输血反应的应逐项填写患者输血反应回报单,并返还输血科(血库)保存,输血科(血库)每个月统计上报医务处(科)。

(七) 输血后疗效评估

输血后由临床医师及时评估输血治疗效果,必要时及时调整输血方案。对于未达到输血治疗效果的患者要查找原因,消除影响因素,积极治疗原发病。

四、临床输血的应用

输血分为全血输注和成分输血。全血输注目前已很少应用,取而代之的是各种成分输血。成分输血是指用物理或化学的方法将血液各种成分有效分离,分别制备成高浓度、高效价的成分血,根据患者的病情补充所需血液成分的输血方法。成分输血具有反应少(安全)、疗效高(有效)、经济合理(节约)以及利于保存的优点,既节约了血液资源,提高血液利用效率,又减少输血反应的发生,提高输血疗效。因此,开展成分输血的比例代表医疗水平的高低,也是等级医院评审的主要指标之一。

(一) 全血输注

全血是指血液的全部成分,包括血细胞及血浆中各种成分。全血分库存全血和新鲜全血,其差别在于随着保存条件和时间的不同而成分发生变化。在 4℃保存下,5 天以内的 ACD 全血或 10 天以内 CPD 全血均可视为新鲜全血。库存全血中的有效成分是红细胞、清蛋白、免疫球蛋白和纤维蛋白原。

1. **适应证** 因易引起过敏反应,临床输全血的并不多见,须严格掌握全血输注的适应证。急性大量失血、血液置换或缺乏相应成分血时应考虑大量输血。

2. **剂量及用法** 全血的输注主要是补充红细胞的同时补充血容量。应根据患者具体病情、年龄、贫血程度进行综合考虑。

(二) 红细胞输注

全血经分离出血浆制备而成,由于红细胞浓度、加工方法和储存要求不同,分为许多种红细胞制剂。红细胞输注也是目前临床上最常用的血液制品。

1. **适应证**

(1) 悬浮红细胞输注:用于慢性贫血、急性失血及心、肝、肾功能不全患者等。

(2) 浓缩红细胞输注:与悬浮红细胞相同。

(3) 去白细胞悬浮红细胞输注:用于反复输血已产生抗自身血细胞抗体者、准备移植者及需长期反复输血者等。

(4) 洗涤红细胞输注:用于输血后发生过敏反应者、自身免疫性疾病贫血患者、反复输血已产生抗血细胞抗体者、仅主侧血型配合试验相合者、肝肾功能不全者及新生儿溶血性疾病未达到换血指征时的成分输血等。

(5) 冷冻红细胞输注:主要用于稀有血型的输血。

(6) 年轻红细胞输注:将全血中的新生红细胞分离出来而制备的特殊红细胞血制品。该血制品主要用于长期输血患者,以便延长输入红细胞的存活期,减少输血次数。

(7) 辐照红细胞输注:辐照的目的是破坏免疫活性淋巴细胞的增殖,预防输血相关性移植物抗宿主病(TA-GVHD)。

2. **剂量及用法**

(1) 剂量:理论上 1 个单位血制品中的红细胞数量应与 1 个单位全血中的红细胞数量相同,但在准备过程中可能丢失约 20% 的红细胞。由于制备方法、保存液、保存方法和时间不同,红细胞的实际差别可能较大。红细胞制品中的悬液主要是盐晶体溶液,远少于 1 个单位全血(200ml),对提升血容量有限。输入的红细胞 80% 进入血液循环,其余 20% 滞留于肝、脾,1 个单位红细胞制品中约含 Hb 25g,输血后一般可提高血中 Hb 20g。

(2) 用法:血红蛋白浓度是评价是否输血的主要参考指标。急性贫血时 Hb>100g/L 可以不输血,<70g/L 可以考虑输血,介于 70~100g/L 时,应根据患者心肺功能决定是否输血。慢性贫血患者,Hb<60g/L 时应考虑输血。对于不同疾病的不同个体,贫血程度、脏器功能、临床表现差异较大,所以,通过输血来改善供氧,输血量也不同。对于急性失血性休克,应短时间输入大量红细胞,提高血容量,提高 Hb 水平。但对于慢性贫血,可以逐步输入红细胞制剂,达到预期 Hb 水平。

(三) 血小板输注

1. **适应证** 是否进行血小板输注取决于患者的临床病情、血小板减少的原因、血小板计数及功能。血小板输注分治疗性血小板输注和预防性血小板输注。治疗性血小板输注就是通过血小板输注,增加血小板数,改善血小板功能,达到止血的目的,如急性白血病、再生障碍性贫血、ITP 等。预防性血小板输注就是通过血小板输注达到预防出血的目的。

2. **剂量及用法**

(1) 剂量:不必一次输注达到血小板预期值,可以先输 2 个单位,根据血小板计数结果,再决定输注量。

(2) 用法:冷冻血小板除外,各种血小板制剂要求在(22±2)℃连续水平振荡。输血科(血库)及病房应在保证安全的前提下尽快完成血小板输注,输注速度宜快,以患者最大耐受速度进行。

(四) 单采粒细胞输注

1. 适应证 在临床上主要用于治疗因粒细胞缺乏症伴有败血症或威胁生命的严重感染。

2. 用法和剂量 从血液分离开始到给患者输注,最好能在 4~6 小时完成。另外,输注前还应给患者做红细胞交叉配合试验,以保证 ABO 及 Rh 等血型配合。有条件的情况下,可行 HLA 配合试验,以预防 TA-GVHD。

(五) 血浆输注

血浆制品包括新鲜冷冻血浆和普通冷冻血浆,前者保存期较短,-20℃ 3 个月以内,含凝血因子;后者保存期较长,-20℃ 1 年以上,凝血因子已失活。

1. 新鲜冷冻血浆输注

(1) 适应证:新鲜冷冻血浆含有全部凝血因子,包括 FⅤ 和 FⅧ。适用于:①补充凝血因子缺乏,如肝病、大剂量输血引起的凝血因子稀释、双香豆素抗凝过量等。②DIC。③血栓性血小板减少性紫癜(TTP)。

(2) 剂量和方法:应用是先融化后再输注,如不能及时输注,应保存于 4℃ 环境,并不得超过 24 小时。

2. 冷冻血浆输注

(1) 适应证:主要用于 FⅤ 和 FⅧ 以外的凝血因子缺陷患者的治疗。

(2) 剂量和方法:同新鲜冷冻血浆。

(六) 冷沉淀凝血因子输注

冷沉淀物中主要含凝血因子Ⅷ复合成分、凝血因子ⅩⅢ、Fg 和 Ig 等,适用于血友病、血管性假血友病、原发性和继发性纤维蛋白原减少症患者。新鲜冷冻血浆可替代冷沉淀物,因为新鲜冷冻血浆含全部凝血因子。此外,临床上应用Ⅷ浓缩剂对甲型血友病进行预防与治疗,应用凝血酶原复合物浓缩剂治疗各种原因引起的凝血因子缺乏患者,如肝硬化、维生素 K 缺乏症。

(七) 自身输血

自身输血(autotransfusion)是指采集受血者自身血液,或回收手术野或创伤区无污染的血液,以满足患者自身手术或将来应急情况用血需要。近年来,输血不良反应及输血相关性疾病,尤其是输血后感染肝炎和艾滋病日趋增多,自身输血的重要性日益突出。

1. 自身输血的优点 节约血源,避免输血传染性疾病,避免同种免疫反应所致的疾病,为稀有血型的患者解决了输血上的困难等。

2. 自身输血的方式

(1) 储存式自身输血:就是在手术前数周乃至数个月前采集自身血液(全血或分离成分)保存,以备手术时使用,也可在某些疾病缓解期采集自身血液成分,以备必要时使用。

(2) 稀释式自身输血:稀释式自身输血是自身输血中较常用的方式,血液稀释可降低血黏度,改善微循环,又可使患者获得含有较多活性的血小板和凝血因子。血液稀释还有利于利尿,适量的血液稀释不会损害对组织的供氧,也不会影响血液凝固功能。

(3) 回收式自身输血:对于手术中失血较多者及突然大量出血者采用回收式洗净回输的方式保持血容量。该法较复杂,并且不良反应不易控制,一般较少采用。

(八) 大量输血

美国血库联合会(American Association of Blood Banks, AABB)定义的大量输血(massive transfusion, MT)是 24 小时以内输血量达到患者总血容量,或 4 小时内输血量超过患者总血容量的 1/2;我国指在 24 小时内输注红细胞大于或等于 18 单位(成人)或 24 小时内输注红细胞悬液大于或等于 0.3 单位/千克。大量输血的不良反应增多,输血风险增加。医院应根据大量输血方案(massive transfusion protocol,MTP),对大量输血作出评估与准备,制订输血预案。通过大量输血恢复血容量和纠正贫血,维持组织灌注和氧供。

(严家来)

第七节 血型与输血相关疾病

一、输血不良反应

输血不良反应是指在输血过程中或输血之后,受血者发生了与输血有关的新的异常表现或疾病。输血不良反应发生率可达1%~10%,即使按照最高标准执行献血者挑选、血液采集、加工和贮存,仍然可能发生与输血相关的不良反应,严重者甚至危及生命。

(一) 输血不良反应分类

按发生的时间分为即发反应和迟发反应,前者是指输血当时或输血后24小时内发生的反应,后者是指输血24小时后、几天或十几天发生的反应。按发病机制分为免疫性和非免疫性两类。输血不良反应分类见表3-18。

表3-18 输血不良反应分类

种类	免疫性	非免疫性
即发反应	非溶血性发热反应	细菌污染反应
	过敏反应	循环负荷过重
	溶血反应	空气栓塞
	输血相关的肺损伤	出血倾向
		非免疫性溶血反应
		电解质紊乱
		枸橼酸中毒
迟发反应	溶血反应	含铁血黄素沉着症
	移植物抗宿主病	血栓性静脉炎
	输血后紫癜	输血传播性疾病
	血细胞或血浆蛋白同种异体免疫	

(二) 输血不良反应发生后的检查程序

根据原卫生部颁布的《临床输血技术规范》,输血反应发生后,应做以下核对检查。

1. 核对用血申请单、血袋标签、交叉配血试验记录。

2. 核对受血者及供血者ABO血型、Rh(D)血型,核查保存于冰箱中的受血者与供血者血样、新采集的受血者血样、血袋中血样,重新检测ABO血型、Rh(D)血型、不规则抗体筛选及交叉配血试验。

3. 立即抽取受血者血液加肝素抗凝剂,分离血浆,观察血浆颜色,测定血浆游离血红蛋白含量。

4. 立即抽取受血者血液,检测血清胆红素含量、血浆游离血红蛋白含量、血浆结合珠蛋白含量、直接抗球蛋白试验并检测相关抗体效价,如发现特殊抗体,应做进一步鉴定。

5. 如怀疑细菌污染性输血反应,应抽取血袋中血液做细菌学检验。

6. 尽快检测受血者的血常规、尿常规及尿血红蛋白。

7. 必要时,输血不良反应发生后5~7小时测受血者血清胆红素含量。

二、输血传播性疾病

输血传播性疾病(transfusional infectious disease)指供血者的传染病原如细菌、病毒、寄生虫可通过输注血液制品进入受血者体内引起的疾病。输全血或成分输血均有传播疾病的危险,经输血传播的疾病,又称输血相关疾病,其中以肝炎、艾滋病危害性最大。

1. **肝炎** 主要是乙型和丙型肝炎。凡是由于输注血液制品引起受血者发生肝炎,或者无肝炎的临床症状和体征,但出现阳性的肝炎血清学标志物,统称为输血后肝炎。输血后丙型肝炎发生率远远高于输血后乙型肝炎。

2. **艾滋病** 人类免疫缺陷病毒(human immunodeficiency virus,HIV)既可存在血浆中,也可存在于细胞中,所以输全血或成分输血均能传播HIV,血源性传播是HIV的重要途径之一。

3. **巨细胞病毒** 巨细胞病毒(CMV)以一种或多种形式在白细胞内呈潜伏状态,其存活时间较短,所以输库存血或去除白细胞的血液制品比输新鲜血传播巨细胞病毒的可能性小。

4. **疟疾** 输血传播疟疾是因为输注血液中含疟原虫裂殖体或裂殖子,引起受血者感染。输血传播疟疾较少见。排除有疟原虫感染的献血者是最有效的预防措施。

5. **梅毒** 献血者患梅毒并处于梅毒螺旋体血症阶段,可以传播梅毒。梅毒螺旋体在体外生活能力低,4℃时存活48~72小时,40℃失去传染力,100℃立即死亡。避免输注新鲜血液,最好4℃冷藏5天以上的血液,可以防止或减少梅毒的传播。

6. **其他疾病** 当献血者患有EB病毒感染、黑热病、丝虫病、回归热及弓形体感染等疾病时,均有可能通过输血传播。

三、新生儿溶血病

(一) 发病原因和机制

新生儿溶血性疾病(hemolytic disease of the newborn,HDN)从广义上说包括母婴血型不合、红细胞葡萄糖-6-磷酸脱氢酶缺陷,遗传性球形红细胞增多症等引起的溶血症;狭义上仅指母婴血型不合引起的溶血病,临床上以母婴血型不合引起的最为常见。

HDN是发生在胎儿或新生儿时期的疾病,主要原因为母婴血型不合时,在妊娠后期由于胎盘局部破裂,使得母婴之间出现少量的红细胞交换,胎儿红细胞进入母体的数量远多于母亲红细胞进入胎儿体内的数量,因此,当少量胎儿红细胞进入母体时,即可刺激母体产生相应的IgG抗体。IgG类抗体能通过胎盘进入胎儿体内,破坏胎儿红细胞。在我国的HDN中,ABO血型系统不合所引起的溶血较常见,其次是Rh血型系统引起。其他如Kell、Duffy、Kidd等系统极为少见。

1. **ABO血型不合引起的HDN** ABO系HDN 90%以上发生于O型母亲孕育了A型或B型的胎儿,A型胎儿比B型胎儿更常见。O型的母亲发病率较高,原因是因为自然界大量存在的类似A和B血型物质刺激,使O型人血中存在IgG型抗A、抗B和抗AB,可以通过胎盘进入胎儿体内导致HDN,因此ABO系HDN可以在第一胎发病。

2. **Rh血型不合引起的HDN** Rh系HDN,以D抗原不合最为多见,临床表现也最严重,Rh不合的新生儿溶血病一般在第二胎发生,因Rh阴性的母亲孕育了Rh阳性的胎儿引起。第一胎分娩时,胎儿带有一定数量的Rh抗原阳性红细胞进入母体,即可刺激母体产生抗Rh的抗体。此抗体可以通过胎盘进入胎儿体内,与胎儿红细胞表面抗原结合引起溶血。第一胎时因产生的抗Rh抗体很少,故极少发生溶血;当第二次妊娠后,再次受到Rh阳性抗原的刺激,产生的抗体增多而引起严重的 HDN,故 Rh 所致新生儿溶血多发生在第二胎,但若孕妇曾有输 Rh 阳性血液或第一胎妊娠前有流产史,则第一胎也可发病。

(二)临床表现

1. ABO 血型不合 HDN 病情大多较轻,黄疸多于出生后 48 小时内出现,少数重症可在 24 小时内出现,血清胆红素在 255～340μmol/L(超过 340μmol/L 时要警惕核黄疸)。贫血、肝脾大程度较轻,偶见胎儿水肿。

2. Rh 血型不合 HDN 病情严重者可出现胎儿水肿。出生后 24 小时内(4～5 小时)开始出现黄疸并迅速加重,3～4 天达高峰,血清胆红素常超过 340μmmol/L;溶血导致新生儿贫血,贫血使器官组织缺氧,导致代偿性肝脾大;重症 Rh 溶血有出血倾向,少数患儿可发生 DIC。

(三)实验室检查

1. 常规检查 新生儿脐带血血红蛋白测定,可以作为新生儿溶血性贫血换血治疗的依据。胆红素测定包括新生儿产前羊水及脐带血检测,羊水检测可预测子宫内的溶血情况,胆红素浓度越高,溶血越重;新生儿脐血胆红素测定,可诊断新生儿病理性黄疸及程度,是治疗的依据。

2. 血型血清学检查

(1) 血型鉴定:包括夫妇及新生儿的 ABO、Rh 血型鉴定,以确定夫妇血型是否配合,从而确定新生儿是否因父母血型不合引起的新生儿溶血病。

(2) 抗体效价测定:检查母亲血清中有无 IgG 性质的抗体并作效价检测。ABO-HDN 由于 IgG 抗 A(B)引起,所以夫妇 ABO 血型不合时,应检测母亲血清中有无 IgG 性质的抗体并测定其效价,即可预测 ABO-HDN 是否发生,若 IgG 抗 A(B)≥1:64,患儿发生 ABO-HDN 的可能性增大。夫妇 Rh 血型不合时,应检测 Rh(-)母亲血清中有无 IgG 性质的抗 D 抗体并测定其效价,IgG 型 Rh 抗体为 1:32～1:64,即可能发生 Rh-HDN。

(3) 直接抗球蛋白试验:检查新生儿红细胞是否被母亲的 IgG 抗体致敏。直接抗球蛋白试验阳性见于新生儿溶血病、溶血性输血反应、自身免疫性溶血性贫血。新生儿溶血病时,如果患儿红细胞已被 IgG 抗 A(B)所致敏,直接抗球蛋白试验应为阳性结果,但由于 ABO-HDN 患儿红细胞上抗体往往结合得很少,使直接抗球蛋白试验常常为阴性,而 Rh-HDN 直接抗球蛋白试验常为阳性。

(4) 游离抗体试验:新生儿血清中的 IgG 抗 A(B)抗体来自母亲,当怀疑患儿血清中有与其红细胞不配合的 IgG 抗 A(B)抗体时,应将其血清与 A、B、O 红细胞进行间接抗球蛋白试验加以证实。

Rh-HDN 的游离抗体试验最好用母亲的血清代替患儿血清与一组 Rh 谱细胞起反应,因为患儿血清中的抗体均来自母亲,而母亲血清抗体效价高,结果更清楚。使用母亲血清时,只有检出 IgG 类血型抗体,而且该抗体能够与患儿红细胞反应,才能判断为阳性。该试验只能确定患儿血清中可能有 IgG 类血型抗体,确诊仍要考虑直接抗球蛋白试验和释放试验。

(5) 红细胞抗体放散试验:ABO-HDN 抗体放散试验用加热放散法,将致敏患儿红细胞上的抗体解离下来,释放到放散液中。放散液加经酶处理的 A、B、O 红细胞做间接抗球蛋白试验,本法敏感性高,准确性好,即使直接抗球蛋白试验阴性的患儿,一旦出现阳性结果即可确诊,本法主要用于 ABO 系统抗体引起的新生儿溶血病。

Rh-HDN 抗体放散试验常用乙醚放散法。乙醚为有机溶剂,通过破坏红细胞膜使 IgG 抗体解离,在放散液中抗体的回收率较高。

(尹卫东)

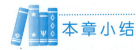

本章小结

血细胞血型主要包括红细胞血型系统、白细胞抗原系统和血小板血型系统。其中红细胞 ABO 和 RhD 血型系统与临床输血密切相关。在输血前要进行 ABO 血型和 D 抗原鉴定、不完全抗体筛查、鉴定和交叉配血试验。血型鉴定及交叉配血试验方法主要有盐水介质法、微柱凝胶介质血型卡法、酶介质及抗球蛋白介质等方法。

成分血制备主要在中心血站或血液中心进行,制备方法有手工离心和血细胞分离机采集两种方法。成分血获得流程主要有献血员招募与健康检查、全血采集、血液检查、成分血制备及保存等,其中全血的采集需要 ACD 或 CPD 等保养液。

二级甲等以上医院应成立输血科,根据患者需要和适应证输入相应成分血,提倡自身输血,与血型相关的疾病主要有新生儿溶血病和自身免疫性溶血性贫血。输血可能引起输血不良反应和输血传播性疾病。因此,成分血制备前要进行严格的输血传播性疾病病原体标志物及其他检查,血液采集、运送、制备都要无菌操作及冷链环境,确保输血安全和成分血质量。

复 习 题

1. ABO 血型天然抗体和免疫性抗体有什么区别?
2. RhD 抗原常见有哪几种表型,其临床意义是什么?
3. 人类白细胞抗原系统和血小板膜表面的抗原包括哪些抗原?
4. 输血相容性检测包括哪些内容?
5. ABO 血型鉴定的方法有哪些,正、反定型结果不一致的原因有哪些,如何解决?
6. 交叉配血试验的方法有哪些,各方法的原理是什么,如何选择和评价?
7. 简述血液保养液的概念、种类及特点。
8. 成分血制备从献血员开始到成分血发放需要经过哪些主要过程?
9. 常用的成分血主要有哪些品种,贮存条件和保存期分别是什么?
10. 成分血从预定到输注给患者需要经过哪些主要过程?
11. 输血不良反应发生后的检查程序是什么?
12. 为什么 O 型母亲母子血型不合容易发生新生儿溶血病且比较严重?

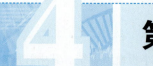

第四章

尿 液 检 验

 学习目标

> 1. 掌握：尿液理学、常用化学检查项目检测的原理、操作方法和质量保证，血尿、血红蛋白尿和肌红蛋白尿的鉴别方法。蛋白尿种类及其定性检查原理和方法学评价，加热乙酸法蛋白质定性的操作要点。维生素 C 对尿液干化学检查项目的影响。尿液湿化学法与干化学法比重、蛋白质、葡萄糖、胆红素、红细胞和白细胞测定的评价。尿液有形成分显微镜检查的方法、质量保证要点和尿液有形成分的形态学特征。
> 2. 熟悉：尿液一般检验的临床意义，本周蛋白的特性及检测方法。尿 hCG 测定方法、原理及方法学评价。尿液干化学分析仪和尿液有形成分分析仪的检测原理、参数与质量保证要点。
> 3. 了解：尿液渗量测定、Addis 计数方法和尿液干化学及有形成分分析仪的研究进展。

尿液(urine)由肾脏生成，通过输尿管、膀胱及尿道排出体外。血液经肾小球滤过形成原尿，再经过肾小管、集合管的重吸收及分泌形成终尿。

尿液检验主要用于辅助诊断泌尿系及肾周围病变、循环系统疾病、内分泌及代谢病、肝胆疾患、血液及造血系统疾病、中毒、职业病、器官移植存活与否及药物监测等。

第一节　尿液标本采集与处理

一、标本采集与运送

尿液标本采集是关系到尿液检验结果是否可靠的重要环节，属于分析前质量控制，包括待检者准备、容器的规格与质量、标本采集时间与标本量等。

（一）待检者准备

根据化验申请单的目的，告知待检者如何采集尿标本及注意事项。留取清洁中段尿，女性避免阴道分泌物或月经血的污染，男性要避免精液的混入。培养用尿标本，在使用抗生素前无菌采集。

（二）尿液标本的收集容器

容器要求由一次性、可降解的塑料制成，容积 50ml 以上，圆形、广口，直径大于 4cm，底部宽阔、稳固；干燥、清洁、无污染，收集细菌培养的尿标本应选用无菌容器。容器周围应标有患者姓名、检验联号(条形码)，并留有空白处填写标本留取时间。

（三）尿液标本种类及采集方法

根据检验目的的不同，选择不同种类的尿液标本。临床根据采集时间或检测项目的不同，分为晨尿、随机尿、计时尿及特殊尿标本。

1. **晨尿**(first morning urine)　是指清晨起床后未进食和做运动之前第一次排尿时收集的尿液标本(首次晨尿)。晨尿标本中的成分较为浓缩和稳定,适用于对慢性泌尿系统疾病患者和住院患者的检查,用于观察尿液有形成分(细胞、管型及结晶)及人绒毛膜促性腺激素和肾脏浓缩稀释功能的检测。有学者提出首次晨尿在膀胱内停留的时间过长,硝酸盐及葡萄糖易被分解,易造成结果的偏差,因而推荐采集第2次空腹晨尿,即于首次晨尿后2~4小时内,空腹、静息状态下留取第二次尿液进行检验。

2. **随机尿**(random urine)　是指待检者无需任何准备,随时留取的尿液标本。因标本新鲜、采集方便,常用于门诊、急诊检查。但标本成分易受运动、饮食、用药、情绪、体位等因素影响,如饮食性糖尿或药物(尤其维生素C等)干扰,影响病理性临界浓度的判断和有形成分的检出,不能反映待检者的客观状况。

3. **计时尿**(timed urine)　是指采集规定时间段内的尿液标本。用于特定检查。

(1) 餐后尿(postprandial urine):通常收集午餐后2~4小时的尿液。进餐后,尿糖、尿蛋白的肾阈值减低以及餐后机体出现的"碱潮"状态,有利于尿胆原的排出,便于检出病理性尿糖、蛋白或尿胆原,有助于对肝胆疾病、肾脏疾病、糖尿病、溶血性疾病等的诊断。

(2) 3小时尿:是指收集上午6~9时的尿液,多用于检查尿液有形成分,如1小时尿细胞排泄率检查等。

(3) 12小时尿:即晚上8时到次晨8时之内的全部尿液。适于尿液有形成分计数(如Addis计数)、微量清蛋白、球蛋白排泄率测定。夏天留取标本要注意防腐。

(4) 24小时尿:患者于上午8时排空膀胱,并弃去尿液,收集此后每次排出的尿液,直至次日上午8时最后一次排出的全部尿液。由于24小时内尿液中某些成分的排出量不同,为准确定量,故需采集24小时尿。常用于内生肌酐清除率、儿茶酚胺、17-羟皮质类固醇、17-酮类固醇、总蛋白、香草扁桃酸、电解质等化学物质的定量,以及尿结核分枝杆菌检查。

4. **特殊尿标本**

(1) 尿三杯试验:分别采集前段尿、中段尿、末段尿,分装于3个尿杯中。常用于泌尿系统出血及尿路感染的初步定位。

(2) 培养用尿:留尿前先清洗外阴,再用0.1%清洁液(如苯扎溴铵等)消毒尿道口后,以无菌容器留取中段尿送检。

(3) 导管尿和耻骨上穿刺尿:在征得患者或家属的同意后,由临床医护人员进行严格的局部消毒,以无菌术采集导管尿及耻骨上穿刺尿。常用于尿潴留或排尿困难时的尿液标本采集。

(四) 标本运送

尿液标本采集后要尽快送到实验室检查,运送过程中防止漏洒。

二、尿液标本接收与处理

(一) 尿液标本的接收与拒收

关于尿液标本的可接收性,要求每个实验室必须有明确的操作指南,对可接收或不可接收标本的具体指标作出严格规定。对未做明确标记、缺少下列信息者,临床实验室有权拒收。如:门诊尿液标本编号与检验单编号不符、住院标本没有条码者一律不予接收。对患者信息不清、标本采集时间不清或尿液标本采集时间超过2小时的标本应拒收;此外,尿量不够、采集标本容器不符合要求者同样拒收,以免造成结果的假阴性或假阳性。

(二) 尿液标本的保存

尿液中的化学物质和有形成分不稳定,长时间存放使尿中化学物质的挥发、分解及有形成分被破坏。因此,尿标本留取后应在2小时内检测完毕。若不能及时检查应妥善保存。

1. 低温保存

（1）4℃冷藏：可抑制微生物生长，维持尿液 pH 恒定，使尿液有形成分的形态基本不变。一般可保存 6 小时。冷藏与防腐剂联用，效果更好。尿液标本冷藏时可析出无定形磷酸盐和尿酸盐，沉淀影响尿沉渣检查。因此，2 小时内能完成检测的尿液标本，不建议低温保存。

（2）冷冻：可较好地保存尿中一些酶类、激素的活性等，需先将新鲜尿离心除去有形成分，留取上清液冷冻保存。

2. 化学防腐 尿液常规检查一般不需要使用防腐剂。计时尿、标本采集后 2 小时内无法进行检查，或被检成分不稳定时的标本，可加入特定防腐剂，冷藏保存。常用的化学防腐剂有以下几种。

（1）甲醛（400g/L）：5ml/L 尿，用于管型、细胞等有形成分检查的防腐。甲醛具有还原性，不适于尿糖检查的标本防腐。

（2）甲苯：5ml/L 尿，甲苯能在尿液表面形成一薄层，阻止尿液与空气接触，起到防腐作用。常用于尿糖、尿蛋白等化学成分定量测定的防腐。

（3）浓盐酸或冰乙酸：浓盐酸 10ml/L 尿，用于尿中的钙、磷、17-酮类固醇、17-羟皮质类固醇、儿茶酚胺等成分测定的防腐；冰乙酸 25ml/L 尿，适用于 24 小时尿液标本的防腐，常用于保存尿中香草扁桃酸、17-酮、17-羟类固醇、5-羟色胺等。

（4）麝香草酚：<1g/L 尿，既能抑制细菌生长，又能保存尿液中的有形成分。通常用于尿中化学成分、细胞等的防腐。但加入过量可造成加热乙酸法蛋白定性试验呈假阳性，还可干扰尿胆色素的检验。

（5）硼酸：1g/L 尿，适用于尿蛋白、尿酸等检查的防腐，但干扰尿酸碱度的检查。

（三）尿液标本检验后的处理

任何被检的尿液标本均可能含有害病原体，应按潜在生物危害物质处理。检验后的尿标本，除特殊标本须继续保存外，其余均要按照《临床实验室废物处理原则》（WS/T249—2005）等文件要求，严格消毒处理后才能弃去，以防止疾病传播。

1. 尿液的处理 尿液标本检验完毕后，加入 10g/L 过氧乙酸，或 30~50g/L 漂白粉消毒处理后，再排入下水道。

2. 重复使用容器的消毒 对需要重复使用的实验用品，可用 70% 乙醇浸泡或 30~50g/L 漂白粉溶液消毒处理；也可用 10g/L 次氯酸钠（安替福民）溶液浸泡 2 小时，或用 5g/L 过氧乙酸浸泡 30~60 分钟，再用清水和蒸馏水冲洗干净，烘干后备用。

3. 一次性尿杯的销毁 使用后的一次性尿杯，应先消毒后销毁，按医疗废弃物进行无害化处理。

三、尿液标本采集与处理的质量保证

为了保证尿液检验结果的准确性，一定要充分考虑并排除标本采集时的影响因素。对待检者状态、饮食、用药、尿液放置和保存的温度、时间，采用标准化操作规程规范操作，以保证检验质量。

（一）尿液标本采集的影响因素

1. 生理性状态 在检测前质量控制中，待检者的准备及生理学变化可直接影响检验结果，主要包括年龄、性别、妊娠、月经等因素。为了减少这些生理因素的影响，要求医师、护士、待检者及检验人员的共同配合，才能使检验结果尽可能地反映待检者的实际情况。

2. 生活习惯 生活习惯可影响尿液检验结果，如饮食、饥饿、运动、饮酒等。

3. 标本保存时间和温度对检验结果的影响 随着保存时间的延长，尿液有形成分将会有不同程度的破坏，细胞、管型逐渐减少，而结晶逐渐增多。

(二) 尿液标本采集与处理的质量控制

1. 尿液标本采集与处理标准操作程序的制订与下发　临床实验室要制订尿液标本采集的标准操作程序(SOP)文件,内容包括待检者准备、标本容器、尿液留取方式和要求、尿量、运送时间与地点等。相关标准操作程序文件、标本采集手册等应装订成册,并下发到各病区、门诊护士站。

2. 尿液标本采集前待检者的状态控制

(1) 告知:为了使检验结果有效服务于临床,医护人员、检验人员应了解标本采集前患者的状态和影响结果的非疾病性因素,并将相关的要求和注意事项以口述、书面、视频等方式告知待检者,按要求采集,减少假阳性,保证结果准确。

(2) 控制:按规定的要求控制饮食、用药、活动、情绪等影响。

3. 尿液标本采集器材的标准化　尿液标本采集器材如尿杯、试管应严格按标准采购,离心管、离心机符合要求并定期严格校准。

4. 尿液标本的运送要求

(1) 缩短运送时间:尽量减少运送环节和缩短储存时间,标本运送要做到专人且有制度保障,以避免主、客观因素影响检验结果。

(2) 防止气泡产生:采用轨道传送带或气压管道运送时避免剧烈振动,防止尿液产生过多的泡沫引起细胞溶解,从而影响尿沉渣的检验。

(3) 注意生物安全:运送过程中要防止标本漏出或侧翻,污染环境、器材和衣物等。

5. 健全尿液标本的验收制度　严格执行标本验收制度,对标本标识内容与检验申请单内容不一致、申请单的项目不全、标本类型错误、尿量不足、有污染、防腐剂使用不当、容器破损、标本流失等不合格的标本均可以拒收。并要及时与相关人员联系,建议其核实或重新采集标本。对难以得到的尿液标本或再次采集确有困难时,则可与临床协商后"继续"检验,但必须在检验报告单上注明"检验结果仅供参考"及标本不合格的原因。

第二节　尿液一般性状检查

尿液一般性状检查包括颜色、透明度、气味、尿量、尿比重测定、尿渗量测定。

一、尿　　量

尿量是指24小时内排出体外的尿液总量。尿量不仅与肾小球的滤过、肾小管的重吸收和浓缩-稀释功能有关,还受饮食起居习惯、环境温度、排汗量、年龄、精神因素、机体内分泌功能、药物应用等多种因素影响。因此,即使是健康人,24小时尿量的变化也较大。尿量检测一般使用量筒或其他有刻度的容器,直接测量尿液体积。

(一) 参考区间

健康成人尿量为1~2L/24h,小儿按每千克体重计排尿量,为成年人的3~4倍。

(二) 临床意义

1. 多尿(polyuria)　指24小时尿液总量超过2.5L者。生理性多尿常见于饮水过多、摄入利尿性食物过多、静脉输液过多、精神紧张或癔症,也可见于服用噻嗪类利尿药、咖啡因、脱水药等。病理性多尿可见于:①代谢性疾病:如糖尿病等。②内分泌疾病:如尿崩症、原发性醛固酮增多症及甲状腺功能亢进等。③肾脏疾病:如慢性肾炎和肾盂肾炎晚期、急性肾衰竭多尿期、肾移植术后等。

2. 少尿(oliguria)或无尿　少尿是指24小时尿量少于400ml,或每小时尿量持续少于17ml(儿童少于0.8ml/kg)者;无尿是指尿量小于100ml/24h或12小时内完全无尿液排出者。其中排不出尿液者称为尿闭。生理性少尿见于机体缺水或出汗过多。病理性少尿可见于：①肾前疾病：因肾缺血、血容量低、血液浓缩或应激状态使肾血流量不足，导致肾小球滤过率减低引起的少尿称为肾前性少尿。见于休克、高热、剧烈呕吐、腹泻、大面积烧伤、心功能不全等。②肾脏疾病：因肾实质病变导致肾小球滤过率减低所致的少尿称为肾性少尿，常见于急性肾小球肾炎、肾衰竭、肾移植术后的排斥反应，严重者可导致无尿。③肾后疾病：见于各种原因所致的尿路梗阻，如输尿管结石、损伤、肿瘤、膀胱功能障碍及前列腺肥大等。

二、颜　　色

尿液的颜色源于尿色素及尿胆原，受饮食、药物、尿量及化学成分的影响。大量饮水、输液、精神紧张、尿崩症、糖尿病等尿液的颜色可变浅或无色。

（一）参考区间

正常新鲜尿液为淡黄色。

（二）临床意义

生理情况下，影响尿液颜色的主要代谢产物是尿色素、尿胆素、尿胆原及尿卟啉等，尤其以尿色素的含量影响最大，同时也与尿液被稀释或浓缩的状态有关。大量饮水、尿量多则尿液颜色淡；尿量少、饮水少或运动、出汗则尿液颜色深。此外，尿液颜色也受食物、药物以及女性月经血污染的影响。

病理情况下，尿液中出现异常成分时则发生颜色变化。常见的有红色（血尿、血红蛋白尿、肌红蛋白尿及卟啉尿）、白色（脓尿及乳糜尿）、黄色（胆红素尿）等。

1. **血尿**　尿液内含有一定量的红细胞时，称为血尿。依据含血量的不同，可呈淡红色云雾状、淡洗肉水样或鲜血样。每升尿内含血量达到或超过 1ml 即可出现淡红色，称为肉眼血尿；若尿液外观变化不明显，每高倍视野平均≥3 个红细胞，称为镜下血尿。血尿见于：①泌尿生殖系统疾病：如感染、结核、结石、肿瘤、外伤、多囊肾、肾小球疾病等。②血液病：如血友病、过敏性紫癜和特发性血小板减少性紫癜等。③其他：如系统性红斑狼疮、流行性出血热，某些健康人剧烈运动后出现的一过性血尿等。

2. **血红蛋白尿**　是指尿液中含有游离血红蛋白。血管内溶血时血浆游离血红蛋白增多，超过结合珠蛋白的结合能力，过多的游离血红蛋白经肾小球滤过，超过了肾阈值（约 1.3g/L）和肾小管重吸收能力时，即形成血红蛋白尿，使尿液呈棕色、深棕红色浓茶样或棕黑色酱油样外观。常见于血型不合的输血反应、阵发性睡眠性血红蛋白尿、阵发性寒冷性血红蛋白尿、蚕豆病等溶血性疾病。

3. **肌红蛋白尿**　健康人血浆中肌红蛋白含量很低，尿中含量甚微，当血浆中肌红蛋白增多超过肾阈值时，形成肌红蛋白尿，使尿液呈粉红色或暗红色。常见于肌肉组织广泛损伤，如大面积烧伤、创伤及急性心肌梗死等。

4. **卟啉尿**　尿液呈红葡萄酒色，见于先天性卟啉代谢异常等。

5. **胆红素尿**　尿液中含有大量的结合胆红素，外观呈深黄色，振荡后泡沫亦呈黄色。若在空气中久置，可因胆红素被氧化为胆绿素而使尿液外观呈棕绿色。主要见于阻塞性黄疸和肝细胞性黄疸。另外，服用维生素 B_2、呋喃唑酮（痢特灵）、维生素 B_2、利福平、小檗碱、熊胆粉、牛黄等药物后，尿液亦可呈黄色，但胆红素定性试验呈阴性。

6. **乳糜尿**　经肠道吸收的乳糜液不能经正常的淋巴道引流入血，而逆流至泌尿系统的淋巴管中，引起该淋巴管内压力增高，淋巴管曲张、破裂，淋巴液进入尿液所致。乳糜尿可呈不同程度的乳白色混浊。乳糜尿中有时可含有多少不等的血液，称血性乳糜尿或乳糜血尿。乳糜尿主要见于丝虫病、肿瘤、腹部创伤肾病综合征、肾小管变性或某些原因引起的肾脏周围淋巴循环受阻。

7. 脓尿 尿液中含有大量白细胞、细菌等炎症成分,外观呈不同程度的黄白色混浊或含脓丝状悬浮物,放置后可有絮状沉淀。常见于泌尿系统化脓性感染,如肾盂肾炎、膀胱炎、精囊炎等。

三、透 明 度

尿液透明度一般可分为清晰透明、轻度混浊(雾状)、混浊(云雾状)、明显混浊 4 个等级,主要取决于尿液中细胞、细菌及析出的盐类结晶等有形成分的含量。清晰透明指没有肉眼可见的颗粒物质;轻微混浊指出现少数可见的颗粒物质,但透过尿液能看清纸张上的字迹;混浊指出现可见的颗粒物质,透过尿液所见纸张上的字迹模糊不清。明显混浊指透过尿液看不见纸张上的字迹。

(一) 参考区间
正常新鲜尿液为清晰透明。

(二) 临床意义
新鲜尿液发生混浊,主要由尿液中增多的细胞、细菌、盐类结晶等引起,通过物理或化学方法可以确定其产生混浊的原因。常见的原因是尿中盐类增加,如加热后消失,为尿酸盐;加热后混浊加重,但加冰乙酸后变清并产生气泡的为磷酸盐,不产生气泡的为碳酸盐,无变化为脓尿或菌尿;加乙醚变清的为乳糜尿。大量细胞、细菌和蛋白质也可使尿液混浊度增加,但加热、加酸、加乙醚均不能变清。

四、比 重

尿比重(specific gravity,SG)是指在 4℃时尿液与同体积的纯水重量之比,是肾小管浓缩和稀释功能的一个指标。尿比重的高低因尿中水分、盐类及有机物的含量与溶解度而异,与尿液溶质(氯化钠等盐类、尿素)的浓度成正比,同时受年龄、饮食和尿量的影响。病理情况下,受尿糖、尿蛋白及尿液有形成分的影响。

(一) 干化学试带法

1. 原理 甲乙烯酸马来酐系高分子电解质,其电离常数的负对数(pK_a)与尿中电解质离子浓度按一定比例发生变化。在低比重的尿液中,此高分子电解质的—COOH 基与尿内电解质离子发生反应,置换出的 H^+ 浓度低,试带局部 pH 增高,指示剂溴麝香草酚蓝呈深蓝绿色。随着离子浓度的增高,指示剂的颜色从绿色到黄绿色,通过目测与标准比色卡对照或尿液分析仪测定其颜色变化,得出尿比重。

2. 试带 试带模块主要有甲乙烯酸马来酐、溴麝香草酚蓝及缓冲液等成分。

(二) 折射计法

折射计(refractometer)有座式临床折射计及手提式折射计两种,是利用光线折射率与溶液中总固体量的相关性进行测定。入射角 90°的光线(20℃时波长为 589nm 的钠蒸气灯发出的 D 线)从空气介质进入尿液介质时被折射的角度称为临界角,在终端观察时,依据折射临界角的大小,可见明暗视场的改变,进而求出尿液介质的相对折射率(简称折射率)。根据已经建立的尿液折射率、比重与总固体量经验公式,将数字列成线图刻在目镜系列的相应位置,检测者可直接读取尿液比重。

(三) 比重计法

比重计法又称浮标法,采用特制的尿比重计,根据浮标所排开的尿液体积进行测定。

1. 尿比重计 每套比重计包括比重计(浮标)1 支和比重计玻璃筒 1 个。比重计上标示 1.000~1.060 刻度及标定温度,国产比重计温度为 20℃(图 4-1)。

2. 简要操作 加尿液→放置比重计→读数。

(四)质量保证

1. 干化学试带法

(1) 标本:新鲜,防止细菌污染。放置过久会因挥发性酸丧失或细菌污染繁殖而使 pH 升高。细菌也可使葡萄糖降解为酸,使 pH 降低。

(2) 试带:应避光、密封、干燥保存,远离酸和碱性物质,有效期内使用;最好使用与仪器配套试带。

(3) 操作:试带测试区应全部浸入尿液中;按试带说明书严格控制试带与尿液反应时间;定期用标准质控带或标准质控液进行检测。

(4) 其他:尿液 pH 及蛋白可影响重测定结果,应进行校正。如尿液 pH>6.5,结果应加 0.005;pH>8.0 时,应加 0.010。尿蛋白每增加 10g/L,结果应减去 0.006。

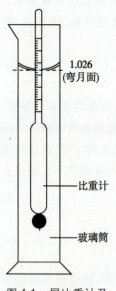

图 4-1 尿比重计及其观察法示意图

2. 折射计法

(1) 校准仪器:可用 10g/L、40g/L、100g/L 蔗糖溶液校正折射计的基准线,其折射率分别为 1.3344、1.3388、1.3479。

(2) 盐类析出影响测定结果,可经 37℃ 水浴,使尿酸或其他盐类所致沉淀溶解,待温度降低后再测定。

(3) 尿液有形成分也影响测定结果,需离心后测定上清液的比重。

(4) 蛋白尿、糖尿对结果有影响,应进行校正。尿蛋白每增加 10g/L,结果应减去 0.005 以对蛋白尿进行校正。尿中葡萄糖每增加 10g/L,结果应减去 0.004。

3. 比重计法

(1) 尿液要新鲜:防止尿素分解导致比重下降;尿量要足够,以保证比重计悬浮于液面中央而不贴壁。

(2) 比重计应经过校正,新购置的比重计应用纯水在规定温度下观察其准确性。

(3) 盐类析出影响比重测定,处理方法同折射仪法。

(4) 向比重筒中注入尿液时防止液面产生泡沫,比重计要垂直悬浮于尿液中,不要贴壁,读数应准确。

(5) 器材要清洁:比重计浮标上不能有蛋白及盐类结晶附着,以免影响结果的准确性,每次测定完毕要用水冲洗浮标及玻璃筒。

(6) 尿中有大量蛋白、葡萄糖时要进行结果校正,尿蛋白每增加 10g/L,结果应减去 0.003。尿中葡萄糖每增加 10g/L,结果应减去 0.004。

(7) 温度校正:测定温度高于或低于比重计所标温度时需校正。温度每高出 3℃,应将结果加上 0.001 给予粗略校正;反之则需加温。

(五)方法学评价

1. 干化学试带法 简便快速,已广泛应用于尿液自动化分析,不受非离子成分(葡萄糖、尿素、造影剂等)的干扰,但受强酸和强碱以及尿液蛋白质的影响较大。该法灵敏度低,精密度差,测试范围窄,仅适用于成人的尿液筛检,不适用于评价肾脏功能。

2. 折射计法 结果精确可靠,是 CLSI 推荐的参考方法。标本用量小,可重复测定,易于标准化,尤其适用于少尿和儿科患者。但结果也受蛋白质、葡萄糖的影响。

3. 比重计法 操作简便,无需特殊设备,曾广泛应用。但因标本用量大,受温度及尿液内容物(蛋白质、葡萄糖、造影剂等)的影响,使结果出现误差。准确性和精密度均较差,因而 CLSI 建议不再使用本法。

此外,尿比重的测定还有称重法、超声波法等。称重法最为准确,曾作为参考方法,但操作烦琐,不适用于临床标本检测。超声波法虽然易于自动化、标准化,但也需专门仪器测定。

(六) 参考区间

成人晨尿>1.020,随机尿为1.003~1.030;新生儿尿比重为1.002~1.004。

(七) 临床意义

1. 比重增高 心力衰竭、周围循环衰竭、急性肾小球性肾炎、脱水及大量出汗者,尿量少、比重高;糖尿病、使用造影剂和脱水剂后,尿量多、比重高。

2. 比重降低 尿液比重<1.015时,称为低比重尿或低渗尿。见于慢性肾炎、慢性肾盂肾炎、急性肾衰竭多尿期、尿崩症、低蛋白血症等。如尿液比重固定在(1.010±0.003)时,称为等渗尿,则提示肾脏浓缩和稀释功能严重受损。

五、尿 渗 量

尿液渗透浓度(osmotic concentration)简称尿渗量(osmolality,Osm),指尿液中具有渗透活性全部溶质微粒的总数量。尿渗量主要与尿液中溶质颗粒数量有关,与颗粒大小及电荷无关。它反映溶质和水的排泄速度,用质量毫升摩尔浓度[mmol/kg H_2O(mOsm/kg H_2O)]表示。测定溶液渗透浓度的仪器有两类,一类为半透膜式,另一类为非半透膜式,主要是利用电解质使溶液的沸点、冰点升高或下降的特性而设计,分为蒸汽压降低法、沸点升高法和冰点下降法等几种。目前广泛用于临床及科研的测定方法多为冰点下降法,有专用的冰点渗透压计。

(一) 冰点下降法

1. 原理 冰点渗透压计的检测原理是利用溶液冰点下降温度(ΔT)计算尿渗量。1个Osm浓度可使1kg水的冰点下降1.858℃,其计算公式为:mmol/kg H_2O = ΔT/1.858。

2. 器材 冰点渗透压计及相关组件。

(二) 质量保证

1. 冰点渗透压计的校准最好采用与仪器配套的渗透量标准品。也可用AR级氯化钠配制标准溶液,称量前200℃过夜、干燥。严格按说明书操作,将仪器标定在标准品±2mOsm/kg H_2O以内。

2. 测定前标本要预温,使析出的盐类溶解,离心除去不溶性颗粒及尿中有形成分。

3. 加入试样杯中的尿量要准确,以免发生"早冻"或"不冻"的情况,导致测定失败。

4. 测定时采用适当的振幅,强振时以探针能打到试管壁为宜。

5. 测定血浆(或血清)渗量时,要用肝素化血浆,不能用草酸钙或枸橼酸钠等做抗凝剂。

(三) 方法学评价

冰点渗透压计测定法的准确性高,既不受温度的影响,也不受标本中含有挥发性物质的影响。

(四) 参考区间

尿渗量:600~1000mOsm/kg H_2O;24小时内最大范围:40~1400mOsm/kg H_2O;尿渗量(Uosm)/血浆渗量(Posm)为(3.0~4.7):1.0。

(五) 临床意义

1. 评价肾脏浓缩稀释功能 健康人禁水12小时后,Uosm>800mOsm/kg H_2O,Uosm/Posm>3,如果低于此值,提示肾脏浓缩功能障碍。若Uosm/Posm等于或接近于1,称等渗尿,为肾实质功能严重受损,可见于慢性肾盂肾炎、慢性肾小球肾炎、多囊肾、尿酸肾病等慢性间质性病变等。

2. 鉴别肾前性和肾性少尿 肾前性少尿,肾小管浓缩功能完好,故尿渗量较高,常>450mOsm/kg H_2O;肾小管坏死致肾性少尿时,尿渗量降低,常<350mOsm/kg H_2O。

(尹卫东)

第三节 尿液显微镜检查

尿液显微镜检查是利用显微镜对尿液中细胞、管型、结晶及病原微生物等有形成分进行识别及计数,结合尿液理学或化学检查的结果,用于泌尿系统疾病的诊断、鉴别诊断及观察病情预后判断。尿液的显微镜检查可以发现在尿液一般性状检查或化学试验中难以发现的异常变化,是尿液有形成分检查的"金标准"。

一、未离心尿未染色涂片显微镜检查

本法标本用量少,适用于细胞数目较多的标本,如脓尿、肉眼血尿的检测,对细胞形态破坏小,但阳性率低,易漏诊。

1. 简要操作 混匀尿液→涂片、覆盖盖玻片→低倍镜观察、计数→高倍镜观察、计数。其中低倍镜先观察尿液涂片全貌,包括有无管型、细胞及结晶等,初步估计这些有形成分数量,如发现管型,计数管型,至少计数 20 个视野;高倍镜主要鉴定管型种类,鉴定、计数细胞及结晶等,至少观察 10 个视野。

2. 结果报告方式

(1) 细胞、管型较少时:①细胞、结晶:最低~最高个数/HP 或平均值/HP。②管型:最低~最高个数/LP 或平均值/LP。

(2) 细胞、管型较多时:用"1+ ~4+"表示。细胞、管型等成分如占视野 1/4 为"1+",2/4 为"2+",3/4 为"3+",满视野为"4+"。

二、离心尿未染色涂片显微镜检查

1. 简要操作 取混匀尿液 10ml 置刻度离心管→1500r/min 离心 5 分钟→留沉淀物 0.2ml,混匀→取 20μl 涂片,覆盖盖玻片→低倍镜观察、计数→高倍镜计数观察、计数。先用低倍镜观察全片,再用高倍镜计数。

2. 结果报告方式及标准 同未离心尿未染色直接涂片显微镜检查法。

三、离心尿染色涂片显微镜检查

(一)结晶紫-沙黄(Sternheimer-Malbin,S-M)染色法

1. 试剂 染色液含染色液Ⅰ(结晶紫、乙醇、草酸铵及蒸馏水)和染色液Ⅱ(沙黄、乙醇及蒸馏水)。

2. 简要操作 取尿沉渣 0.2ml→加 1 滴染色液,混匀→3 分钟后显微镜检查。

3. 染色结果 见表 4-1。

表 4-1 尿液有形成分结晶紫-沙黄染色法结果

分类	有形成分	染色结果
细胞	红细胞	淡紫色
	多形核白细胞	胞核呈橙红色,胞质内可见颗粒
	闪光细胞	胞核呈淡蓝色或蓝色,胞质内颗粒呈苍白色或淡蓝色
	上皮细胞	胞核呈紫色,胞质呈淡紫色至粉红色
管型	透明管型	粉红色或淡紫色
	颗粒管型	淡红色至蓝色
	细胞管型	深紫色
	脂肪管型	不着色

（二）Sternheimer（S）染色法

1. **试剂** 染色液含染色液Ⅰ（阿利新蓝8GS水溶液）和染色液Ⅱ（派若宁B水溶液）。
2. **简要操作** 取尿沉渣0.2ml→加1滴染色液，混匀→显微镜检查。
3. 染色结果判断见表4-2。

表4-2 尿液有形成分Sternheimer（S）染色结果

分类	有形成分	染色结果
细胞	红细胞	红色或无色
	多核白细胞	深蓝色、淡蓝色或无色
	鳞状上皮细胞	淡粉红色或紫红色
	移行上皮细胞、肾小管上皮细胞	紫红色
管型	颗粒管型	淡粉红色或深紫色
	细胞管型	淡蓝色或深蓝色

四、标准化定量计数板计数

1. **器材** 尿液标准化沉渣定量计数板为特制的一次性使用的硬质塑料计数板（图4-2），每块板上有10个计数池，每个计数池刻有10个大方格，计数池的高度为0.1mm，每个大方格的面积为$1mm^2$，故每个大方格的容积为$0.1\mu l$。每个大方格分为9个小方格。

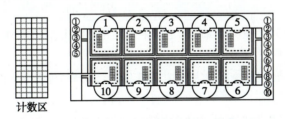

图4-2 FAST-READ10尿液标准化沉渣定量计数板

2. **简要操作** 混匀尿沉渣→充入尿沉渣定量计数板→低倍镜计数10个大方格管型总数→高倍镜分别计数10个大方格红细胞、白细胞等总数。

3. **报告方式** ①细胞、管型：个数/微升。②结晶：同涂片法。③其他有形成分：描述性报告。

五、1小时尿液有形成分排泄率

为了更准确地了解泌尿系统的病变性质和严重程度，观察疗效和判断预后，需要比较准确地测定尿液有形成分，为泌尿系统疾病诊断、疗效观察提供较为准确的依据。1948年，由Addis首先建立12小时尿液有形成分计数，简称Addis计数，由于操作费时、误差大，故临床上已很少应用。现多采用1小时尿液有形成分计数。

1. **简要操作** 留取3小时内全部尿液（如晨6:30~9:30尿液）→测尿量→混匀，取尿10ml置于刻度离心管→1500r/min离心5分钟→留管底沉渣物1ml，混匀→充入血细胞两侧计数池→计数（同标准化定量计数板计数）→计算。其中细胞计数10个大方格，管型计数20个大方格。

2. **报告方式** ①细胞、管型：个数/小时。②结晶：同涂片法。③其他有形成分：描述性报告。

六、质量保证

1. 标本

（1）推荐用晨尿标本,因晨尿经过长时间浓缩且偏酸,可提高阳性率。尿液如为碱性,则血细胞和管型易破坏。

（2）标本应新鲜,2小时内完成检测。如不能立即送检,可冷藏或防腐保存。

（3）如酸性尿液中因尿酸盐结晶析出而混浊,可适当加温(37℃)使其溶解;尿液呈碱性可加适量稀乙酸溶解磷酸盐,但切勿加酸量过多,以免破坏红细胞及管型。

（4）脓尿、肉眼血尿和盐类结晶较多的混浊尿标本可直接涂片检查。

2. 所用器材应干净、干燥、标准化,严格按操作操作程序操作。

3. 涂片前充分混匀标本。

4. 镜检光线强弱要适宜,避免因光线太强而漏掉红细胞及透明管型;尽量多观察视野。

5. 认真鉴别尿有形成分形态,如尿液红细胞与真菌、草酸钙结晶等。

6. 尿液有形成分检查必须与尿干化学对照分析。

七、方法学评价

尿液有形成分显微镜检查的方法学评价见表4-3。尿液有形成分染色方法以 S-M 染色法、S 染色法最常用。另外还有其他特殊染色方法,不同染色的方法学评价见表4-4。

表4-3 尿液有形成分显微镜检查方法学评价

方法	评价
未离心未染色涂片显微镜检查法	标本用量少,对细胞形态破坏少,适用于数目较多的标本。但阳性检出率低,易漏诊
离心未染色涂片显微镜检查法	阳性检出率高,重复性好,适用于有形成分较少的标本。但操作烦琐、费时,离心速度过快可能破坏有形成分
标准化定量计数板法计数	操作烦琐、耗时,但能达到尿液有形成分检验规范化、标准化,符合美国临床实验室标准化委员会(NCCLS)和中国临床实验室标准化委员会(CCCLS)的要求,是目前推荐的尿液有形成分定量检查方法
1小时尿液有形成分计数	由于时间短,不加防腐剂对有形成分影响小且不受饮食限制,影响因素较少,适用于门诊患者及住院患者的连续检查

表4-4 尿液有形成分染色的方法学评价

方法	评价
S-M 染色法	染色后尿中有形成分形态清晰而易于识别,是常用的方法
S 染色	弥补 S-M 染色法染料易沉淀出现的染色过深的缺陷,常用于常规尿液有形成分检查
瑞-吉复合染色法	有利于鉴别中性粒细胞、嗜酸性粒细胞、淋巴细胞和单核细胞
巴氏染色	能识别肾上皮细胞、异常上皮细胞等,对肿瘤细胞和肾移植排斥反应诊断具有临床意义
苏丹Ⅲ染色	对脂肪管型、脂肪球等染色效果好
过氧化物酶染色	用于鉴别不典型的红细胞与白细胞,区别白细胞管型与肾上皮细胞管型

八、参考区间

因每个实验室的方法各异,所用标本量、离心力大小、沉渣浓度、观察沉渣量、沉渣计数板规格等都不尽相同,参考区间最好由实验室自行制订。尿液有形成分定量检查参考区间见表4-5。

表4-5 尿液有形成分检查的参考区间

方法	红细胞	白细胞	透明管型	上皮细胞
未离心直接涂片法	0~偶见/HP	0~3个/HP	0~偶见/LP	少见
离心直接涂片法	0~3个/HP	0~5个/HP	0~1/LP	少见
FAST-READ10尿沉渣定量计数板	男:0~4个/μl 女:0~9个/μl	男:0~5个/μl 女:0~12个/μl	—	—
1小时尿液有形成分计数	男<30 000/小时 女<40 000/小时	男<70 000/小时 女<140 000/小时	<3400/小时	—

九、尿液有形成分形态及临床意义

尿液有形成分中可见细胞、管型、结晶、细菌等,其形态特点及临床意义如下。

(一)红细胞

1. 形态变化 尿液有形成分未染色标本在等渗尿中,新鲜红细胞为淡黄色,双凹圆盘形,有弱折光性。①高渗尿中,红细胞由于脱水呈皱缩状。②低渗尿中,红细胞因吸水胀大颜色较浅,甚至血红蛋白从红细胞中溢出成为大小不等的空环形,称影红细胞。③碱性尿中,红细胞膜内侧有颗粒形成或脱失部分血红蛋白而呈环状。④酸性尿中,红细胞形态较为稳定。

新鲜尿中红细胞的形态对于鉴别肾小球源性血尿和非肾小球源性血尿有重要价值。镜检时,不仅要注意红细胞数量,还必须注意其形态的改变。近年来利用相差显微镜、扫描电镜和普通光学显微镜经细胞活体染色后观察尿中红细胞,可将血尿分为3种类型:①均一性血尿(非肾小球性血尿):红细胞外形及大小正常,畸形红细胞类型不超过两种以上,见于非肾小球性损伤(图4-3)。②非均一性血尿(肾小球性血尿):尿中畸形红细胞的类型在两种以上(图4-4)。③混合性血尿:为形态正常的红细胞与畸形红细胞混杂的血尿,如以畸形红细胞为主的混合性血尿,多为肾小球性血尿。

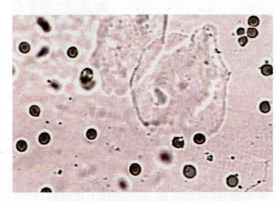

图4-3 均一性血尿红细胞(未染色)

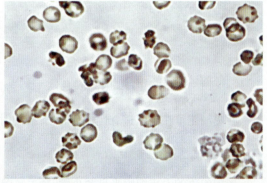

图4-4 非均一性血尿红细胞(未染色)

2. 临床意义 尿中红细胞增多:①肾脏疾病:急慢性肾小球肾炎、肾盂肾炎、狼疮性肾炎、与药物反应有关的间质性肾炎、肾肿瘤、肾结核、肾结石、肾静脉栓塞、肾盂积水、多囊肾等。②下尿道疾病:见于膀胱炎、膀胱结石、膀胱癌、尿道狭窄、药物(如环磷酰胺)治疗后膀胱出血等。③其他:白血病、凝血因子异常等。尿中红细胞还可用于某些疾病的鉴别诊断,如沉渣中红细胞少、尿蛋白质多,提示肾脏疾患;尿沉渣中均一性血尿(非肾小球性血尿)多,尿蛋白少,提示泌尿系统感染;有红细胞伴有肾小管上皮细胞及管型、或有红细胞并伴有红细胞管型,提示肾脏疾病;有均一性红细胞,无肾上皮细胞和管型一般提示为肾外泌尿系统疾病。通过观察和分析尿液中红细胞形态特征,可以帮助鉴别血尿的来源。肾小球性血尿:多形性的红细胞≥80%,棘形红细胞(带1个或多个突起)≥5%。非肾小球性血尿:多形性的红细胞<50%,棘形红细胞(带1个或多个突起)<5%。

(二) 白细胞

1. 形态变化 尿中白细胞主要是中性粒细胞,偶见单核细胞和淋巴细胞。新鲜尿中的白细胞外形与周围血中的白细胞形态结构相同,镜下呈圆球形,不染色时细胞核较模糊,仅见淡灰色带折光的颗粒状胞质(图4-5)。在低渗及碱性尿中,白细胞常肿大,约半数在2小时内溶解。在低渗尿中可见"闪光细胞"。在高渗及酸性尿白细胞常皱缩。炎症时,变性死亡的白细胞,结构模糊,胞质内充满粗大颗粒,核不清楚,常黏连成团,称脓细胞。

2. 临床意义 ①尿中中性粒细胞大量增加:常见于泌尿系统炎症,如肾盂肾炎,膀胱炎、前列腺炎、精囊炎、尿道炎、肾结核、肾肿瘤等。"闪光细胞"常见于肾盂肾炎、膀胱炎。②尿中淋巴细胞和单核细胞增加:见于肾移植后排斥反应的患者;尿中淋巴细胞增多,还可见于病毒感染等。③嗜酸性粒细胞增多:见于间质性肾炎,变态反应性泌尿系统炎症。

(三) 吞噬细胞

可分为小吞噬细胞和大吞噬细胞,前者来自中性粒细胞,多吞噬细菌等微小物体;后者来自单核细胞,称为大吞噬细胞。大吞噬细胞体积为白细胞的2~3倍,圆形或椭圆形,边缘不整齐;核呈肾形、类圆形、稍偏位、染色质细致;胞质丰富,胞质中吞噬的物体很多,如红细胞、白细胞碎片,脂肪滴、精子及颗粒状物质等多种成分(图4-6)。有时胞质还可见空泡及伸出阿米巴样伪足,在新鲜尿液中还可见到伪足活动。

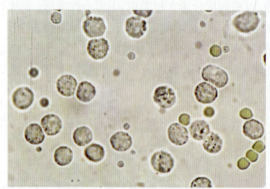

图4-5 尿液中白细胞(未染色)

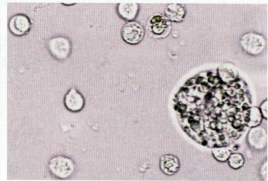

图4-6 尿液中巨噬细胞(未染色)

吞噬细胞可在泌尿道急性炎症时出现,同时伴有白细胞及细菌,如急性肾盂肾炎、膀胱炎及尿道炎等。

(四) 上皮细胞

尿中脱落的上皮细胞来自肾小管、肾盂肾盏、输尿管、膀胱及尿道,包括鳞状上皮细胞、柱状上皮细胞、移行上皮细胞、肾小管上皮细胞。在尿液检查时应分类报告。

1. 鳞状上皮细胞 来自尿道前段。健康人尿中可见少量鳞状上皮细胞,如有明显增多或成堆出现并伴有白细胞增多时,则提示该处有炎症。成年女性尿中混有阴道分泌物时,可见较多的鳞状上皮细胞(图4-7)。

2. 移行上皮细胞　移行上皮细胞被覆于肾盂、输尿管、膀胱及尿道近膀胱段等处。其形态随腔内尿量的增减而变化,通常分为:

(1) 表层移行上皮细胞:又称为大圆上皮细胞(图4-8)。在器官充盈时,其脱落的细胞体积较大,多呈不规则圆形,胞核较小居中;在器官收缩时,则胞体较小,圆形,为白细胞的2～3倍。正常尿液中偶见,膀胱炎时可大量成片脱落。

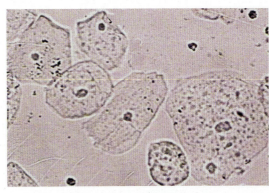

图4-7　鳞状上皮细胞(未染色)

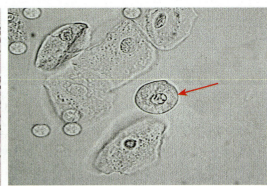

图4-8　表层移行上皮细胞

(2) 中层移行上皮细胞:又称尾形上皮细胞(图4-9)。其体积大小不一,常呈梨形、纺锤形或带尾形;胞核较大,呈圆形或椭圆形,因多来自肾盂,故又称为肾盂上皮细胞。有时亦可来自输尿管及膀胱颈部。

(3) 基底层移行上皮细胞:形态与肾小管上皮细胞相近,但细胞核较后者小。此类细胞与肾小管上皮细胞统称为小圆上皮细胞,在正常尿中不易见到,在肾盂、输尿管或膀胱颈部有炎症时可大量出现,并伴有白细胞和红细胞增多。

3. 肾小管上皮细胞　来自肾小管,见图4-10。正常尿中很少见,出现或增多提示肾小管有病变,多见于急性肾小球肾炎;如成堆出现,常提示有肾小管坏死性病变。在某些慢性肾病中,肾小管上皮细胞可发生脂肪变性,胞质内充满脂肪颗粒,甚至将胞核覆盖,称为复粒细胞或脂肪颗粒细胞。在肾慢性出血、梗死或血红蛋白尿时,肾小管上皮细胞内可出现微褐色的含铁血黄素颗粒,经普鲁士蓝染色后颗粒呈蓝色。肾移植术1周后,患者尿中可见较多肾小管上皮细胞,随后逐渐减少或恢复正常,当发生排斥反应时,尿中可再度出现成片的肾小管上皮细胞。白细胞、肾小管上皮细胞、基底层移行上皮细胞的形态区别见表4-6。

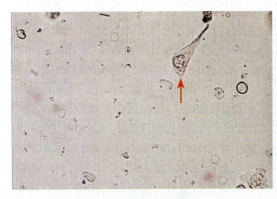

图4-9　中层移行上皮细胞

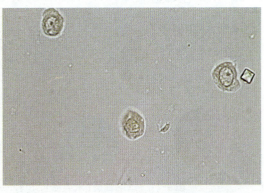

图4-10　肾小管上皮细胞

表4-6　白细胞、肾小管上皮细胞、基底层移行上皮细胞的形态区别

	白细胞	肾小管上皮细胞	基底层移行上皮细胞
细胞大小	直径10～12μm	比白细胞略大1/3	比肾小管上皮细胞小
形态	圆形,脓细胞时边缘不规则	不规则或多边形	圆形或卵圆形
细胞核	分叶核(加酸后明显)结构紧密成块	核大而圆,结构细致	圆形,较肾小管上皮细胞核稍小,结构细致(染色后明显)
胞质及颗粒	胞质量多,脓细胞含许多颗粒,加酸后颗粒消失	胞质量少,可含不规则颗粒、脂肪滴	胞质量稍多,折光强,一般无颗粒
POX染色	阳性	阴性	阴性

(五) 管型

1. 管型形成的条件　管型(cast)是蛋白质、细胞及其裂解产物在远端肾小管和集合管内酸化、浓缩、凝集而成的圆柱形蛋白聚集体。其典型形态是两边平行、两端钝圆,长短、粗细取决于形成部位肾小管的直径和局部环境条件,类型主要取决于内容物的成分。管型对肾实质性疾患的诊断、鉴别诊断有重要价值。

管型形成应该具备3个条件:①原尿中含一定量的蛋白质或细胞,特别是含有来自肾小管分泌的T-H蛋白,是形成管型的核心。②肾小管有使尿液浓缩和酸化的能力:浓缩能提高蛋白质含量,又能增加盐类浓度,尿液酸化能促进蛋白质的沉淀。③有可供交替使用的肾单位:健康人两肾共有200万个肾单位,它们交替工作和休息。尿液在肾单位有足够的停留时间,使蛋白质得以浓缩,并凝聚成管型;当形成管型的肾单位重新排尿时,管型便随尿排出。

2. 管型的种类和临床意义

(1) 透明管型:又称玻璃管型,主要由T-H蛋白及少量的血浆蛋白质组成,偶可附有少量细小颗粒或细胞。透明管型呈无色透明或半透明,质地菲薄,大小长短不一,表面较光滑,折光性较弱,适合较暗视野观察(图4-11)。为防止遗漏,可加S-M染色液染色以提高检出率。透明管型在碱性或低渗尿中易溶解消失,故应及时镜检。健康人清晨浓缩尿液中偶见透明管型。当肾有轻度或暂时性功能改变时,如剧烈运动,长期发热、心功能不全、麻醉或服用利尿药后,可见少量透明管型,老年人尿中也见增多。明显增多见于肾实质病变,如急性或慢性肾小球肾炎、肾病综合征、急性肾盂肾炎、肾淤血、充血性心力衰竭及恶性高血压等。

(2) 颗粒管型:管型基质中的颗粒含量占管型体积1/3以上,由发生变性的细胞分解产物或血浆蛋白质及其他物质直接聚集形成。颗粒管型外形常较透明管型短而宽大,易折裂,可有不规则的断端,呈无色、淡黄褐色或棕色,其颗粒轮廓清晰。按颗粒的粗细分为粗颗粒管型(图4-12)和细颗粒管型(图4-13)两种。前者充满粗大颗粒,常呈暗褐色,后者含许多微细颗粒,不透明,呈灰色或微黄色。颗粒管型的出现提示肾单位有瘀滞现象,表示

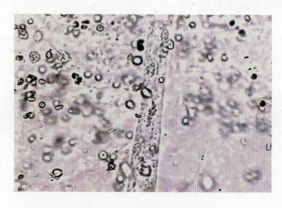

图4-11　透明管型(未染色)

肾有实质性病变。多见于急性或慢性肾小球肾炎、肾盂肾炎、肾小管硬化症、肾病、病毒性疾病、慢性铅中毒及肾移植的急性排斥反应等。

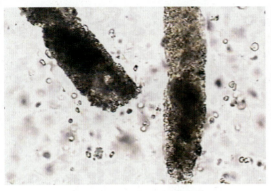
图 4-12　粗颗粒管型(未染色)

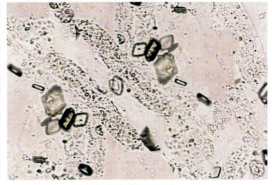
图 4-13　细颗粒管型(未染色)

(3) 细胞管型:管型基质内含有细胞且其数量占管型体积的 1/3 以上时称为细胞管型。根据管型基质内所含细胞的种类不同,细胞管型分为:①红细胞管型(图 4-14):管型内嵌入不同数量的红细胞,低倍镜下呈棕黄或红色,管型内的红细胞通常已破损。红细胞管型是由于肾小球或肾小管出血所致。常见于急性肾小球肾炎、慢性肾小球肾炎急性发作、肾出血及肾移植后的急性排斥反应。亦见于狼疮性肾炎、肾梗死、肾静脉血栓形成、亚急性细菌性心内膜炎及恶性高血压等。若管型中红细胞已全部溶解,则成为棕红色均质性的血红蛋白管型。②白细胞管型(图 4-15):管型内含有较多数量的白细胞。白细胞呈球形,常重叠聚集成块状,在形态上与上皮细胞管型不易区分,但白细胞管型过氧化物酶染色(POX)呈阳性。此种管型出现提示有化脓性炎症,常见于急性肾盂肾炎、间质性肾炎。亦可见于非感染性炎症(如狼疮性肾炎)、肾病综合征及肾小球肾炎等。③肾上皮细胞管型(图 4-16):又称为上皮细胞管型,管型内嵌有多量肾小管上皮细胞。所含细胞比白细胞略大,常见叠瓦状排列,根据细胞核的形状可与白细胞相区别。细胞变性后,核形模糊,胞体大小不定,识别困难。健康人尿中不会出现上皮细胞管型,此管型出现提示肾小管病变,肾小管上皮细胞变性脱落。常见于急性肾小管坏死、急性肾炎、肾淀粉样变性、间质性肾炎及重金属或药物中毒等。亦可见于阻塞性黄疸、肾移植后排斥反应等。④混合细胞管型:管型内同时存在两种或两种以上细胞,主要见于活动性肾小球肾炎、缺血性肾小球坏死、肾梗死及肾病综合征等。

(4) 脂肪管型:管型中脂肪滴含量占管型体积的 1/3 以上。由于肾小管损伤后,上皮细胞发生脂肪变性、崩解,大量脂肪滴进入管型内而形成。脂肪管型呈灰色或灰蓝色,脂肪滴大小不等,圆形,折光性强(图 4-17)。健康人尿中无脂肪管型,若出现提示肾小管损伤、肾小管上皮细胞发生脂肪变性,见于肾病综合征、亚急性肾小球肾炎、慢性肾小球肾炎、肾小管中毒及类脂性肾病等。

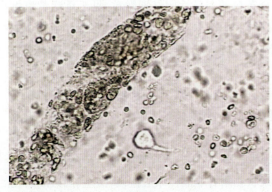
图 4-14　红细胞管型(未染色)

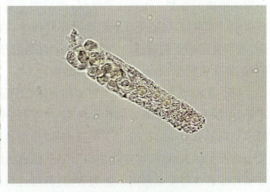
图 4-15　白细胞管型

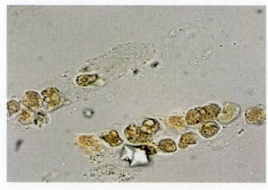

图 4-16　肾上皮细胞管型　　　　　　　图 4-17　脂肪管型（未染色）

(5) 蜡样管型：是一种均一的不含细胞及颗粒的管型，呈浅灰色或淡黄色，有蜡烛样高度折光，质地较厚，外形宽大，易折断，边缘常见裂纹（图 4-18）。在低渗溶液和不同的 pH 介质内均不溶解。健康人尿中无蜡样管型，若尿液中出现此种管型，提示局部肾单位长期阻塞，有少尿或无尿现象存在，说明肾病变严重。见于慢性肾小球肾炎的晚期肾功能不全及肾淀粉样变。

(6) 宽幅管型：又称肾衰竭管理型，多为颗粒管型和蜡样管型演变而成，其宽度可达 50μm 以上，为一般管型的 2~6 倍，形状宽而长、不规则、易折断（图 4-19）。常见于急性肾衰竭的多尿期。在慢性肾炎的晚期出现时，提示预后不良。

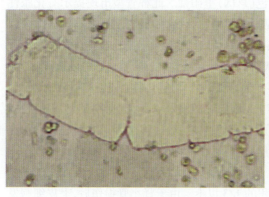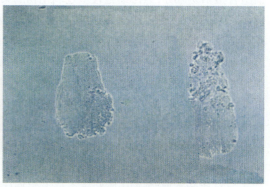

图 4-18　蜡样管型（未染色）　　　　　　图 4-19　宽幅管型

(7) 其他管型：①血红蛋白管型：血管内溶血时，大量血红蛋白进入肾小管而形成，见于急性血管内溶血。②血小板管型：见于 DIC。③肌红蛋白管型：肌肉挤压伤患者，肌红蛋白进入肾小管而形成的管型。④胆红素管型：管型中充满金黄色的非晶性胆红素颗粒，见于重症黄疸患者尿中。⑤窄幅管型：见于新生儿及小儿尿中，直径在 15μm 以下。⑥细菌管型：管型中充满细菌，表示肾实质受细菌感染，常见于肾化脓性感染。⑦真菌管型：管型中含有多量的真菌孢子及菌丝，如念珠菌等，表示肾脏受真菌感染。

(8) 类似管型和易误认为管型的物体：①黏液丝：似透明管型，多为长线条状，不规则，粗细不等，边缘不清晰，末端尖细卷曲、分支。可见于健康人尿中，尤其女性尿中多见，大量出现表示尿道受刺激或有炎症反应。②类圆柱体：形似透明管型，一端或两端尖细呈螺旋形卷曲，可能是集合管产生的黏液丝，也可能是尚未完全形成的透明管型，常和透明管型同时存在，多见于肾血液循环障碍或肾受刺激时。③假管型：黏液性纤维状物附着非晶性尿酸盐，磷酸盐等，形成圆柱体，外形似颗粒管型，但看不到基质，边缘不齐，粗细不等，两端破碎，颗粒密集，色泽发暗。区别方法：加温、加酸、加碱后，假管型消失，真管型不变。④混合细胞团：红细胞、白细胞、肾小管上皮细胞或细菌堆积在一起，有时亦类似管型，但一般排列较松散，边缘不整齐，两端不圆。⑤标本污染：丝、麻、毛、棉等各种纤维污染标本时，亦可误认为管型，根据两边不平行，两端不圆，无内容物等特征加以区别。

（六）结晶

尿液中的结晶析出，与尿中该物质浓度、饱和度、pH、温度和保护性胶体物质（主要是黏蛋白）的浓度有关。结晶多来源于食物或盐类代谢的结果，尿中的结晶一般分为生理性结晶和病理性结晶。

1. 生理性结晶　多来自食物及机体的正常代谢，一般无临床意义。但有些结晶如草酸钙结晶，虽为健康人进食后尿液中出现的结晶，但当其大量持续出现于患者新鲜尿液内时，同时伴有较多的红细胞，则应怀疑有尿结石的可能。对各种结晶的识别非常重要，除通过显微镜下形态的观察进行确定外，还应利用加温、加碱、加酸、加有机溶剂等化学方法进行鉴别。

（1）尿酸结晶：呈黄色、暗棕色，其形状为三棱形、哑铃形、斜方形、蝴蝶形或不规则形（图4-20）。大量尿酸结晶见于高尿酸肾病及尿酸结石，亦可见于急性痛风症、儿童急性发热、慢性间质性肾炎等。

（2）草酸钙结晶：为无色、方形、折光性强的八面体或信封样，有2条对角线互相交叉，有时呈菱形，偶见哑铃形（图4-21）。若新鲜尿液有大量草酸钙结晶并伴有红细胞增多时，提示为肾或膀胱结石的征兆。

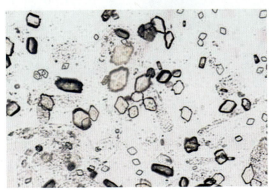

图4-20　尿酸结晶　　　　　　　　图4-21　草酸钙结晶

（3）非晶形尿酸盐：主要是尿酸钠、尿酸钾、尿酸钙等的混合物，外观呈不定形细小的黄褐色颗粒，一般无临床意义。

（4）磷酸钙结晶：无色，呈非晶形、颗粒状、三棱形，排列成星状或束状，可溶于乙酸。若长期在尿液中见到大量磷酸钙结晶，则应排除甲状旁腺功能亢进、肾小管性酸中毒等疾病。

2. 病理性结晶　主要来自磺胺类、解热镇痛类和放射造影剂类药物，还有一些尚未被人们认识或某些新药也可能形成结晶。

（1）胆红素结晶：为成束针状或小块状黄褐色结晶（图4-22）。多见于黄疸、急性重型肝炎、肝硬化、急性磷中毒等。

（2）胱氨酸结晶：为无色、六边形、边缘清晰、折光性强的薄片状结晶（图4-23）。不溶于乙酸而溶于盐酸，能迅速溶解于氨水中，再加乙酸后结晶可重新出现。健康人尿液中少见，大量出现是肾或膀胱结石的先兆。

（3）亮氨酸结晶：呈淡黄色或褐色小球形或油滴状，表面有密集辐射状条纹，折光性强，似脂肪滴（图4-24），不溶于盐酸而溶于乙酸。正常少见，常与酪氨酸结晶同时出现，增多见于急性肝萎缩、急性磷中毒等。

（4）酪氨酸结晶：呈略带黑色的细针状，成束状或羽毛状（图4-25），溶于氢氧化铵而不溶于乙酸。正常少见，增多见于严重的肝脏疾病、组织大量坏死性疾病和代谢紊乱性疾病。

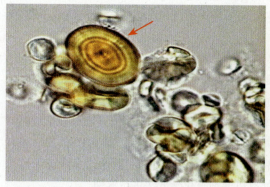

图 4-22　胆红素结晶

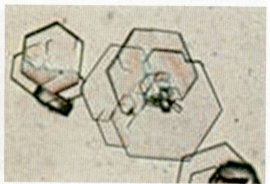

图 4-23　胱氨酸结晶

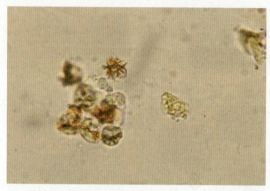

图 4-24　亮氨酸结晶

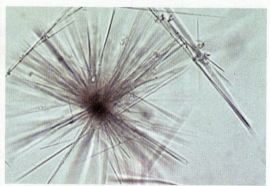

图 4-25　酪氨酸结晶

（5）胆固醇结晶：呈缺角的长方形或方形，无色透明薄片状，常浮于尿液的表面（图 4-26），可溶于三氯甲烷、乙醚。健康人尿液中少见，增多可见于膀胱炎、肾盂肾炎、乳糜尿、严重的泌尿道感染和肾病综合征患者。

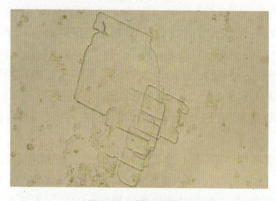

图 4-26　胆固醇结晶

（6）磺胺类药物结晶：磺胺类药物较多，形成的结晶形态各异。目前临床上常见的磺胺甲噁唑结晶呈无色透明的长方形或正方形六面体，厚度大，有立体感，散在或集中呈十字排列；磺胺嘧啶结晶呈不对称麦秆束状或球状。磺胺类药物结晶可溶解于丙酮。用药过量后尿中可出现该类结晶。

（7）放射造影结晶：使用放射造影剂泛影酸、碘番酸和泛影葡胺后，可在尿液中发现束状、球状、多形性的结晶。结晶可溶于氢氧化钠溶液，但不溶于乙醚、三氯甲烷等有机溶剂。此类结晶对人体无明显影响，多次排尿后可自动清除。

（七）尿液其他成分

1. 脂肪球（脂肪滴、脂肪颗粒）　由于肾上皮细胞、白细胞发生脂肪变性，尿中可见折光性很强、大小不等的脂肪小滴（不足以形成乳糜尿），可被苏丹Ⅲ染成红色，多见于肾病综合征。

2. 细菌　有革兰阴性杆菌和革兰阳性球菌，以大肠埃希菌、链球菌、葡萄球菌等多见。健康人尿液自形成到储存于膀胱,这一过程中并无细菌生长,检出少量细菌,主要因收集标本时污染所致,一般无临床意义。若出现大量细菌,并伴有大量脓细胞和上皮细胞,提示有尿路感染。

3. **真菌** ①白假丝酵母样菌:不染色时无色,呈椭圆形或短圆柱形,有时因芽生孢子而集群,一般为尿液被阴道分泌物污染所致。如为假丝酵母样菌还可见到假菌丝,革兰染色油镜下观察,可见革兰阳性孢子或菌丝。②酵母样真菌:呈卵圆形,似红细胞,折光性较强,可见芽胞和假菌丝,多见于糖尿病患者、女性尿液及碱性尿液中。

4. **寄生虫** ①埃及血吸虫引起的泌尿系感染时可从尿中检出血吸虫卵。②阴道毛滴虫多来自女性白带,常见于女性尿中,也可偶见于男性尿,为感染所致。③尿液被粪便污染时,可检出肠道寄生虫或虫卵,如溶组织内阿米巴、蛔虫卵、蓝氏贾第鞭毛虫等。④乳糜尿液中可检出微丝蚴。尿液中的寄生虫及虫卵多因标本被污染所致。

5. **精子** 多见于遗精后及患有前列腺炎的男性尿中,也见于性交后的两性尿中。但通常已无活动能力。

(陈少华)

第四节　尿液化学成分检查

尿液化学成分检查方法分为干化学与湿化学两大类,二者的特点见表4-7。

表4-7　尿液干化学与湿化学方法比较

	湿化学	干化学
反应载体	试管等容器	塑料支持带
反应介质	标本中待测成分与液体试剂发生反应	标本中待测成分与固定在支持带上的干试剂发生反应
反应原理及现象	形成沉淀或发生颜色变化	颜色变化
检测手段及参数	肉眼观察或仪器测定,检测透射光强度	肉眼观察或仪器测定,检测反射光强度
优点	个别项目准确度高,仍作为验证性试验	操作简便、快速,可以自动化,也可POCT,个别项目特异性强
缺点	操作烦琐,个别项目干扰因素多,逐渐被取代	个别项目灵敏度低、检测范围窄

一、尿液 pH 测定

肾是调节酸碱平衡的重要器官,肾小管通过分泌 H^+,形成可滴定酸和 NH_4^+ 随尿排出,使尿液呈酸性,同时重吸收 HCO_3^- 以维持体内酸碱平衡。尿液 pH 取决于尿中酸性磷酸盐(主要是 $H_2PO_4^-$)和碱性磷酸盐(主要是 HPO_4^{2-})的相对含量,受饮食、运动、药物和疾病种类影响较大。测定尿液 pH 可间接反映肾小管的功能。

(一) 干化学试带法

1. **原理** 采用双指示剂法,与待测标本接触后,试带发生颜色变化,检测结果多由仪器判读,也可肉眼目测,对照标准色板进行判断。

2. **试带** 试带模块中主要有溴麝香草酚蓝和甲基红等成分。①溴麝香草酚蓝检测范围为 pH 6.0 ~ 7.6。②甲基红检测范围为 pH 4.6 ~ 6.2。变色范围为橙红(pH 4.5)-黄绿色(pH 7.0)-蓝色(pH 9.0)。

3. 简要操作 试带浸入尿中一定时间→取出,读取结果。

(二) 其他方法

有精密 pH 试纸法、广泛 pH 试纸法、指示剂法、滴定法和 pH 计法(电极法)。

(三) 质量保证

1. 标本 标本宜新鲜,防止细菌污染。放置过久会因挥发性酸丧失或细菌污染繁殖而使尿 pH 升高。细菌也可使葡萄糖降解为乙酸,使尿 pH 降低。

2. 试带 应避光、密封、干燥保存,远离酸和碱性物质,有效期内使用,最好使用与仪器配套的试带,定期用标准质控带或标准质控液进行检测。

3. 操作 试带测试区应全部浸入尿液中;按试带说明书严格控制试带与尿液反应时间。

4. 其他 尿液 pH 本身还可作为其他检查项目的质控指标,若 pH<3 或>9 均会影响其他检测结果,如蛋白质、比重等。

(四) 方法学评价

1. 干化学试带(多联)法 简便、快速,已成为常规检查方法。

2. 其他方法 ①pH 计法精密度高,但需专用仪器,仅适用于医学研究。②指示剂法试剂不便保存及运输,易受黄疸尿、血尿的干扰。③滴定法测定尿中可滴定酸,操作烦琐,已很少应用。④pH 试纸法检测范围宽,但准确性差,不能仪器测定。

(五) 参考区间

随机尿 pH 最大范围为 4.6~8.0,多数尿为 5.5~6.5。

(六) 临床意义

1. 酸碱平衡状态的观察指标 ①尿 pH 降低:代谢性酸中毒、低钾代谢性碱中毒、痛风、糖尿病、白血病或服用氯化铵等药物。②尿 pH 增高:碱中毒、肾小管酸中毒、应用利尿药及碳酸氢钠等药物。

2. 泌尿系统感染的辅助诊断 某些细菌(如变形杆菌、铜绿假单胞菌等)能分解尿素,使感染者的尿液呈碱性。而且碱性尿本身也不利于泌尿系统的自我防御,易发生感染。

3. 判断泌尿系统结石种类及指导临床用药 草酸盐、磷酸盐、碳酸盐结石多见于碱性尿;尿酸盐、胱氨酸结石多见于酸性尿。临床常通过改善尿液的酸碱度,增加某些结晶的排泄率,预防泌尿系统结石。

二、尿液蛋白质定性检查

少量小分子量蛋白质经肾小球滤过后,绝大部分被近端肾小管重吸收,中、大分子量的蛋白质不能滤出。因此,健康人尿中蛋白质含量极少(30~130mg/24h 尿),常规化学定性阴性。尿液蛋白质有 2/3 来自血浆蛋白,分子量为 4.0 万~7.0 万,以清蛋白为主,还有少量来自肾小管、下尿路及生殖道的分泌性蛋白,当尿蛋白排出量>150mg/24h 或尿中蛋白浓度>100mg/L 时,常规化学定性方法检查呈阳性,称为蛋白尿(proteinuria)。

(一) 加热乙酸法

1. 原理 加热可使蛋白质变性凝固,加稀乙酸可使蛋白质的 pH 接近等电点,使蛋白质沉淀完全,并溶解尿液中的碱性盐类结晶。

2. 试剂 5%乙酸溶液。

3. 简要操作 尿液 5ml→加热标本上 1/3 处至沸腾→观察结果→加乙酸→观察结果→继续加热至沸腾→立即观察结果。

(二) 磺基水杨酸法

1. 原理 磺基水杨酸为生物碱试剂,在酸性环境下,磺酸根离子与蛋白质的氮末端阳离子结合,生成不溶性蛋白盐沉淀。

2. **试剂** 200g/L 磺基水杨酸溶液。

3. **简要操作** 尿液 1ml→磺基水杨酸试剂 1~2 滴→立即观察结果。

(三) 干化学试带法

1. **原理** 利用指示剂的蛋白质误差原理。在 pH=3.2 时,溴酚蓝产生阴离子,蛋白质(清蛋白)产生阳离子,二者结合后发生颜色变化,由淡黄色渐呈绿色乃至蓝色。

2. **试带** 试带模块中主要有:①酸碱指示剂溴甲酚蓝或四溴酚蓝二酯,pH 阈值为 3.0~4.6。②枸橼酸缓冲系统。③表面活性剂等。

3. **简要操作** 取尿液干化学试带 1 条→完全浸入尿中 1~2 秒后取出→与标准比色板目视比色,或放置尿液干化学分析仪检测槽中检测→判断结果,或自动打印出结果。

(四) 质量保证

1. **加热乙酸法**

(1) 待检者:检查前应清洁尿道口,采集中段尿。防止混入某些分泌物(如生殖系统分泌物)或较多的细胞成分而引起假阳性。

(2) 标本:①标本应新鲜,陈旧尿液因大量细菌生长可引起假阳性;混浊尿应离心后测定上清液。②pH:尿液偏酸(pH<3)、偏碱(pH>9.0)时,远离蛋白质等电点,加热乙酸法及磺基水杨酸法可出现假阴性,实验前需先将尿液 pH 调至 5.0~6.0。③离子强度:尿液离子强度很低时,可使加热乙酸法呈假阴性。因此对于限盐或无盐饮食的待检者使用本法进行尿蛋白定性时,需滴加饱和氯化钠溶液 1~2 滴后再进行检查。

(3) 操作:加热的位置在试管内尿液的中上 1/3 段,严格按程序操作。观察结果应仔细、及时。

2. **磺基水杨酸法**

(1) 待检者、标本、操作等项目要求同加热乙酸法。

(2) 药物:①应用大剂量青霉素钾盐、庆大霉素、PAS、含碘造影剂时,容易使磺基水杨酸法出现假阳性。②大剂量奎宁、磺胺等药物引起的强碱性尿,尿蛋白呈假阴性。可用稀乙酸将尿液 pH 调至 5~7,再行检测。

3. **干化学试带法**

(1) pH:①尿液 pH>9.0 时,使干化学试带法呈假阳性。②尿液 pH<3 则引起干化学法蛋白定性假阴性。

(2) 药物:①应用大剂量青霉素钾盐、庆大霉素、PAS、含碘造影剂时,易出现假阴性。②大剂量奎宁、磺胺等药物引起的强碱性尿则出现假阳性结果。

(五) 方法学评价

上述方法均具有蛋白质半定量作用。但因原理不同,定性结果与蛋白定量之间缺乏可比性;对不同蛋白质定性反应能力的差异,使其临床应用具有一定的局限性(表4-8)。

表 4-8 蛋白质定性方法学评价

方法	评价
加热乙酸法	准确,可与尿中所有蛋白质反应,假阳性少。通常作为蛋白质的确证试验,但操作比较复杂
磺基水杨酸法	操作简便,敏感性高。清蛋白、球蛋白、本周蛋白均可检出,简便、快速,曾为 CCCLS 推荐位参考方法。但干扰因素多,有些药物及盐类结晶可致假阳性
干化学试带法	简便、快速,广泛用于健康普查和肾病筛查,但结果受尿液 pH 影响。对清蛋白敏感度高,对球蛋白灵敏度仅为清蛋白的 1/100~1/50,与血红蛋白、肌红蛋白、黏蛋白、Tamm-Horsfall 蛋白(T-H 蛋白)及本周蛋白等基本不反应

(六) 参考区间

阴性。

(七) 临床意义

1. 生理性蛋白尿

(1) 功能性蛋白尿:指由于发热、剧烈运动、精神紧张等应激状态导致的蛋白尿。多见于青少年,呈一过性,蛋白定性在"1+"以下。摄入蛋白质过多时,也会出现暂时性蛋白尿。

(2) 体位性蛋白尿:又称直立性蛋白尿。多见于瘦长体型的青少年。待检者在卧床休息时蛋白定性阴性;而站立活动时因脊柱前凸对肾的压迫,则出现蛋白尿,无自觉症状。

2. 病理性蛋白尿 根据发生机制可分为6类。

(1) 肾小球性蛋白尿:某些炎症、免疫损伤和代谢异常等因素,使肾小球滤过膜通透性增加,静电屏障遭到破坏甚至失去选择性,较大分子量的血浆蛋白出现在原尿中,超过肾小管重吸收能力,形成的蛋白尿称为肾小球性蛋白尿。以清蛋白为主。见于急性肾小球肾炎、肾病综合征、紫癜性肾病等。还见于糖尿病、高血压、SLE等所致的肾小球病变。尿蛋白多在1+~2+,很少超过3+;肾病综合征患者多在2+以上。

(2) 肾小管性蛋白尿:炎症或中毒使肾小管对低分子量蛋白质的重吸收能力降低而导致的蛋白尿称肾小管性蛋白尿。以 β_2-微球蛋白、α_1-微球蛋白、酶类和其他小分子蛋白质为主。常见于肾盂肾炎、间质性肾炎和肾小管性酸中毒,氨基苷类抗生素、解热镇痛药、重金属盐、中药(关木通、马兜铃)等引起的肾小管损伤,肾移植排斥反应等。蛋白定性大致±~1+,很少超过2+。

(3) 混合性蛋白尿:肾脏病变相继累及肾小球和肾小管产生的蛋白尿为混合性蛋白尿。常见于慢性肾炎、慢性肾盂肾炎、高血压、糖尿病、红斑狼疮性肾炎、肾淀粉样变性等。尿中清蛋白、球蛋白和 β_2-微球蛋白同时增多。尿蛋白阳性程度视病情而定。

(4) 组织性蛋白尿:由于炎症或药物刺激,肾组织破坏、泌尿系统分泌蛋白质(黏蛋白、T-H蛋白、分泌型IgA)和酶,或因病变细胞的内容物释放增多所致,称组织蛋白尿。其中T-H蛋白是形成管型的核心。常见于尿路感染,蛋白定性多在"±"或"1+"之内,很少超过2+。此时进行单项蛋白成分测定有利于病变的定位。

(5) 溢出性蛋白尿:血液中某些低分子量蛋白质增多,经肾小球滤出,超过肾小管重吸收能力形成的蛋白尿,称溢出性蛋白尿或肾前性蛋白尿。如血红蛋白尿、肌红蛋白尿、本周蛋白尿、溶菌酶尿等。

(6) 偶然性蛋白尿:也称假性蛋白尿。尿中混有多量血、脓、黏液等成分,导致蛋白质定性检查阳性,称假性蛋白尿。主要见于泌尿道炎症、出血及尿中混入生殖道分泌物等,可提示下尿路及生殖道炎症。

病理性蛋白尿的阳性程度并不完全代表病情的轻重,在很大程度上取决于肾及泌尿系统所发生的病理损伤类型;而尿蛋白种类则可在一定程度上反映病变类型及进展情况。限于检查方法的灵敏度,蛋白定性阴性也不能绝对排除肾及泌尿系统的疾患。进行24小时尿蛋白定量及单项蛋白质测定,更有利于早期诊断、疗效观察和预后判断。

三、尿液葡萄糖定性检查

健康人尿液中葡萄糖排出量仅 0.6~1.7mmol/24h(0.1~0.3g/24h),浓度为 0.3~0.8mmol/L(50~150mg/L),常规方法定性为阴性。当血浆葡萄糖含量超过肾糖阈(>8.88mmol/L)或肾小管重吸收能力下降时,尿糖定性为阳性,称为糖尿(glucosuria)。

(一) 班氏法

1. 原理 葡萄糖的还原性醛基在热碱性条件下,将蓝色硫酸铜还原为氢氧化亚铜,进而生成红色的氧化亚铜沉淀。

2. **试剂** 班氏试剂。主要成分有:①硫酸铜:为氧化剂。②氢氧化钠:提供碱性环境。③枸橼酸钠:保持硫酸铜的稳定性,防止生成氢氧化铜沉淀。

3. **简要操作** 班氏试剂 2ml→加热至沸腾→加尿液 0.2ml→煮沸→冷却→判读结果。

(二) 干化学试带法

1. **原理** 葡萄糖氧化酶特异与尿液中葡萄糖产生氧化还原反应,生成的 H_2O_2 可催化色原邻甲苯胺(或碘化钾)显色。

2. **试带** 试带模块中含有:①葡萄糖氧化酶。②色原物质如邻甲苯胺(或碘化钾)等成分。

3. **简要操作** 同尿蛋白检测。

(三) 质量保证

1. **班氏法**

(1) 待检者:大剂量注射维生素 C 和水杨酸盐等药物,可与 Cu^{2+} 结合而使班氏法葡萄糖定性出现假阳性。因此,当临床大剂量注射维生素 C 后 5 小时内不做尿糖定性,必要时注明用药剂量及时间,以便实验室设法消除干扰,或先将尿液煮沸几分钟后再进行测定。

(2) 容器:不含氧化性物质,否则易导致班氏法假阴性而试带法假阳性。

(3) 标本留取与送检:根据临床需要留取清晨空腹尿或餐后 2 小时尿,及时送检。

(4) 其他干扰因素控制:①蛋白尿:大量蛋白质能成为铜的保护胶体而影响班氏法 Cu_2O 的沉淀,使检查结果不可靠,应加热除去。②黄疸尿可干扰反应的颜色。③其他还原性糖类:可使班氏法定性结果高于试带法。应采用试带法检测、报告,并查找尿糖来源。

(5) 判断结果:需待反应物自然冷却后观察。

2. **干化学试带法**

(1) 容器及标本采集要求同班氏法。

(2) 药物干扰:高浓度的维生素 C 可使试带法呈假阴性,处理方法同班氏法,或选用抗维生素 C 的试带。

(3) 高比重尿及高酮体(>0.4g/L)尿:可使试带法糖定性呈假阴性。必要时可用班氏法辅助确定阳性程度。

(四) 方法学评价

尿糖定性结果可作为葡萄糖半定量的参考,其方法学评价见表 4-9。

表 4-9 葡萄糖定性方法学评价

方法	评价
班氏法	敏感度低,特异性差,操作烦琐,但稳定性好,检测范围为 5.5~112g/L,可检出所有还原性糖。大剂量维生素 C、肌酐、尿酸可引起假阳性。目前已逐渐被葡萄糖氧化酶试带法取代
干化学试带法	敏感度高,特异性好,只与葡萄糖反应,极少出现假阳性;操作简便、快速,检测范围为 1.67~112g/L。大剂量维生素 C、高浓度酮体、高比重尿易降低反映敏感度而出现假阴性。目前,已广泛普及
薄层层析法	是鉴别、确证尿糖种类的特异实验,但操作烦琐,不适合临床常规标本的测定

(五) 参考区间

清晨空腹尿及餐后 2 小时尿:阴性。

(六) 临床意义

1. **血糖增高性糖尿** ①糖尿病:尿糖定性阳性是筛查糖尿病的重要依据,结合空腹血糖等其他指标可进行诊断、病情观察及指导临床用药。待检者应用降糖药或控制饮食使血糖恢复正常时,尿糖可暂时转阴。糖尿病并发肾损害者肾阈升高,常导致血糖升高与尿糖阳性程度不平行。②其他内分泌性疾病：甲状腺功能亢进（甲状腺素增加）、库欣综合征（糖皮质激素增加）、肢端肥大症（生长激素增加）、嗜铬细胞瘤（肾上腺素、去甲肾上腺素增加）等。③应激状态：颅脑损伤、脑血管意外、突然情绪紧张或激动可使血糖一过性升高，尿糖阳性。④妊娠高血压综合征：少数孕妇尿中也可出现葡萄糖，但口服葡萄糖耐量正常。⑤饮食因素：健康人一次性摄入大量糖（200g以上）或含糖食物，也可使血糖暂时性增加，尿糖阳性。

2. 血糖正常性糖尿　血糖正常，但肾小管对葡萄糖吸收功能减退，即肾糖阈降低所致的糖尿，也称为肾性糖尿。见于慢性肾小球肾炎、肾病综合征、间质性肾炎、家族性糖尿及新生儿糖尿等。

3. 其他糖尿　尿中除葡萄糖外还可出现乳糖、半乳糖、果糖、戊糖等，除与膳食种类有关外，哺乳期妇女、肝功能障碍可发生果糖尿、乳糖尿或半乳糖尿；某些遗传代谢性疾病如半乳糖血症、糖原贮积症、黏多糖沉积病和果糖尿症等也会在尿中出现相应的还原性糖。

四、尿液酮体定性检查

酮体（ketone body，KET）是脂肪代谢的中间产物，包括乙酰乙酸、β-羟丁酸和丙酮。正常生理状态下，肝脏合成的酮体大部分被其他组织利用，血浆中含量仅为 2.0～4.0mg/L，其中乙酰乙酸、β-羟丁酸和丙酮分别占 20%、78% 和 2%。因 β-羟丁酸肾阈较高，丙酮大部分经呼吸道排出，故 24 小时尿中酮体含量仅为：乙酰乙酸<25mg，β-羟丁酸<9mg，丙酮<3mg，常规化学定性方法测不出。当体内脂肪代谢加速，生成的大量酮体便在血中蓄积称为酮血症（ketonemia），从尿中排出形成酮尿（ketonuria）。

（一）朗格法

1. 原理　亚硝基铁氰化钠遇尿液（水）分解，生成 $Na_4Fe(CN)_6$、$NaNO_2$、$Fe(OH)_3$ 和 $Fe(CN)_5^{3-}$。与尿中酮体（丙酮、乙酰乙酸）在酸性环境中作用生成异硝基（HOON=）或异硝基胺（$NH_2OON=$），后者再与 $Fe(CN)_5^{3-}$ 生成紫红色化合物。在氨水界面处形成紫色环。

2. 试剂　①亚硝基铁氰化钠：遇水分解后的产物与尿酮体反应。②冰乙酸：提供酸性环境。③氢氧化铵（氨水）：为酮体反应提供气体界面。

3. 简要操作　加尿液→加亚硝基铁氰化钠粉末→加冰乙酸，溶解粉末→加氢氧化铵→观察结果。

（二）改良 Rothera 法

又称酮体粉法。酮体粉剂含亚硝基铁氰化钠、无水碳酸钠和硫酸铵。亚硝基铁氰化钠在碱性条件下与乙酰乙酸或丙酮生成紫红色化合物。检测时只需将尿液滴入酮体粉试剂中即可观察反应。

（三）干化学试带法

1. 原理　采用亚硝基铁氰化钠法，在碱性条件下，亚硝基铁氰化钠与乙酰乙酸或丙酮生成紫红色化合物。

2. 试带　试带模块中主要有亚硝基铁氰化钠、碱缓冲剂和甘氨酸。

（四）质量保证

1. 标本要新鲜　大量细菌繁殖将使乙酰乙酸转变为丙酮，丙酮易挥发，造成假阴性。

2. 假阳性结果　高色素尿，尿中存在大量肌酐、肌酸、酚酞、苯丙酮、左旋多巴代谢物等，可导致尿酮体定性呈假阳性。

（五）方法学评价

上述方法对乙酰乙酸和丙酮的敏感度不同（表4-10），在不同的病程内所出现的酮体种类也存在差异，因此各结果之间缺乏可比性。

表 4-10　尿酮体不同检测方法灵敏度比较

酮体检出限（mg/L）	Lange 法	改良 Rothera 法	试带法
乙酰乙酸	50	80	50~100
丙酮	200	100	400~700
β-羟丁酸	不反应	不反应	不反应

（六）参考区间

阴性。

（七）临床意义

1. 糖尿病酮症酸中毒　酮尿是糖尿病性昏迷的前期指标,多伴有高血糖和糖尿。但若患者正在接受双胍类降糖药如盐酸苯乙双胍等药物治疗时可出现血糖、尿糖正常,而尿酮体阳性的情况。应注意:①在酮血症期,血中 β-羟丁酸首先蓄积,由于该物质肾阈高,常规的酮体定性方法对此并不敏感,此时检测将导致临床对病情估计不足,最好进行血中 D-3-羟丁酸浓度测定,有利于酮症酸中毒的早期诊断。②当酮症酸中毒病情缓解时,β-羟丁酸已转化为乙酰乙酸,此时可造成结果偏高,使临床对病情估计过重,出现尿酮体检查结果与病情分离的现象。因此,在分析结果时应密切结合临床。

2. 其他　饥饿、过分节食、剧烈呕吐或腹泻、全身麻醉、长时间空腹运动及寒冷刺激等尿酮体可呈阳性;妊娠妇女可因严重妊娠反应、剧烈呕吐、重症子痫出现酮尿;酒精性肝炎、肝硬化也可出现酮尿。

五、尿液胆红素定性检查

胆红素（bilirubin,Bil）主要有非结合胆红素（unconjugated bilirubin,UCB）和结合胆红素（conjugated bilirubin,CB）。由于血中结合胆红素水平很低,非结合胆红素不能透过肾小球滤过膜,故健康人尿中胆红素定性阴性。当血中结合胆红素水平升高,胆红素经尿液滤出使定性试验阳性时,称为胆红素尿（bilirubinuria）或黄疸尿。

（一）Harrison 法

1. 原理　氯化钡与尿中硫酸根形成的硫酸钡沉淀,在酸性环境中被三氯化铁氧化为胆绿素、胆青素和胆黄素,胆绿素和胆青素显绿色。

2. 试剂

（1）氯化钡溶液:与尿中硫酸根形成硫酸钡沉淀,吸附并浓缩胆红素。

（2）Fouchet 试剂:①三氯化铁为氧化剂。②三氯乙酸提供酸性环境。

3. 简要操作　加尿液→加氯化钡→离心,留取沉淀物→加 Fouchet 试剂→观察结果。

（二）干化学试带法

1. 原理　采用偶氮法。在强酸介质中,胆红素与重氮盐发生偶联反应,生成红色偶氮化合物。

2. 试带　试带模块中主要有 2,4-二氯苯胺或二氯重氮氟化硼酸盐、强酸介质等。

（三）质量保证

1. Harrison 法

（1）待检者:服用大量牛黄、熊胆粉和水杨酸后,药物与试剂产生紫红色反应,干扰 Harrison 法的结果观察。检查前应详细询问用药史。

（2）标本:①新鲜、避光,防止胆红素被氧化造成假阴性。②有足够浓度的 SO_4^{2-}。检测时可向尿中滴加硫酸铵试剂 1~2 滴,以形成足够的 $BaSO_4$ 沉淀,保证胆红素最大限度地被吸附。

2. 试带法　①维生素 C:含量>0.5g/L 时,能抑制偶氮反应而使试带法呈假阴性。②大剂量氯丙嗪和高浓度盐酸苯偶氮吡啶的代谢产物在酸性条件下可使试带法呈假阳性。③尿路感染的某些细菌产生亚硝酸盐,能抑制偶氮反应而使试带法呈假阴性。

(四) 方法学评价

1. **Harrison 法**　敏感度高(0.9μmol/L 或 0.5mg/L),准确性高,可作为胆红素的验证试验,但操作烦琐。

2. **干化学试带法**　本法敏感度不高(2～10mg/L),但操作简便、快速,具有半定量作用,目视和仪器检测均适用,已在临床广泛应用。

(五) 参考区间

阴性。

(六) 临床意义

尿胆红素阳性见于以下几种情况:

1. **肝细胞性黄疸**　如黄疸性肝炎,肝硬化等,肝细胞处理胆红素的能力下降;毛细胆管阻塞使结合胆红素随胆汁分泌受阻,逆流入血从尿中排出。

2. **阻塞性黄疸**　如肝内胆汁淤积和胆管占位性病变,结合胆红素排泄障碍,由肝及胆管逆流入血从尿中排出。

3. **先天性高胆红素血症**　由于肝细胞对胆红素的摄取、结合和排泄缺陷所致的黄疸,其中的 Roter 综合征、Dubin-Johnson 综合征可出现胆红素尿。

六、尿液尿胆原定性检查

胆红素经胆管排泄至肠道后,在肠道细菌作用下生成尿胆原(urobilinogen,Uro),其中大部分又经肠肝循环被肝细胞摄取转化成胆红素。少部分尿胆原(0.5～4.0mg)进入血液由尿中排出,还有一部分随粪便排出体外。当尿胆原生成增加或肝细胞摄取、转化尿胆原能力下降时,尿中尿胆原排出增加;胆管阻塞时,胆红素不能排入肠道,则无尿胆原生成,尿中尿胆原减少甚至阴性。

(一) 改良 Ehrlich 法

1. **原理**　尿胆原在酸性环境中与对二甲氨基苯甲醛反应生成樱红色化合物。

2. **试剂**

(1) Ehrlich 试剂:①对二甲氨基苯甲醛:与尿胆原发生醛反应。②浓盐酸:提供酸性环境。

(2) 无水氯化钙:可吸附并去除尿中胆红素。

3. **简要操作**　加尿液→加氯化钙→离心留取上清液→加 Ehrlich 试剂→观察尿液颜色。

(二) 干化学试带法

1. **醛反应试带法**　试带成分、作用及测定原理同 Ehrlich 法。

2. **偶氮反应试带法**

(1) 原理:采用偶氮法。在强酸性条件下,对-四氧基苯重氮四氟化硼与尿胆原发生偶联反应,使试带变为胭脂红色。

(2) 试带:试带模块中主要为对-四氧基苯重氮四氟化硼和强酸性介质。

(三) 质量保证

1. **Ehrlich 法及醛反应试带法**

(1) 待检者:标本采集前口服少量 NaHCO₃,留取午餐后 2～4 小时尿液可提高检出率。

(2) 标本:①新鲜、避光保存,防止尿胆原氧化为尿胆素而出现假阴性。②胆红素也可使 Ehrlich 法呈阳性,应先用硫酸钡(或氯化钙)吸附法除去胆红素后再行检测。③测定前先以乙酸调节 pH 至弱酸性,以保证醛反应的最适 pH。

(3) 药物干扰:①维生素 C、甲醛和乌洛托品:对醛反应具有抑制作用,可使尿胆原定性假阴性,需加做尿胆素定性试验给予验证。②磺胺和 PAS:使醛反应试带呈黄色,Ehrlich 法尿液产生黄红色混浊。③氯丙嗪:使尿液接触醛反应试剂(带)时呈紫色反应。

(4) 其他干扰因素:①吲哚类物质和卟胆原尿也可使醛试剂显红色,鉴别方法如下:由尿胆原产生的樱红色化合物可采用三氯甲烷萃取;吲哚类化合物采用正丁醇提取;都不能被提取的物质是卟胆原。②吡啶、酮体也使反应出现假阳性,可加入戊醇进行鉴别。其中真阳性加戊醇后仍呈红色;由酮体等造成的假阳性遇戊醇后变成淡绿色。

(5) 温度:显色速度受温度影响较大,一般要求在 20℃ 左右,室温过低时需加温。

(6) 结果观察:由于醛反应快速,应在规定时间内,依相关标准判读结果。

2. 偶氮反应试带法　维生素 C 可抑制偶氮反应,使结果出现假阴性。

(四) 方法学评价

1. 改良 Ehrlich 法　操作简便,但结果受胆红素、卟胆原、酮体以及某些药物的干扰。

2. 干化学法　简单快速,可以半定量(敏感度 1~4mg/L),不受尿中胆红素的影响。但由于大多数尿液试带没有设置尿胆原阴性标本的判断标准,因此不适用于尿胆原阴性患者。

(五) 参考区间

弱阳性;尿液 1:20 稀释后阴性。

(六) 临床意义

1. 黄疸鉴别　结合尿液胆红素定性、血清胆红素定量及粪便颜色的改变,用于黄疸鉴别。溶血性黄疸时尿胆原生成及排出明显增加;肝细胞性黄疸时尿胆原排出增加;完全阻塞性黄疸时尿胆原阴性。

2. 反映肝细胞损伤　急性黄疸性肝炎时,尿胆原排泄量首先增加,早于黄疸症状出现之前。

3. 其他　长时间大剂量应用抗生素可抑制肠道菌群,使尿胆原不能合成,造成尿胆原阴性;长时间便秘易使尿胆原阳性程度增加。分析时应结合用药史和病史。

七、尿液亚硝酸盐定性检查

尿中有病原微生物增殖,且尿液在膀胱中存留足够长时间,某些含有硝酸盐还原酶的病原菌可将尿中的硝酸盐(nitrate)还原为亚硝酸盐(nitrite,NIT)。常见的细菌有:大肠埃希菌、克雷伯杆菌、变形杆菌、葡萄球菌、假单胞菌属等。此外,产气杆菌、铜绿假单胞菌、某些厌氧菌及真菌也富含硝酸盐还原酶。

(一) 干化学试带法

1. 原理　采用 Griess 法,NIT 先与对氨基苯磺酸或氨基苯磺酰胺反应形成重氮盐,再与 α-萘胺结合形成红色偶氮化合物。

2. 试带　试带模块中主要有对氨基苯磺酸或氨基苯磺酰胺、α-萘胺等成分。

(二) 质量保证

NIT 阳性取决于 3 个条件:①尿液中存在硝酸盐。②感染的病原微生物能产生亚硝酸还原酶。③尿液在膀胱内停留 4 小时以上。

1. 待检者

(1) 食物:尿液中亚硝酸盐主要来源于正常饮食、体内蛋白质代谢或由氨内源性合成。不能正常饮食者体内缺乏硝酸盐,即使有细菌感染也可出现阴性;摄入大量含硝酸盐的食物如蔬菜、水果等,也会呈阴性。

(2) 药物:大剂量维生素 C 可抑制 Griess 反应而呈假阴性;服用利尿药后,由于排尿次数增多会使结果假阴性。

2. 标本　①采用晨尿标本,防止假阴性。②及时送检,尽快检测,防止非感染性细菌污染而出现假阳性。③防止尿液被偶氮试剂污染而产生假阳性。

（三）方法学评价

简便、快速，可以自动化，敏感度为 0.3~0.6mg/L。但有假阳性和假阴性，需要尿细菌培养进行确证。

（四）参考区间

阴性。

（五）临床意义

NIT 可作为泌尿系统感染的过筛试验。但阴性结果不能排除泌尿系统细菌感染；阳性结果也不绝对是泌尿系统感染。要结合白细胞酯酶和尿显微镜检查结果进行综合判断。

八、尿液血红蛋白定性检查

正常生理状态下，红细胞在单核-巨噬细胞系统被破坏。血浆中微量血红蛋白（20~40mg/L）与结合珠蛋白形成 Hb-Hp 复合物，不能从尿中排出。因此正常尿中血红蛋白含量极微，化学定性为阴性。尿中血红蛋白来源有两个，其一为血管内溶血时，红细胞破坏，血红蛋白释放，当游离血红蛋白超过了结合珠蛋白的结合能力，则由肾小球滤过，随尿液排出；另一来源为上尿路出血，红细胞在低渗、高渗或酸性环境中破坏。尿中血红蛋白含量较少时，肉眼看不出颜色变化，但隐血试验（occult blood test）为阳性。

（一）湿化学法

1. **原理** 采用过氧化物酶法。血红素有类似过氧化物酶活性，能催化底物供氢体氧化脱氢（电子），并将氢（电子）传递给受氢体（过氧化氢）。供氢（电子）体通常是苯胺或酚等色原物质，氧化后发生颜色变化。

2. **试剂** ①色原性物质（苯胺或酚等）：联苯胺、邻甲苯胺、邻联甲苯胺、无色孔雀绿、愈创木酯和氨基比林（又称匹拉米洞）等。②过氧化氢。

3. **操作** 取小试管→加尿液→加邻甲苯胺类试剂→加过氧化氢→观察颜色变化。

（二）干化学试带法

1. **原理** 同湿化学法。

2. **试带** 试带模块主要含有：①2,5-二甲基-2,5-二过氧化氢乙烷：为过氧化氢物质。②色原：主要有氨基比林、邻联甲苯胺、联苯胺或其衍生物。

（三）单克隆抗体免疫胶体金法

试剂、原理、操作等见粪便隐血试验。

（四）质量保证

1. **待检者** 大剂量输注维生素 C 可产生假阴性，处理方法同尿糖测定。

2. **标本** 要求新鲜、及时测定，长时间放置可因细菌繁殖造成假阳性，或因红细胞破坏导致干化学法与镜检法的人为差异。

3. **器材** 清洁、干燥，防止被血、脓、铁剂、硝酸、铜、锌、铋、碘化物等物质污染而产生阳性。

4. **综合分析结果** 血尿、肌红蛋白尿也呈阳性反应，但阳性程度与显微镜下红细胞数量不成正比。

（五）方法学评价

1. **干（湿）化学法** 简便、快速，敏感度高（150~300μg/L）。但尿液被细菌（产生对热不稳定酶）、氧化剂、铁剂污染或尿路感染（某些细菌产生过氧化物酶）时，可致结果呈假阳性；大剂量维生素 C 等其他还原性物质可抑制酶活性，使结果呈假阴性。

2. **单克隆抗体免疫胶体金法** 简便、快速、敏感度更高（0.2μg/L，2 个 RBC/HP）；与其他动物血不起反应，干扰因素少，特异性强。但尿液标本中游离血红蛋白过高时，可因抗原过剩出现假阴性。

（六）参考区间

阴性。

（七）临床意义

同本章第一节"血红蛋白尿"。尿液血红蛋白定性检查通常用于：

1. 辅助诊断泌尿系统疾病 任何泌尿系统疾病引起的出血都可导致隐血试验阳性。但有些情况下，隐血试验阳性程度与尿沉渣显微镜下查到的红细胞数不成比例。

2. 辅助诊断血管内溶血性疾病 阵发性睡眠性血红蛋白尿、阵发性寒冷性血红蛋白尿、行军性血红蛋白尿、自身免疫性溶血性贫血、血型不合输血等，尿隐血试验均可呈阳性。

九、尿液白细胞酯酶定性检查

（一）干化学试带法

1. 原理 中性粒细胞和巨噬细胞的胞质中均含有酯酶，能水解吲哚酚酯生成吲哚酚和有机酸，吲哚酚与重氮盐反应，生成紫红色缩合物，颜色深浅与粒细胞和巨噬细胞数量成正比。本试验主要针对中性粒细胞酯酶进行定性检查。

2. 试带 干化学试带模块中含有：①吲哚酚酯：为酯酶的作用底物。②重氮盐：与吲哚酚酯的酶解产物发生重氮反应。③其他物质。

（二）质量保证

1. 待检者 ①避免阴道分泌物或甲醛污染。②防止药物干扰：大剂量头孢氨苄、庆大霉素等药物可使结果偏低或出现假阴性；呋喃妥因可产生假阳性。应在输注上述药物之前采集尿液进行白细胞检测。

2. 标本 ①标本应新鲜，防止中性粒细胞破坏，导致化学法与镜检法白细胞检测结果不一致。②尿蛋白>5g/L，可使结果偏低或出现假阴性，检测前应先用加热乙酸法除去。③高浓度胆红素尿可使反应呈假阳性，也应设法除去。

（三）方法学评价

1. 本法的灵敏度为 10~25 个 WBC/μl 或 5~15 个 WBC/HP。新鲜未离心尿液白细胞计数为 $20×10^9$/L（计数板法）时，试带法分析的灵敏度为 80%~90%，特异性为 80%~90%；在 $100×10^9$/L 时灵敏度为 95%。

2. 化学法与显微镜法的白细胞检测原理有着根本的区别，很难找出二者完全对应的关系和直接的换算方式。因此本法仅用于临床筛检，不可代替显微镜检查。

（四）参考区间

阴性（白细胞<5 个/HP）。

（五）临床意义

白细胞增多见于泌尿系统感染及肾小球病变。如镜检法与化学法结果不一致时，应结合临床资料及 NIT 结果进行综合判断。

十、尿液维生素 C 定性检查

检测维生素 C 的主要目的在于对其他检测项目干扰的评估，而非简单的尿维生素 C 水平定量。

（一）还原钼蓝法

1. 原理 维生素 C 的化学名称为 2,3,4,5,6-五羟基-2-己烯酸-4-内酯，其 1,2-烯二醇基团具有强还原性，可将磷钼酸还原为钼蓝，颜色由黄色变成亮蓝色或蓝紫色，颜色深浅与尿液中维生素 C 含量成正比。

2. 试带 成分：磷钼酸缓冲液（pH 3~5），含有偏磷酸、乙酸和钼酸铵。其中磷钼酸既是氧化剂,又作为色原物质。

(二) 2,6-二氯酚靛酚钠还原法

1. 原理 维生素C含有1,2-烯二醇还原性基团,在碱性及中性条件下,将氧化态蓝色2,6-二氯酚靛酚染料还原成无色2,6-二氯二对酚胺(酚亚胺),试带颜色由深蓝色(或绿色)变成无色或淡黄色,颜色变化程度与尿液中维生素C含量成正比。

2. 试带 试带模块中含有:①2,6-二氯酚靛酚钠:氧化剂及显色剂,在碱性及中性条件下处于氧化态,显示蓝色。在酸性环境中则呈粉红色。②亚甲基绿:指示剂。在碱性环境中为蓝绿色,在酸性环境中则为无色或黄色。③中性红:指示剂。在酸性及中性环境中为红色,在碱性中为无色或黄色。④磷酸二氢钠(或磷酸三氢钠)和磷酸氢二钠缓冲液。

(三) 质量保证

尿中含高浓度维生素C可使试带法葡萄糖、隐血、胆红素、亚硝酸盐和白细胞酯酶的检测结果呈假阴性(表4-11),也可降低酮体和尿胆原(醛反应法)的敏感性。因此,目前多数临床实验室都采用含维生素C检测的干化学试带用于尿液分析,便于对其他检查结果进行正确分析。还有部分干化学试带的相关检查模块上加入了抗维生素C的试剂如过碘酸盐等,可破坏尿中的维生素C,以消除上述干扰。

表4-11 维生素C对尿液干试带法对相关检测项目的干扰作用

项目	产生干扰的维生素C浓度	反 应 机 制
隐血	≥90mg/L	与试带上过氧化氢竞争性反应
胆红素	≥250mg/L	与试带上重氮盐竞争性反应
亚硝酸盐	≥250mg/L	先与试带上重氮盐产物反应
葡萄糖	≥500mg/L	先与过氧化氢产物反应

(四) 方法学评价

干化学试带法维生素C检测是由 Wholesale Nutrition 于1972年研制,只用于检测左旋抗坏血酸,即还原型抗坏血酸,其灵敏度为 50~100mg/L,不同试带可能有所差异。

十一、尿液本周蛋白定性检查

本周蛋白(Bence Jones protein,BJP)又称凝溶蛋白,其特点为:①在 pH 4.5~5.5 时,加热至 40~60℃(通常为56℃)时发生凝固,继续加热至 90~100℃时溶解,而温度下降到56℃时恢复凝固。②本质是免疫球蛋白分子的轻链(L链),L链又分为 κ 型和 λ 型,属于不完全抗体球蛋白,通常出现于尿中的本周蛋白是L链的二聚体,能自由通过肾小球滤过膜,当浓度增高超过近曲小管重吸收阈值时,可从尿中排出。③免疫球蛋白的轻链单体相对分子量2.3万,二聚体相对分子量4.6万,乙酸纤维膜电泳可出现"M"带,多位于 α_2 和 γ 区带之间。

(一) 热沉淀法

1. 原理 BJP 在 pH 4.5~5.5 条件下,加热至 40~60℃(通常为56℃)时沉淀,继续加热至 90~100℃时沉淀消失,当温度恢复为 60~40℃时又变混浊。据此可初步验证其存在。

2. 试剂

(1) 200g/L 磺基水杨酸:用于蛋白质定性。

(2) 2mol/L 乙酸缓冲液和晶体氯化钠:用于沉淀其他黏蛋白。

3. 简要操作

(1) 蛋白质定性:离心,取尿上清液→加黄磺基水杨酸→观察、判断结果。如呈阳性,继续以下(2)操作。

(2) 本周蛋白定性:取尿液4.0ml→加乙酸缓冲液,混匀→56℃水浴15分钟→如有混浊或沉淀,煮沸3分钟→观察结果:浊度变清、混浊减弱或沉淀减少,提示BJP阳性→趁热过滤尿液→自然冷却过滤液至56℃→观察、判断结果:过滤液变混浊为阳性。

(二) 对甲苯磺酸法

1. 原理　对甲苯磺酸能沉淀分子量较小的本周蛋白,而对分子量较大的清蛋白和球蛋白不起反应。

2. 试剂

(1) 120g/L 对甲苯磺酸溶液:使 BJP 沉淀。

(2) 冰乙酸:设置阴性对照用。

3. 简要操作　离心,取尿上清液→加对甲苯磺酸,混匀→静置→观察、判断结果。如5分钟内出现沉淀或混浊提示 BJP 阳性。

(三) 蛋白电泳分离法

1. 原理　尿液蛋白在载体上经电泳,BJP 可在 α_2 至 γ 球蛋白区带间出现"M"带。

2. 电泳载体　包括乙酸纤维膜、聚丙酰胺凝胶、十二烷基磺酸钠-琼脂糖凝胶等。

(四) 其他免疫学方法

1. 免疫电泳法　基于区带电泳和免疫学特异性抗原抗体反应的原理。

2. 免疫固定电泳法　基于区带电泳和免疫学特异性抗原抗体反应的原理。将尿液或血清直接加于电泳后蛋白质区带表面,抗原与相应抗体发生反应,形成的复合物嵌于固相支持物中。

3. 免疫速率散射浊度法　在抗原抗体反应的最高峰测定其复合物形成量,并可区分轻链的类型,定量检测 κ、λ 链。

(五) 质量保证

1. 热沉淀法

(1) 待检者:部分待检者在使用某些药物如利福平类抗结核药时可出现本周蛋白尿,检测前应明确用药史。

(2) 标本:①标本要新鲜、足量,及时送检。②混浊尿应离心取上清液进行试验。③若为蛋白尿,应先用加热乙酸法沉淀蛋白质,趁热过滤。过滤要迅速,不要振荡,防止本周蛋白夹杂于其他沉淀的蛋白中被过滤掉,造成假阴性。④高浓度的本周蛋白在90℃不易完全溶解,需做阴性对照或将标本稀释。

(3) pH:最适 pH 为 4.5~5.5,pH<4.0 时,分子聚合受到抑制而致假阴性。

2. 对甲苯磺酸沉淀法　如尿中出现其他球蛋白(>5.0g/L)可出现假阳性。需进行确证试验。

(六) 方法学评价

BJP 测定方法学评价见表 4-12。

表 4-12　BJP 测定方法学评价

方法	评价
热沉淀-溶解法	灵敏度低(0.3~2.0g/L),假阴性率高,所需标本量大,已较少使用
对甲苯磺酸法	操作简便,为灵敏度较高(BJP 3mg/L)的筛检试验。不与尿液清蛋白反应。尿液球蛋白>5g/L时,可出现假阳性
蛋白电泳分离法	对 BJP 的阳性检出率可高达97%
免疫电泳	简单易行,标本用量少,在抗原抗体最适比例时,分辨率高、特异性强
免疫固定电泳	用特异抗体鉴别区带电泳分离的蛋白,比区带电泳和免疫电泳更灵敏
免疫速率散射浊度法	在抗原抗体反应的最高峰测定其复合物形成量,能定量检测 κ、λ 轻链,检测速度快、灵敏度和精确度高、稳定性好

（七）参考区间

阴性。

（八）临床意义

1. 尿本周蛋白阳性 浆细胞病中约 50% 多发性骨髓瘤及 15% 巨球蛋白血症患者出现本周蛋白尿，为重要诊断依据之一。另外，慢性淋巴细胞白血病、淋巴瘤及肾淀粉样变患者也可出现本周蛋白尿。

2. M 蛋白 多发性骨髓瘤、巨球蛋白血症、淋巴瘤患者，血或尿中可出现 M 蛋白。因此，M 蛋白对于多发性骨髓瘤诊断有重要的临床意义。

十二、尿液肌红蛋白定性检查

肌红蛋白（myoglobin，Mb）分子由一条珠蛋白肽链和一个亚铁血红素组成，分子量 1.745 万，约为 Hb 分子量的 1/4，有种属特异性，与氧可逆性结合，为肌肉组织供能。肌红蛋白分子量小，可自由滤出肾小球，形成肌红蛋白尿（myoglobinuria）。

（一）化学法

1. 原理 Mb 能溶于 80% 硫酸铵溶液中，其血红素也具有类过氧化氢酶样活性，隐血试验阳性。

2. 试剂

（1）隐血试验试剂或干化学试带：作用同尿液隐血试验。

（2）80% 硫酸铵溶液：可沉淀 Hb。

3. 简要操作 取尿液进行隐血试验，如为阳性，再进行肌红蛋白尿检查。具体操作如下：取尿液→加 80% 硫酸铵溶液→离心→取上清液，进行隐血试验。阳性者为肌红蛋白尿。

（二）质量保证

1. 标本处理 标本要新鲜，以免肌红蛋白变性而被硫酸铵沉淀，导致假阴性。肌红蛋白在酸性环境中不稳定，在碱性（pH 8~9）条件下 4℃ 可稳定至少 1 周，因此如需保存，标本宜碱化后冷藏。

2. 防止假阴性 宜将硫酸铵缓慢加入尿中，轻微振荡，防止局部浓度过高沉淀肌红蛋白引起假阴性。

（三）方法学评价

1. 化学法 简便、经济、敏感度高，可用于过筛试验。

2. 其他方法 ①分光光度法：利用 Hb 与 Mb 的氧化物在 580~600nm 处各自吸收光谱完全不同的特点，将二者区别开。本法灵敏度低。②单克隆抗体免疫法：有酶联免疫、放射免疫及免疫胶体金试带法。方便、快速、灵敏、特异，已成为测定 Mb 的主要方法。③其他方法：如超滤法、硫酸铵沉淀法、层析法和电泳法等，均不敏感而且影响因素较多，未能在临床推广。

（四）参考区间

阴性。

（五）临床意义

阳性见于以下几种情况：

1. 创伤 挤压综合征、电击伤、烧伤、手术创伤等。大量肌红蛋白出现于尿中，可使尿液发生肉眼改变的颜色。严重者（如挤压综合征）可引起急性肾衰竭。

2. 缺氧、缺血 局部缺血可使肌肉组织破坏。如心肌梗死，尿中可查到 Mb，但不能独立作为确诊依据，应同时检测其他心肌损伤标志物进行综合分析。各种中毒、全身感染、恶性高热和低钾血症导致全身性缺氧与微循障碍时，也会出现不同程度的肌红蛋白尿。

3. 阵发性肌红蛋白尿　见于剧烈运动如马拉松长跑后。

4. 其他　原发性肌红蛋白尿症和家族性肌病、肌炎综合征（多发性肌炎、皮肌炎、系统性红斑狼疮等）、进行性肌营养不良等也可出现肌红蛋白尿。

十三、尿液微量清蛋白定量检查

清蛋白（albumin，Alb）是血浆蛋白的主要成分，为一单链多肽，含有 585 个氨基酸残基，分子量 66 458。在 pH 正常的血浆中，清蛋白带负电荷，极少通过肾小球，主要由近曲肾小管重吸收，尿中含量极微（5～30mg/24h）。肾小球病变早期，清蛋白排泄率即有所增加，但因未达到 100mg/L 或 150mg/24h，常规定性方法尚不能检出，只有通过更为敏感的方法才可检测到尿中清蛋白含量的变化，Viberti 于 1982 年将其命名为微量清蛋白（micro-albumin，MAlb），以区别于传统意义上的尿蛋白。

（一）免疫比浊法

抗原抗体在特殊缓冲液中快速形成抗原抗体复合物，反应液出现浊度。当保持反应液抗体过量时，形成的复合物随抗原量增高而增高，反应液浊度也随之增高，其结果与一系列标准品对照，即可计算出受检物的含量。

（二）质量保证

1. 待检者　剧烈运动后尿中清蛋白排出量可增高，宜在清晨或安静状态下收集尿液。

2. 容器与标本采集　见本章第一节。留取 24 小时尿时，容器应加盖，4℃存放或冷冻。

3. 抗血清　宜在 4℃密封保存，不可反复冻融，每次更换试剂后应重新制作标准曲线。

4. 操作　①检测前需离心，以除去尿中有形成分及不溶性杂质。②先进行蛋白定性或半定量，或利用仪器的自检功能对蛋白含量较高者给予适当稀释。

5. 结果报告方式　由于检测方法较多，所用尿标本类型分晨尿、随机尿和 24 小时尿等，报告方式也尚未统一。①晨尿法：报告每升尿排出量（mg/L）。②定时留尿法：计算单位时间内的排泄率（μg/min 或 mg/24h），推荐以 24 小时尿清蛋白总量，即尿清蛋白排泄率（urin albumin excretion rate，UAE）表示。③随机尿法：采用随机尿测定 MAlb，同时测定尿肌酐，用肌酐比值报告排出率（mg/mmol Cr 或 mg/g Cr）。剔除了晨尿所致的尿液浓缩因素，客观反映患者生理状态下肾脏尿蛋白排出情况。

（三）方法学评价

1. 免疫比浊法　是临床常用方法。本法操作简便，有商品试剂盒，在紫外分光光度计、特种蛋白仪及普通光度计的紫外线区均可测定。敏感度及特异性较高，但受尿中其他混浊性杂质的干扰，并且当清蛋白浓度超过抗血清抗体浓度时不易得到可靠结果。

2. 其他方法　有酶联免疫法（ELISA）、放射免疫法（RIA）及化学定量法（溴甲酚绿法）等。其中酶联免疫法和放射免疫法敏感度及准确度较高，但放射免疫法受实验室条件限制，且有放射污染，有被免疫比浊及酶联免疫法取代的趋势。化学定量法操作简单，试剂易得，但敏感度及特异性均较差，线性范围窄，不利于检出微量清蛋白，目前已少用。

（四）参考区间

晨尿：(6.5±5.1)mg/L；随机尿：(1.27±0.78)mg/mmol Cr 或 (11.21±6.93)mg/g Cr。

（五）临床意义

1. 早期肾小球损害的筛检　糖尿病、高血压、重金属及药物中毒性肾病患者，清蛋白排泄率的增加可出现于其他指标变化之前，定期监测有助于早期发现肾脏损害。当持续出现微量清蛋白尿时，提示患者处于发展为糖尿病肾病的早期，如及时治疗，可延缓疾病的进展；当排泄量持续大于 300mg/24h 后，可诊断为糖尿病肾病。

2. 变态反应性紫癜的肾小球功能监测　在变态反应性紫癜患者中，有 77% 的患者可并发肾炎或肾病,而最早发生的变化是尿中清蛋白增加。通过尿中微量清蛋白的检测可早期发现病变,有助于指导临床防治变态反应性紫癜并发肾损害。

3. 其他 尿路感染时,尿清蛋白排泄率轻度升高;某些特发性水肿患者尿清蛋白排泄率也高于健康人。

十四、乳糜尿定性检查

尿液中混入淋巴液(脂肪皂化后的乳糜液体)时,其外观呈乳白色牛奶状,故名乳糜尿(chyluria)。乳糜尿内含脂肪微粒、卵磷脂、胆固醇及少量纤维蛋白原和清蛋白等。如含有较多血液时,称为乳糜血尿。乳糜尿的程度与患者摄入脂肪量、淋巴管破裂程度和运动强度等有关。

(一) 有机溶剂萃取染色法

1. 原理 乳糜尿中的乳糜微粒或脂肪小滴溶解于脂溶性有机溶剂(乙醚、三氯甲烷),可被脂溶性染料(苏丹Ⅲ)染成橘红色。

2. 试剂

(1) 乙醚(AR):萃取尿中的乳糜微粒或脂肪小滴。

(2) 苏丹Ⅲ染液:脂溶性染料,使脂肪着色。

3. 简要操作 取尿液→加乙醚→混合振摇→离心→取乙醚于蒸发皿内→隔水蒸干→苏丹Ⅲ染色→显微镜检查。

(二) 质量保证

1. 乳糜尿与过多的盐类结晶尿及脓尿在外观上容易混淆,应注意鉴别。

2. 当定性检查阳性时,应在显微镜下查找微丝蚴。

(三) 方法学评价

本法简便易行,过小的脂滴着色后肉眼不易观察,可在显微镜下观察。

(四) 参考区间

阴性。

(五) 临床意义

乳糜尿阳性见于以下情况:

1. 累及淋巴循环的疾病 如先天性淋巴管畸形、肿瘤压迫、腹腔结核等导致腹腔淋巴管或胸导管阻塞。

2. 丝虫病 丝虫在淋巴系统中引起炎症反复发作,使腹腔淋巴管或胸导管广泛阻塞,导致肾淋巴管破裂出现乳糜尿。其乳糜尿多为间歇性,可间歇数周、数个月或数年发作一次,个别病例可呈持续阳性,劳累过度、妊娠等常为诱发因素。

十五、尿液含铁血黄素定性检查

含铁血黄素(hemosiderin)是一种颗粒状、暗黄色、不稳定的铁蛋白聚合物。血管内溶血时,大部分游离血红蛋白随尿排出,形成血红蛋白尿;小部分被肾小管上皮细胞摄取并分解为含铁血黄素,当细胞脱落时随尿排出。

(一) Rous试验

1. 原理 含铁血黄素中的高铁离子,在酸性环境中与亚铁氰化钾作用,产生蓝色的亚铁氰化铁沉淀,显微镜下可见蓝色闪光颗粒,即普鲁士蓝反应(Rous试验)。

2. 试剂

(1) 20g/L 亚铁氰化钾水溶液:①与含铁血黄素的 Fe^{3+} 结合生成亚铁氰化铁。②将含铁血黄素中的 Fe^{2+} 氧化为 Fe^{3+}。后者与亚铁氰化钾结合生成亚铁氰化铁。

(2) 盐酸:为反应提供酸性环境。

3. **简要操作** 取尿液,离心→留取沉渣→加亚铁氰化钾溶液→加盐酸→静置10分钟→离心→取沉淀物涂片→显微镜检查。

(二) 质量保证

1. 留清晨第一次尿,并将全部尿液自然沉淀,再取沉淀物离心,以提高阳性率。
2. 所用容器、器材、试剂均应洁净,防止铁剂污染导致假阳性。
3. 加做阴性对照。如亚铁氰化钾与盐酸混合即显深蓝色,表示试剂已被污染。
4. 保证盐酸浓度,以免出现假阴性。

(三) 方法学评价

Rous 试验无需特殊仪器设备,操作简便。但可能因含铁血黄素颗粒太小(<1μm),用普通光学显微镜无法看到,可引起假阴性。因此,当检测结果阴性时,也不能完全排除血管内溶血。本实验也可将尿沉渣涂片后待干,按骨髓片铁染色法加入酸性亚铁氰化钾溶液染色,但不常用。

(四) 参考区间

阴性。

(五) 临床意义

慢性血管内溶血,如阵发性睡眠性血红蛋白尿症可出现含铁血黄素尿。但在溶血初期,虽然有血红蛋白尿,由于血红蛋白尚未被肾上皮细胞所吸收,未形成含铁血黄素排出,该试验可呈阴性,而隐血试验可呈阳性。但有时血红蛋白含量少,隐血试验可能为阴性,而本试验可能阳性。

十六、尿液人绒毛膜促性腺激素定性检查

人绒毛膜促性腺激素(human chorionic gonadotropin,hCG)是受孕女性胎盘滋养层细胞分泌产生,可促进性腺发育的一种糖蛋白激素。hCG 由一条 α 多肽链(分子量 1.8 万)和一条 β 多肽链(分子量 3.2 万)组成。其 α 多肽链与其他激素,如黄体生成素(LH)、促卵胞生成素(FSH)及促甲状腺素(TSH)的 α 链相似;而 β-多肽链为 hCG 特有。故临床上常通过检测 β-hCG 来反映 hCG 的变化。

(一) 单克隆抗体胶体金标记免疫层析定性检查

1. **原理** 试带浸入尿液一定时间后,通过层析作用,尿中 hCG 先与鼠抗人 β-hCG 单抗结合,移行至检测区,被羊抗人 hCG 抗体捕获,形成金标记鼠抗人 β-hCG 单抗-β-hCG-羊抗人 hCG 多抗复合物,局部出现紫红色区带。同时金标记鼠 IgG 随尿上行至质控区,被羊抗鼠 IgG 抗体捕获,形成金标记鼠 IgG 抗原-羊抗鼠 IgG 抗体复合物,出现紫红色区带。

2. **试带** 依次由胶体金颗粒标记区、检测区和质控区组成。

(1) 胶体金颗粒标记区:位于试带的标本接触端。均匀吸附了胶体金(氯化亚金)标记的鼠抗人 β-hCG 单克隆抗体(单抗)和胶体金标记的鼠 IgG(抗原)。鼠抗人 β-hCG 单抗可与尿液中人 hCG 特异性结合,形成人 hCG-鼠抗人 β-hCG 单抗复合物。

(2) 检测区:位于质控区下方。包被有羊抗人 hCG 多克隆抗体(多抗),可捕获人 hCG-鼠抗人 hCG 单抗复合物。

(3) 质控区:位于试带手柄端,并与检测区平行排列。包被羊抗鼠 IgG 抗体,可捕获鼠 IgG。

3. **简要操作** 试带箭头端浸入尿液→取出,平放→观察、判断结果。如出现两条红色区带为 hCG 阳性;仅质控带红色为阴性;不出现红色区带表明试剂失效。

(二) 质量保证

1. **标本要求** ①宜采集新鲜晨尿标本;留尿前勿大量饮水以免稀释。②不能使用严重蛋白尿、血尿、菌尿标本进行 hCG 检测。

2. **操作** 注意试纸带浸入尿液时,液面要低于两抗体检测线。同时加做阴、阳性对照,并做

原浓度和2倍稀释的尿液测定,均为阳性才可报告阳性。

3. 报告方式 定性检查以"阴性"、"阳性"报告。如果进行尿 hCG 定量测定,报告方式主要有 mU/ml、U/L 和 μg/L 等。其中 μg/L 已经很少用,因同样重量的 hCG 因其纯度不同,免疫活性也随之不同。故采用 μg/L(或 ng/ml) 表达 hCG 水平时,必须注明所采用试剂盒每毫克的 hCG 相当于多少个国际单位。

(三) 方法学评价

检测 hCG 的方法还有酶联免疫吸附试验、电化学发光免疫法、微粒子化学发光免疫法、放射免疫法、检孕卡法和胶乳凝集抑制试验等,多数方法均具有简便、快速、特异性高等优点。主要检测手段的方法学评价见表4-13。

表4-13 尿液 hCG 检测方法的评价

方法	评价
胶体金标免疫法	灵敏度高(10~25U/L),可半定量,受精后7~10天即可作出诊断,应用广泛
酶联免疫法	灵敏度高(20~50U/L),可半定量。但操作烦琐、检测时间长,适合批量检测
电化学发光免疫法	灵敏度高(0.1U/L),可定量,多用于血液 hCG 测定
微粒体化学发光免疫法	灵敏度最高(0.5mU/L),可定量,不易受甘油三酯、胆红素和溶血的干扰,一般用于血液 hCG 检测
放射免疫法	灵敏度高(2U/L),特异性强,稳定,准确;但易致环境污染,检测时间长,临床以很少应用
检孕卡法	灵敏度低(100~500U/L),可用于早孕诊断
胶乳凝集抑制试验	灵敏度低(100~500U/L),价廉,目前已少用

(四) 参考区间

非妊娠女性及健康男性:阴性;正常妊娠女性:定性阳性。

(五) 临床意义

1. 早期妊娠诊断 受孕1周后,血清 hCG 约为 50U/L,受孕7~10天即能采用单克隆抗体胶体金标记免疫层析法自尿中检出。妊娠22~24天尿中 hCG 水平>1000U/L;60~70 达最高峰(8000~320 000U/L);120 天时降为 5000~20 000U/L。正常妊娠期间,尿液 hCG 定性检查持续阳性,分娩后5~6天后变为阴性。

2. 滋养层细胞肿瘤诊断及预后判断 葡萄胎、恶性葡萄胎、绒毛膜上皮细胞癌及男性睾丸畸胎瘤患者,尿中 hCG 水平明显高于正常妊娠孕妇。采用稀释后的尿液进行 hCG 定性检测:葡萄胎1:200 稀释阳性,绒毛膜上皮癌1:500 稀释后仍呈阳性反应。滋养层细胞肿瘤患者术后3周,hCG 应低于 50U/L(<4ng/ml),8~12 周转为阴性,如仍呈阳性反应,提示可能有残存瘤组织,具有潜在复发的可能。

3. 协助诊断异位妊娠及流产 ①异位妊娠也称"宫外孕",在宫外孕流产或破裂前,hCG 低于正常妊娠,约60%为阳性,因此,临床检查时应选择特异性强、灵敏度高的方法,宫外孕流产或破裂后大部分转阴,此方法有助于和其他急腹症相鉴别。②不完全流产者的子宫内尚有胎盘组织残留,妊娠试验仍可为阳性。完全流产或死胎,则由阳性转为阴性。在保胎治疗过程中,尿 hCG 不断下降说明保胎无效;反之,明显上升表示保胎成功。

4. 其他 垂体疾病、甲亢、子宫内膜增生、宫颈癌及卵巢囊肿等疾病 hCG 也可增高出现阳性。

(郑文芝)

第五节 尿液分析仪检查

一、尿液干化学分析仪检查

1956年,美国Alfred Free博士发明了Clinistix paper即尿糖试纸,开创了尿液干化学分析的新纪元。尿液干化学试带检测操作方便、检测迅速、结果准确;检测结果既可目测,也可通过仪器进行自动化分析。

(一)尿液干化学分析仪的类型

按照干化学试带检测项目的多少,尿液干化学分析仪可分为8项、9项、10项、11项甚至12项,目前11项尿液干化学分析仪临床应用非常广泛,包括尿蛋白(PRO)、尿糖(GLU)、酮体(KET)、尿胆原(URO)、胆红素(BIL)、隐血(BLD)、亚硝酸盐(NIT)、白细胞(LEU)、尿比重(SG)、pH、维生素(VitC),12项尿液分析仪(11项+颜色或浊度,或11项+微量清蛋白肌酐),但目前临床应用极少;按照仪器的自动化程度,尿液干化学分析仪可分为半自动和全自动,两者主要区别在于加样方式的不同。

(二)尿液干化学分析的试带组成及反应原理

1. 尿液干化学试带组成 将临床常用的多种检测项目的试剂膜块,按一定顺序、间隔固定在同一条干化学试带上,即组成了多联干化学试带。干化学试带上的膜块要比测试项目多1个空白校正块,以消除尿液本身颜色对检测结果的影响。其基本结构如图4-27所示。另外市售的有目测单联干化学试带,用于患者自检和床旁检测分析。

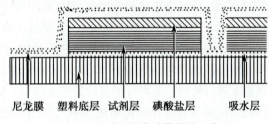

图4-27 多联干化学试带结构示意图

2. 尿液干化学试带的反应原理 尿液中的化学成分与试带上的试剂膜块发生反应,产生颜色变化,颜色的深浅与尿液中相应物质的浓度成正比,其反应原理见表4-14。由于不同厂家生产的试带原理不尽相同,其检出灵敏度也存在一定差异,因此尽量使用仪器配套试带。

表4-14 常用尿液干化学试带测试项目原理

参数	英文缩写	反应原理
尿胆原	URO	醛反应或重氮反应法
胆红素	BIL	偶氮反应法
酮体	KET	亚硝基铁氰化钠法
亚硝酸盐	NIT	Griess法
隐血或红细胞	BLD	过氧化物酶法
白细胞	LEU	中性粒细胞酯酶法
蛋白质	PRO	pH指示剂蛋白质误差法
葡萄糖	GLU	葡萄糖氧化酶法
pH	pH	酸碱指示剂法
比重	SG	多聚电解质离子解离法
维生素C	VitC	还原法

(三)尿液干化学分析仪的工作原理及主要部件

不同类型的尿液干化学分析仪均用微型计算机控制,主要由机械系统、光学系统(或称光电转换系统)和电路系统三部分组成。大致工作流程见图4-28。

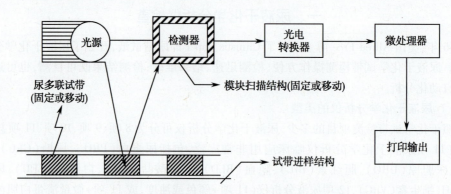

图4-28 尿干化学分析仪结构及工作流程示意图

1. 机械系统 机械系统的主要功能是将干化学试带或(和)待检标本传送到检测区,待检测后将干化学试带传送到废物盒。

(1)半自动尿液分析仪:机械系统比较简单,主要有两类:一类是干化学试带架式,将手工加样后的干化学试带放置在干化学试带的固定沟槽中,仪器将干化学试带架传送到光学系统进行检测,或光学驱动器运动到干化学试带上方进行检测后自动回位。此类分析仪测试速度缓慢;另一类是干化学试带传送带式,将干化学试带放入干化学试带架内,传送装置或机械手将干化学试带传送到光学系统进行检测,检测完毕送到废物盒,测试速度较快。

(2)全自动尿液分析仪:结构比较复杂,主要有两类:一类是浸式加样,首先由机械手取出干化学试带后,将干化学试带浸入尿液中,再放入测量系统进行检测,检测时需要足够量的尿液。另一类是点式加样,首先由加样装置吸取尿液标本,待传送装置将干化学试带送入测量系统后,将尿液加到干化学试带上进行检测。此类分析仪所需尿液量少。仪器除了能自动将检测完毕的干化学试带送到废物盒外,还具有自动清洗系统,随时保持检测区清洁。同时由于仪器自动加样,减少了工作人员与尿标本接触,降低了操作人员的危险性。

2. 光学系统 光学系统即样品的光检测系统。通常包括光源、单色处理器、光电转换器三部分。光线照射到反应区表面产生反射光,反射光的强度与各个项目所反映的颜色成正比。不同强度的反射光再经光电转换器转换为电信号进行处理。不同生产厂家,尿液分析仪的光学系统组成也不尽相同。通常有以下3种:

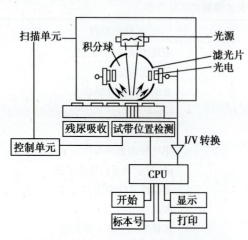

图4-29 球面积分仪尿液测定原理示意图

(1)滤光片分光系统:采用球面积分仪(图4-29)双波长反射式光度计,测定试带上的颜色变化。被尿液浸湿的干化学试带放入仪器的比色槽内,已发生化学反应的试剂膜块被光源(卤灯)照射,其反射光被球面积分仪接收,球面积分仪的光电管被反射的双波长光(通过滤光片的单色测定光及一束参考光)照射,实现光电转换。各波长的比例由检测项目决定。

(2)发光二极管系统:采用可发射特定波长的发光二极管(light emitting diode,LED)作为检测光源,两个检测头上都有3个不同波长的光电二极管,对应于特定的检测项目分别为红、橙、绿三种单色光(660nm、620nm、555nm),光束相对于检测面以60°角照射在反应区上。作为光电转换器的光电二极管垂直位于反应区的上方,在进行光照射的同时也接收反射光。

（3）CCD(charge coupled device,电荷耦合器件)系统:采用CCD作为光学元件进行光电转换。先把反射光分解为红绿蓝(RGB;610nm、540nm、460nm)3种颜色,又将每种颜色分为2592个灰度等级,这样整个反射光分为7776个灰度等级,可精确分辨颜色由浅到深的各种微小变化。

3. 电路系统 包括I/V转换器(电流/电压转换器)、CPU(中央处理器)、显示器、打印机、操作面板等。仪器先将转换后的电信号放大,再经模/数转换后送CPU处理,计算出最终检测结果,最后将结果输出到显示屏并打印。

（四）尿液干化学分析仪的安装、使用、保养和维护

1. 仪器安装 在安装尿液分析仪前,应仔细阅读分析仪操作手册,对仪器安装所需的实验室环境及电源等必要条件全面了解,按要求安装。

2. 仪器鉴定 新仪器安装后或每次大维修之后,必须对仪器及干化学试带的准确性进行测试、评价,以保证检验质量。

3. 仪器日常维护与保养

（1）尿液分析仪日常维护:①使用尿液分析仪之前,应仔细阅读说明书,按照标准操作程序进行操作。②每天开机前,要对仪器进行全面检查(各种装置及废液装置、打印纸情况,以及仪器是否需要校正等),确认无误时才能开机。测定完毕,要对仪器进行全面清理、保养。③对尿液分析仪要有专人负责,建立专用的仪器登记本,对每天仪器的情况进行登记。④已打开包装但未使用的尿干化学试带,应按照要求妥善保存,以免影响结果。

（2）尿液干化学分析仪保养 严格按照仪器的保养要求进行日保养、周保养以及月保养。

4. 仪器使用 工作人员上岗前必须经过严格培训,掌握仪器的工作原理、操作规程、校正及保养要求。

（五）尿液干化学分析的临床应用及评价

1. 尿液干化学分析仪的临床应用 尿液干化学分析仪的检测主要用于患者的初筛,也可与尿液有形成分自动分析仪联合使用。尿液干化学分析仪主要临床应用见表4-15。

表4-15 尿液干化学分析仪检测指标及其临床应用

参数	临床应用
URO	健康体检,筛检早期黄疸患者;黄疸的鉴别;评价肝脏功能
BIL	同URO
KET	监测酮症尤其是糖尿病酮症酸中毒
NIT	菌尿的筛检
BLD	健康体检,筛检早期患者;泌尿系统疾病监测;血管内溶血等疾病的检测
LEU	NIT联合检测用于泌尿系统感染的监测
PRO	健康体检,筛检早期患者;肾病患者的疗效观察
GLU	健康体检,筛检早期患者;血糖增高性疾病的疗效观察
pH	了解机体的酸碱代谢;评估pH对干化学试带其他膜块反应结果的影响
SG	粗略估计肾脏的浓缩稀释功能
VitC	评估VitC对GLU、BLD、BIL、NIT检测结果的影响

2. 尿液干化学分析仪的评价 尿液干化学分析仪具有快速、简便、一次检测多个项目等优点,目前已成为各级医院的常规检验仪器之一。但也有一定的局限性:①试带在设计上难以兼顾临床上所有病理成分的检出,容易造成疾病的漏诊或病情判断失误。②尿液干化学试带的反应原理与湿化学法和显微镜检法存在差异,彼此之间缺乏可比性。③尿液干化学分析灵敏度有局限性,干扰因素多。因此,尿液干化学分析仪检测仅是过筛试验,用于临床常见疾病的筛查。对于已确诊的病例还应结合多种方法检测,尤其不能忽视显微镜检查。

(六) 尿液干化学分析仪检验的质量保证

尿液分析仪检验结果的准确性受许多因素的影响,这些影响因素可以出现在分析前、分析中、分析后各个环节,应加强质量控制。

1. 分析前的质量控制 主要包括尿液标本采集时间、采集方法、有效的标本标识与识别、干化学试带质量和仪器的工作状态等。

(1) 履行患者告知制度:如可能影响尿液化学检验的饮食、用药及标本采集方法对检验结果的影响等。

(2) 尿液标本新鲜:标本采集后尽快送检,2小时内完成检验,否则需将标本进行冷藏保存。

(3) 使用配套试带并妥善保管:不同类型的尿液分析仪要使用各自配套的试带,每次取用后应立即密封保存,防止干化学试带受潮变质。

(4) 仪器的准备:严格按照操作规程要求,保证仪器的各项指标处于质控状态,才能用于临床标本检测。在保证仪器正常工作状态的基础上,每天使用"正常"和"异常"两种浓度的质控液进行试验,质控物任何一个试剂膜块的检测结果与质控液期望"靶值"允许有1个定性等级的差异,超过此范围或结果在"正常与异常"之间均视为失控。

2. 分析中的质量控制 主要包括仪器的正确操作和干化学试带的正确使用,影响因素及处理等。在测试过程中要规范操作,原则上在取样后2小时内完成检测。应严格按尿液分析仪标准化操作规程(standard operating procedure,SOP)进行操作。

3. 分析后的质量控制

(1) 参考区间的认可:每个实验室应建立自己的参考区间。

(2) 检查结果的分析:①干化学法只是半定量检验,因此应结合临床进行综合判断。②干化学检测受多种因素的影响,在分析结果时应注意,尿液干化学分析仪检测假阳性、假阴性常见的原因(表4-16)。③尿液干化学检查结果与镜检结果不一致的原因分析:干化学试带法是依据试带上各膜块化学反应后的颜色变化,间接判断细胞的有无及大致数量;显微镜法则是直接观察并计数细胞等有形成分。由于两者检测原理不同,标本在存放过程中某些成分发生改变等,有时会在临床工作中出现检测结果不一致的现象(表4-17)。

表4-16 尿液干化学分析仪检测假阳性、假阴性常见的原因

参数	假阳性	假阴性
URO	吲哚、吩噻嗪类、维生素K、磺胺药	亚硝酸盐、光照、重氮药物、对氨基水杨酸
BIL	吩噻嗪类或吩嗪类药物	维生素C(>500mg/L)、亚硝酸盐、光照
KET	酞、苯丙酮、左旋多巴代谢物	试带潮解、陈旧尿液
NIT	陈旧尿液、亚硝酸盐或偶氮剂污染、含硝酸盐丰富的食物	尿胆原、尿液pH<6.0、维生素C、尿量过多、食物含硝酸盐过低、尿液在膀胱中贮存<4小时
BLD	肌红蛋白、菌尿、氧化剂、易热性触酶	大剂量维生素C(>100mg/L)、甲醛、高比重尿
LEU	甲醛、毛滴虫、氧化剂、高浓度胆红素、呋喃妥因	蛋白质、维生素C、葡萄糖、头孢氨苄
PRO	奎宁、嘧啶、聚乙烯、吡咯酮、氯己定、磷酸盐、季铵类消毒剂、尿液pH≥9.0	大量青霉素尿、尿液pH<3.0
GLU	容器被氧化剂污染	大剂量维生素C(>500mg/L)、尿酮体(>0.4g/L)、高比重尿、氟化钠、细菌污染
SG	尿蛋白	尿素>10g/L、尿液pH<6.5

表 4-17　尿液干化学分析仪与显微镜检查法的不相符情况与原因

参数	干化学法	显微镜法	原　因
白细胞	+	-	尿液久置,致白细胞破坏、粒细胞酯酶释放
		+	肾移植排斥反应,淋巴细胞增加(干化学法检测的是中性粒细胞酯酶,与淋巴细胞及单核细胞不反应)
红细胞	+	-	尿液久置红细胞被破坏,释放 Hb,尿液中含易热性触酶,肌红蛋白尿(将尿液煮沸冷却后再检测可以排除酶的影响)
	-	+	少见,见于维生素 C>100mg/L 或试带失效时

（3）患者信息核对、报告单书写与发放：在签发尿液检验报告时要注意规范、清晰、易于保存。

（4）定期参加室间质量评价：一般要求至少每半年参加一次省级或国家级质评机构的室间质量评价,在条件允许时也可以参加国际权威机构或仪器生产厂家组织的能力比对,应达到合格水平或符合比对要求。如果出现失控,应有详细的失控报告记录,内容包括失控情况描述、核查方法、原因分析、纠正措施、纠正结果等。所有质控结果记录至少保存2年。

二、尿液有形成分分析仪

（一）流式全自动尿液有形成分分析仪

该仪器应用流式细胞术和电阻抗的原理,将尿液中有形成分经核酸荧光染色后,在鞘流液的作用下,形成细胞流,呈单个纵列快速通过氩激光检测区,接受来自荧光、散射光和电阻分析的检测。其中荧光染料有：①菲啶(phenanthridine)：使染色质着色,发橙色荧光。②羧花菁：使细胞膜、核膜线粒体等脂质双层结构着色,发绿色荧光。因此,尿液每个有形成分的粒子(细胞、管型等)信号可表达为3类：即荧光、前向散射光和电阻抗。荧光强度(Fl)是指从染色尿液细胞发出的荧光,主要反映细胞染色质的强度；前向荧光脉冲宽度(Flw)主要反映细胞染色质的长度；散射光强度(Fsc)主要反映细胞的大小；前向散射光脉冲宽度(Fscw)主要反映细胞的长度；而电阻抗大小主要与细胞的体积成正比。仪器在捕获了荧光强度、前向荧光脉冲宽度、散射光强度、前向散射光脉冲宽度、电阻抗信号后,通过仪器内计算机的识别和计算得到有关细胞的大小、长度、体积和染色质长度等资料,经过分析给出一份有红细胞、白细胞、细菌(或真菌)、管型等的散点图及定量结果报告(图4-30)。目前全自动尿液有形成分分析仪检测尿液管型影响因素较多,不能对病理管型进行分型,只能作为病理管型的过筛检测。

尿液有形成分分析仪报告包括：基本参数、标记参数(报警参数)和研究参数。①基本(定量)参数：红细胞(RBC/μl)、白细胞(WBC/μl)、上皮细胞(EC/μl)、管型(CAST/μl)、细菌(BACT/μl)。②标记(提示)参数：病理管型(path CAST)、小圆上皮细胞(SRC)、类酵母细胞(YLC)、结晶(X-TAL)和精子(SPERM)。③研究参数：电导率、红细胞信息和白细胞平均前向散射强度。

1. 红细胞(RBC)　红细胞出现在散射图的左侧(图4-31)。由于红细胞在尿液中直径大约是8.0μm,没有细胞核和线粒体,所以荧光强度(Fl)很弱,红细胞在尿液标本中大小不均,且部分溶解成小红细胞碎片,或者在肾脏疾病时排出的红细胞也大小不等,因此红细胞前向散射光强度(Fsc)差异较大。一般来看,Fl极低和Fsc大小不等都可能为红细胞。仪器除报告尿红细胞数量外,还可报告尿红细胞其他研究参数,如均一性红细胞(isomorphic RBC)的百分比、非均一性红细胞(dysmorphic RBC)的百分比、非溶血性红细胞的数量(non-lysed RBC)和非溶血性红细胞的百分比(non-lysed RBC%)、平均红细胞前向荧光强度(RBC-MFL)、平均红细胞前向散射光强度(RBC-MFsc)和红细胞荧光强度分布宽度(RBC Fl-DWSD)。

2. 白细胞(WBC) 白细胞出现在散射图的正中央,分布相对集中。仪器除可报告白细胞数量外,还可测出尿液中平均白细胞前向散射光强度(WBC-MFL)。白细胞在尿液的直径约为10μm,比红细胞稍大,前向散射光强度也比红细胞稍大一些,但白细胞含有细胞核,因此它具有高强度的前向荧光,能将白细胞与红细胞区别开来,白细胞存活时会呈现前向散射光强而前向荧光弱;白细胞变性或死亡时,则会呈现前向散射光弱而前向荧光强。因此可初步区分泌尿系急性感染或慢性感染(图4-31)。

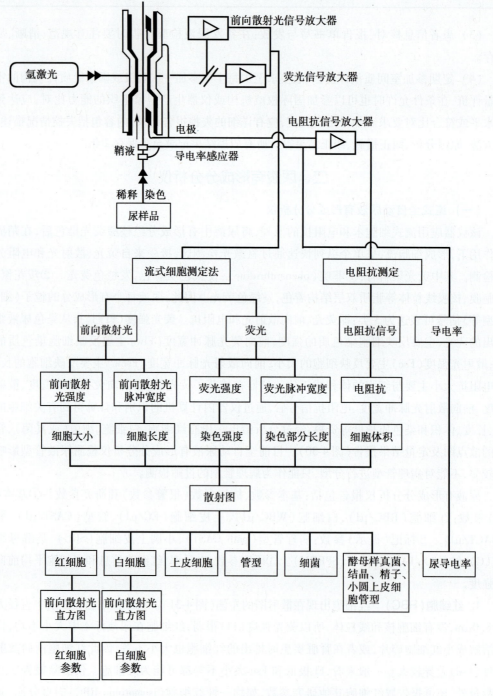

图4-30 尿液有形成分分析仪测定原理示意图

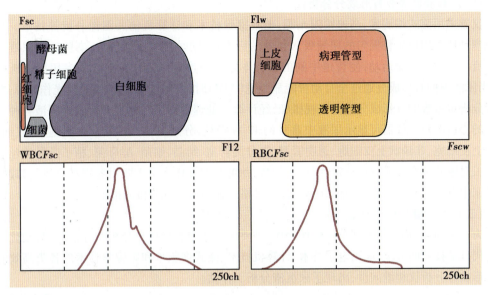

图 4-31　尿沉渣中有形成分的分布区域

3. 上皮细胞(EC)　上皮细胞体积大,散射光强,且都含有细胞核、线粒体等,荧光强度也比较强。一般来说,大的鳞状上皮细胞和移行上皮细胞分布在第二个散射图的左角。仪器除可报告上皮细胞数量参数外,还能标出小圆上皮细胞(SRC),并在第二个屏幕上显示出小圆上皮细胞数/μl 尿。小圆上皮细胞是指细胞大小与白细胞相似或略大,形态较圆的上皮细胞,它包括肾小管上皮细胞、中层和底层移行上皮细胞。但这些细胞散射光、荧光及电阻的信号变化较大,仪器不能完全区分出哪一类细胞。因此当仪器标出这类细胞的细胞数到达一定浓度时,还需通过离心染色镜检才能得出准确的结果。

4. 管型(CAST)　管型种类较多,且形态各不相同,仪器不能完全区分开这些管型性质,只能检测报告为透明管型和(或)标出有病理管型的存在。透明管型由于管型体积大,无荧光着色成分,因此显示极高的前向散射光脉冲宽度和微弱的荧光脉冲宽度,出现在第二个散射图的中下区域。而病理管型(如细胞管型等),其体积与透明管型相近,但有内含物(如线粒体、细胞核等荧光染色成分),故其前向散射光脉冲宽度和荧光脉冲宽度都很大,出现在第二个散射图的中上区域,借助于荧光脉冲宽度,即可区分出透明管型和病理管型(图 4-31)。当仪器标明有病理管型时,由于仪器只能起过筛作用,既不能完全判定就是病理管型,也无法判断管型的种类,必须通过离心镜检加以确认。

5. 细菌(BACT)　细菌体积小并含有 DNA 和 RNA,所以前向散射光强度要比红、白细胞弱,但荧光强度介于红、白细胞之间。因此细菌分布在第一个散射图红细胞和白细胞之间的下方区域(图 4-31)。仪器可定量报告细菌数量,但不能鉴别细菌种类,如果需要进一步明确感染何种细菌,还需做细菌培养和鉴定。

6. 其他检测　全自动尿液有形成分分析仪除检测上述参数外,还能标记出类酵母细胞(YLC)、精子细胞(SPERM)、结晶(X-TAL),并能够给出定量值。当尿酸盐浓度增多时,部分结晶会对红细胞计数产生影响,或附着于黏液丝被仪器误报为管型。因此,当仪器报告出现类酵母细胞、精子细胞和结晶时,都应离心镜检。

7. 电导率(conductivity)的测定　电导率与渗量有密切的关系。电导率代表溶液中溶质的质点电荷,与质点的种类、大小无关;而渗量代表溶液中溶质的质点(渗透活力粒子)数量,与质点的种类、大小及所带的电荷无关,所以电导率与渗量又有差异。如溶液中含有葡萄糖时,由于葡萄糖是无机物,没有电荷,与导电无关,但与渗量有关。

（二）影像型尿液有形成分分析仪

仪器采用流式细胞术、高速频闪光源、电视摄像技术和计算机辅助图像分析等技术。其工作原理是仪器用负压将混匀的尿液吸入仪器的标本口，同时自动加染色液，染色后的尿液在平板式流动池中作层流运动，使管道中间的尿标本定量通过显微镜物镜下方的专用尿分析定量板，当尿液中的有形成分通过全自动智能显微镜（AIM）时，以每秒60次的高频闪光作光源，对流经尿分析定量板的有形成分进行电视摄像，经计算机处理后即可在显示屏上获得尿液各种有形成分的彩色图像。仪器可显示尿液中常见的12种颗粒，分别提示：白细胞、白细胞团、红细胞、鳞状上皮细胞、非鳞状上皮细胞、透明管型、未分类管型、结晶、细菌、酵母菌、精子及黏液丝。通过人工对尿液中有形成分进行定性分析、计数，并可根据操作人员需要对鉴定结果进行修改，以区分尿中有形成分的亚类。再由计算机以标准格式输出尿常规分析的报告。

（三）尿沉渣分析工作站

为摆脱烦琐、费时和不规范的操作程序，需要做到尿液有形成分分析的标准化、自动化。随着现代科学技术的进步，应用电子技术、计算机技术、流式细胞术和影像学技术的各类高效能尿液有形成分分析仪相继问世，出现了尿沉渣分析工作站。

（姜忠信）

本章小结

尿液标本有晨尿、随机尿、计时尿等类型，正确地采集和处理尿液标本，保证在患者准备、标本容器、采集和运送过程等各环节规范，是保证尿液检测结果准确的前提。尿液标本最简便的保存方法是冷藏，常见的保存方式是根据检测要求和目的不同，使用甲醛、甲苯、麝香草酚、浓盐酸和氟化钠等防腐剂。

尿液一般检验包括理学、化学和有形成分显微镜检验，其中理学检验主要进行尿量、外观、比重及渗透压测定。手工法尿液化学检验主要针对尿液pH、蛋白质、葡萄糖、酮体、胆红素、尿胆原等进行测定，主要方法有湿化学法和干化学法。其中磺基水杨酸法为蛋白质筛查定性的推荐方法；加热乙酸法准确，为蛋白质确证试验，干化学试带法对清蛋白敏感度高，为肾小球病变筛检的重要方法。蛋白质定性结果受尿液pH和尿比重干扰。干化学法尿液葡萄糖、胆红素、尿胆原定性结果受尿中维生素C的负性干扰。其他如抗生素等药物也影响检验结果，均需加强质量控制。

尿液有形成分显微镜检查包括对尿中细胞、管型、结晶及病原体的检查，分为染色法和非染色法、定量法及非定量法、离心法和非离心法等。其中标准化定量分析板法是尿液有形成分检查的"金标准"。

尿液干化学分析仪是检测尿液化学成分的仪器，操作简单、快速、一次检测多个项目，在临床得以广泛应用，主要用于患者的初筛；尿液有形成分分析仪自动检测尿液中的有形成分，操作简单、快速、准确度高，除了给出主要有形成分的定量参数外，还给出一些标记参数和有关红细胞的信息，但尿液有形成分分析仪也有自身的局限性，还不能完全取代显微镜检查；尿液分析仪检验结果的准确性受许多因素的影响，这些影响因素可以出现在分析前、分析中、分析后各个环节，应加强质量控制。

复 习 题

1. **名词解释**：血尿、蛋白尿、本周蛋白尿、微量清蛋白尿、乳糜尿、闪光细胞、尿液有形成分、管型。

2. 简述尿液标本的种类、采集方法和质量保证、保存和临床应用。
3. 简述血尿、血红蛋白尿和肌红蛋白尿的鉴别方法。
4. 简述湿化学法尿液蛋白质、酮体、胆红素和尿胆原检测的质量控制要点。
5. 简述蛋白尿的种类、检测原理和方法学评价。
6. 简述维生素 C 对尿液干化学检查项目的影响。
7. 简述尿液 11 项干化学试带的检测项目及反应原理。
8. 简述尿液干化学分析仪的检测工作原理、评价和质量保证。
9. 简述尿液中有形成分检查的内容、形态特征、方法学评价、质量保证和临床意义。
10. 简述尿液有形成分分析仪的检测原理、重要检测参数及临床应用。

第五章

粪便和分泌物检验

学习目标

1. 掌握：粪便标本采集的注意事项，异常粪便颜色及性状的临床意义；粪便有形成分检验与临床意义；粪便隐血试验的质量保证和临床意义；精液检查的项目、检测方法、质量控制和方法学评价；前列腺液、阴道分泌物检验的主要内容、注意事项、结果报告及临床意义。

2. 熟悉：痰液标本的采集、检查内容及临床意义；胃及十二指肠液标本的检查内容及临床意义。

3. 了解：粪便分析工作站的工作原理；精液检查的临床意义及检测方法的进展。

第一节 粪便检查

正常粪便主要由消化后未被吸收的食物残渣、消化道分泌物、肠道菌群、无机盐和水等组成。其中水分约占3/4，固体成分约占1/4。

粪便检查是临床最常用的检验项目之一，其主要目的是：①了解消化道有无炎症、出血、寄生虫感染、恶性肿瘤等。②判断胃肠、肝胆、胰腺等的功能状况。③分析有无致病菌及肠道正常菌群有无失调等。

一、标本采集、运送与处理

（一）标本采集与运送

粪便标本采集方法是否符合要求，直接影响检查结果的可靠程度。粪便标本采集应注意下列几点：

1. 采集新鲜粪便，盛于洁净、干燥、无吸水性的有盖容器中。进行细菌学检查时，粪便标本应收集于无菌容器内。标本采集后一般应于1小时内检查完毕，否则因pH及消化酶等影响，可导致有形成分的分解破坏及病原菌的死亡。

2. 采集标本时，应用干净竹签挑取含有血、黏液、脓等病理成分的粪便。外观无异常的粪便须从表面、深部多处取材。

3. 检查溶组织内阿米巴原虫滋养体时应于排便后立即检查，寒冷季节标本运送及检查时均须保温；检查日本血吸虫卵时应取脓血、黏液部分，孵化毛蚴时至少留取30g粪便，且须尽快处理；检查蛲虫卵须用透明薄膜拭子或棉拭子于晚12时或清晨排便前自肛门周围皱襞处拭取并立即镜检。

4. 化学法做隐血试验时，应于检查前3天禁食动物血、肉类、肝脏，并禁服铁剂及维生素C等药品。

(二) 标本接收与拒收

在医护人员或检验人员指导下,由患者按照粪便标本采集的注意事项自行留取粪便标本,门诊患者自己送标本,住院患者由专职人员统一进行运送。接收标本严格实行核对制度,所送标本必须与检验目的相符,不合格的标本拒收。

(三) 标本检验后处理

粪便标本检验完毕后,应将粪便连同容器投入焚化炉中烧毁;搪瓷容器、载玻片等应浸泡于消毒液中(如0.5%过氧乙酸、苯扎溴铵等)24小时后弃消毒液,再加水煮沸、流水冲洗,晾干或烘干后备用。

二、一般性状检查

粪便一般性状检查包括粪便量、外观、气味、酸碱度、寄生虫、结石等。

(一) 量

健康成人每日粪便量100~300g(干重25~50g),其量的多少与食物的种类、进食量及消化器官的功能有直接关系。进食粗粮及含纤维素较多的食物,粪便量相对较多;进食细粮或以肉食为主时,粪便量相对较少。在病理情况下,如胃肠、肝胆、胰腺有病变或肠道功能紊乱时,粪便的量及次数均可发生变化。

(二) 颜色

健康人的粪便因含粪胆素而呈黄色或褐色,婴儿的粪便因含胆绿素而呈黄绿色或金黄色。粪便的颜色易受食物和药物的影响。病理情况下,粪便可呈现出特征性的颜色变化,其临床意义见表5-1。

表5-1 粪便颜色变化的临床意义

颜色	非病理性	病理性
鲜红色	食用番茄、西瓜等	肠道下段出血(如痔疮、肛裂、直肠癌等)
暗红色	食用大量咖啡、可可、巧克力等	阿米巴痢疾、肠套叠等
黑色	食用铁剂、动物血、肝脏、药用炭及某些中药	上消化道大量出血
灰白色	服用硫酸钡,进食过量脂肪等	胆道阻塞、阻塞性黄疸、胰腺疾病
绿色	食用大量绿色蔬菜或甘汞	婴儿肠炎(胆绿素未转变为粪胆素)
黄色	新生儿粪便,服用大黄等中药	胆红素未氧化及脂肪不消化

(三) 性状

健康成人粪便为成形软便,其性状、硬度常与进食的食物种类、消化道的功能状态有关。病理情况下,常呈现以下特征性变化:

1. 黏液便 正常粪便中含有少量黏液,因与粪便均匀混合不易察见。黏液增多常见于肠道炎症或受刺激。小肠炎症时,增多的黏液均匀地混合于粪便之中;来自大肠病变的黏液,多因粪便已逐渐成形而附着于粪便表面。黏液便常见于各种肠炎、细菌性痢疾、阿米巴痢疾、急性血吸虫病等。

2. 脓性及脓血便 常见于细菌性痢疾、阿米巴痢疾、溃疡性结肠炎或直肠癌。脓或血的多少,取决于炎症的类型和病变的程度。细菌性痢疾时,以黏液和脓为主,脓中带血;阿米巴痢疾时,以血为主,血中带脓,呈暗红色稀果酱样。此时要注意与食入大量咖啡、巧克力后的粪便相鉴别。

3. 鲜血便 常见于直肠息肉、结肠癌、肛裂和痔疮等。痔疮时常在排便之后有鲜血滴落,而其他疾病多见鲜血附着于粪便的表面。食用大量西瓜、红辣椒、西红柿后也可见大便呈红色。

4. 胨状便 肠易激综合征((irritable bowel syndrome, IBS)患者常于腹部绞痛后,排出黏胨状、膜状或纽带状物;某些慢性痢疾患者也可排出类似的粪便。

5. 柏油样便 粪便呈褐色或黑色、质软,富有光泽,隐血试验阳性。红细胞在胃肠液作用下破坏,释放出的血红蛋白在肠道细菌作用下,进一步降解为血红素、卟啉和铁,铁与肠道分解产生的硫化氢生成硫化铁而呈黑色,并刺激肠壁分泌过多黏液附着于粪便表面,而使之富有光泽,形成柏油样便。多见于上消化道出血,出血量可达50ml以上。服用药用炭、铋剂之后也可排黑色便,但无光泽,且隐血试验为阴性。

6. 稀糊状或稀汁样便 常因肠蠕动亢进或分泌过多所致。见于各种感染性或非感染性腹泻,尤其是急性胃肠炎。小儿肠炎时肠蠕动加速,粪便很快通过肠道,以致胆绿素来不及转变为粪胆素而呈绿色稀糊样便。若遇大量黄绿色稀汁样便并含有膜状物时,应考虑到假膜性肠炎。艾滋病伴发隐孢子虫感染时也可排出大量稀汁样便。

7. 米泔样便 呈乳白色淘米水样,内含黏液片块。多见于霍乱、副霍乱患者。

8. 白陶土样便 由于胆道阻塞,进入肠道的胆汁减少或缺如,粪胆素生成减少甚至无粪胆素产生,使粪便呈灰白色。主要见于阻塞性黄疸,钡餐造影术后或过量的脂肪亦可使粪便呈灰白色或白色,但钡餐引起的白色粪便有明显的阶段性。

9. 球形硬便 常见于习惯性便秘,粪便在肠道内停留过久,水分过度吸收所致。亦可见于老年人排便无力时。

10. 乳凝块状便 婴儿粪便中可见黄白色乳凝块,亦可见蛋花样便,提示脂肪或酪蛋白消化不完全,常见于消化不良、婴儿腹泻等。

(四)寄生虫及结石

粪便中可发现蛔虫、蛲虫、绦虫节片等。过筛冲洗后可发现钩虫、鞭虫等细小虫体。绦虫患者驱虫后,应仔细查找头节。还可见到胆石、胰石、肠石等,尤其是胆石,常在患者应用排石药物或碎石术后出现。

三、显微镜检查

粪便显微镜检查是临床常规检查项目,一般以涂片镜检法最为常用,包括生理盐水直接涂片镜检法和浓聚后涂片镜检法。

(一)直接涂片法

取载玻片→滴加生理盐水→粪便涂片→加盖玻片→低倍镜检查→高倍镜检查。其中低倍镜主要检查有无寄生虫虫卵、原虫及包囊等;高倍镜主要检查血细胞等。

(二)质量保证

1. 取材涂片 采集合格标本并在规定时间内送检,检验人员挑取外观异常部分进行涂片,外观无异常的标本多点取材,涂片厚薄适宜。

2. 显微镜检验 按照临床检验操作规程,先用低倍镜观察全片,选择合适视野,再用高倍镜观察,至少观察10个以上视野。

3. 器材 生理盐水要定期更换,以防真菌污染,玻片要清洁、干燥。

(三)方法学评价

粪便显微镜检查根据检查目的不同,采用不同方法,主要还有沉淀镜检法、饱和盐水浮聚法、硫酸锌离心浮聚法等,其方法学评价见表5-2。

(四)参考区间

正常粪便显微镜检查无红细胞,偶见白细胞,无吞噬细胞和脓细胞,无寄生虫虫体、虫卵和包囊。

表5-2 粪便显微镜检查的方法学评价

方　法	评　价
直接涂片镜检法	临床最为常用,操作简便;易漏检,阳性率低,重复性差
沉淀镜检法	操作烦琐,比重大的原虫包囊和蠕虫卵检出效果好,比重小的钩虫卵和某些原虫包囊检出效果差
饱和盐水浮聚法	操作烦琐,对钩虫卵效果最好
硫酸锌离心浮聚法	操作烦琐,适合检查原虫包囊、球虫卵囊、线虫卵和微小膜壳绦虫卵
蔗糖离心浮聚法	操作烦琐,适合检查隐孢子虫的卵囊

（五）有形成分形态及临床意义

1. 细胞

（1）白细胞：正常粪便中不见或偶见。肠道炎症时增多,其数量多少与炎症轻重及部位有关。小肠炎症时,白细胞数量不多(<15个/HP),均匀混合于粪便中,且细胞已被部分消化,难以辨认。结肠炎症时如细菌性痢疾,白细胞大量出现,并可见到退化白细胞,呈灰白色,胞质中充满细小颗粒,核不清楚,呈分叶状,胞体胀大,边缘已不完整或已破碎,成堆出现脓细胞。若滴加冰乙酸,胞质和胞核清晰可见。过敏性肠炎、肠道寄生虫病（如阿米巴痢疾或钩虫病）时,粪便涂片染色后还可见较多的嗜酸性粒细胞,同时常伴有夏科-雷登（Charcot-Leyden）结晶。

（2）红细胞：正常粪便中无红细胞。上消化道出血时,红细胞多因胃液及肠液而破坏,可通过隐血试验予以证实。下消化道炎症（如细菌性痢疾、阿米巴痢疾、溃疡性结肠炎）、外伤、肿瘤及其他出血性疾病时可见到多少不等的红细胞。在阿米巴痢疾的粪便中以红细胞为主,成堆存在,并有残碎现象;在细菌性痢疾时白细胞增多,红细胞常分散存在,形态多正常。

（3）巨噬细胞：为一种能吞噬较大异物的单核细胞,其胞体较中性粒细胞大,核形态多不规则,胞质常有伪足状突起,胞质内常吞噬有颗粒或细胞碎屑等异物,有时也可见红细胞、白细胞和细菌等。粪便中见到巨噬细胞是诊断急性细菌性痢疾的依据,也可见于急性出血性肠炎或偶见于溃疡性结肠炎。

（4）肠黏膜上皮细胞：整个小肠和大肠黏膜的上皮细胞均为柱状上皮细胞。在生理情况下,少量脱落的上皮细胞大多被破坏,故正常粪便中不易发现。当肠道发生炎症,如霍乱、副霍乱、坏死性肠炎等,上皮细胞增多;假膜性肠炎时,粪便的黏膜块中可见到数量较多的肠黏膜柱状上皮细胞,多与白细胞共同存在。

（5）肿瘤细胞：乙状结肠癌、直肠癌患者的血性粪便涂片染色,可见到成堆的癌细胞。

2. 病原微生物

（1）寄生虫卵：粪便涂片中常可见蛔虫卵、钩虫卵、鞭虫卵、蛲虫卵、血吸虫卵、姜片虫卵、肺吸虫卵、肝吸虫卵、绦虫卵等（形态见寄生虫学检验）。由于虫卵有时易与某些植物细胞形态混淆,所以应注意虫卵大小、色泽、形状、卵壳的厚薄和内部结构等,认真观察予以鉴别。同时还应结合临床,以确认检查结果。

（2）原虫滋养体和包囊：①阿米巴原虫：在阿米巴痢疾的酱红色黏液便中,可见到大滋养体,并可见到夏科-雷登结晶;在腹泻患者水样粪便中可查到小滋养体（图5-1）;在带虫者或慢性患者成形粪便中只可观察到包囊（图5-2）。②蓝氏贾第鞭毛虫：主要见于腹泻的感染儿童和旅游者,在稀薄粪便中可找到滋养体,在成形粪便中多能找到包囊（图5-3）。③隐孢子虫：体积微小的球虫类寄生虫,广泛存在于多种脊椎动物体内,是引起免疫缺陷综合征和儿童腹泻的主要病原生物,现已列为艾滋病患者重要检测项目之一。水样或糊状粪便直接涂片染色,检出卵囊即可确诊（图5-4）。除常规检验外,临床常用金胺-酚染色法、改良抗酸染色法、金胺-酚改良抗酸染色法、基因检测、免疫学检测等方法来提高阳性检出率。④人芽囊原虫（blastocystis hominis）：是寄生在高等灵长类动物和人类肠道的机会致病性原虫。虫体无色或淡黄色,圆形或卵圆形,大小不一,胞内含一巨大透明体,周边绕以狭窄的胞质,胞质内含有少数折光小体,有时易与白细胞及酵母样真菌混淆,可借破坏试验来鉴别。即用蒸馏水代替生理盐水制备粪便涂片,人芽囊原虫迅速破坏而消失,而酵母样真菌及白细胞不易破坏。常用的检查方法有生理盐水直接涂片和碘液染色法、固定染色法(如吉姆萨或瑞特染色法)以及培养法。

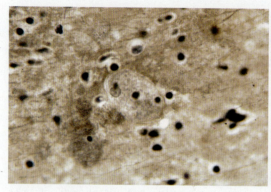

图5-1 溶组织内阿米巴滋养体

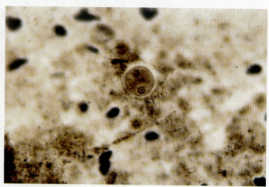

图5-2 溶组织内阿米巴包囊

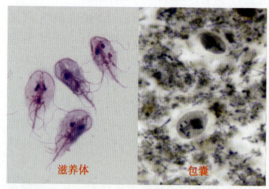

图5-3 蓝氏贾第鞭毛虫

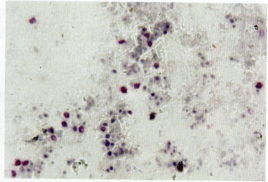

图5-4 隐孢子虫

(3) 细菌:约占粪便干重的1/3,多属正常菌群。成人粪便中以大肠埃希菌、厌氧菌和肠球菌为主要菌群,约占80%,婴幼儿主要是双歧杆菌、拟杆菌、肠杆菌、肠球菌、葡萄球菌等。正常情况下,粪便中细菌处于动态平衡。粪便中球菌(G^+)和杆菌(G^-)的比例大致为1:10。长期使用广谱抗生素、免疫抑制剂以及某些慢性消耗性疾病患者,粪便中球菌/杆菌比值变大。革兰阴性杆菌严重减少甚至消失,而葡萄球菌或真菌等明显增多,常提示肠道菌群失调。粪便标本直接涂片进行革兰染色,镜检观察标本中细菌数量、种类及比例。对粪便标本进行细菌培养,分离病原菌,并与镜检结果进行对照,能准确地向临床提示各种原因造成的菌群失调。用粪便悬滴液检查和涂片染色有助于霍乱弧菌初筛。

(4) 真菌:真菌孢子直径3~5μm,圆形或椭圆形,有较强的折光性,革兰染色阳性,大多有菌丝,正常粪便中少见,主要见于应用大量抗生素所致的肠道菌群紊乱,引起真菌性二重感染。酵母样真菌呈卵圆形,因芽生增殖呈出芽或短链状排列,健康人粪便中可见到普通酵母样真菌,假丝酵母样真菌(如念珠菌)较少见。

3. 结晶 正常粪便中可见到多种结晶,如磷酸钙、草酸钙、碳酸钙、胆固醇等结晶,一般无临床意义。具有病理意义的结晶:①夏科-雷登结晶:为无色透明指南针样,呈菱形、两端尖长、大小不等、折光性强的结晶,多见于阿米巴痢疾及过敏性肠炎粪便中,并与嗜酸性粒细胞同时存在。②血红素结晶:为棕黄色斜方形结晶,不溶于氢氧化钾溶液,遇硝酸呈青色,该结晶多见于胃肠道出血后的粪便中。③脂肪酸结晶:多见于阻塞性黄疸,由于胆汁排放减少引起的脂肪酸吸收不良所致。

4. 食物残渣

(1) 淀粉颗粒(starch grain):一般为具有同心性线纹或不规则放射线纹,大小不等的圆形、椭圆形或棱角状,无色,具有一定的折光性。滴加碘液后呈蓝黑色,若部分水解为红糊精者为棕红色。正常粪便中少见,在慢性胰腺炎、胰腺功能不全、碳水化合物消化不良及腹泻患者粪便中可大量出现。

(2) 脂肪:粪便中的脂肪有中性脂肪、游离脂肪酸和结合脂肪酸3种形式。中性脂肪亦称脂肪小滴,呈大小不一、圆形、折光很强的小球状,用苏丹Ⅲ染色后呈朱红色或橘红色;游离脂肪酸为片状、针束状结晶,加热熔化;结合脂肪酸是脂肪酸与钙、镁等结合形成的不溶性物质,呈不规则块状或片状,加热不溶解,不被苏丹Ⅲ染色。健康人食物中的脂肪经胰脂肪酶消化分解后大多被吸收,粪便中很少见到。如果镜检脂肪小滴>6个/HP,视为脂肪排泄增多,若大量出现称为脂肪泻,多见于胰腺功能减退、胆汁分泌失调和腹泻患者。尤其是在慢性胰腺炎时,常排出有特征性的粪便:量多,泡沫状,灰白色,有光泽,恶臭,镜检有较多的脂肪小滴。

(3) 肌纤维:健康人大量食肉后,粪便中可以见到少量柱状、黄色、两端圆形、横纹模糊的肌纤维,但在一张盖片(18mm×18mm)范围内不应多于10个。肠蠕动亢进、腹泻或蛋白质消化不良时增多。当胰蛋白酶缺乏时,可出现明显横纹的肌纤维。在涂片上滴加5mol/L乙酸1滴混匀后,结构更清楚。若见到肌纤维内的细胞核,则为胰腺功能障碍的佐证(细胞核的消化有赖于胰液中的核蛋白酶)。

(4) 结缔组织:为无色或微黄色、成束、边缘不清的线条状物。正常粪便中很少见,多出现于胃蛋白酶缺乏的粪便中,且常与弹性纤维同时存在,于涂片上加入5mol/L乙酸1滴后,结缔组织则膨胀,而弹力纤维更清晰。

(5) 植物纤维及植物细胞:形态呈多样化。植物纤维导管为螺旋形,植物细胞形态繁多,有圆形、椭圆形、多角形,双层胞壁,有时细胞内含有叶绿素小体或淀粉颗粒。植物毛为细长、一端呈尖形管状、有强折光的条状物。肠蠕动亢进、腹泻时此类成分增多,严重者肉眼可观察到粪便中的若干植物纤维成分。

四、隐血试验

当上消化道有少量出血时,因消化液的作用导致红细胞溶解破坏,肉眼或显微镜观察不能发现,采用化学或免疫学等方法方能证实出血的试验,称为隐血试验(occult blood test,OBT)。

(一) 邻联甲苯胺法

化学法隐血试验主要有邻联甲苯胺法、邻甲苯胺法、还原酚酞法、联苯胺法、氨基比林法、无色孔雀绿法、愈创木酯法等,以邻联甲苯胺法最为常用。

1. **原理** 血红蛋白中的亚铁血红素具有类过氧化物酶样活性,能催化过氧化氢释放新生态氧,氧化色原物而呈色,借以检出微量的血红蛋白。

2. **试剂** 10g/L邻联甲苯胺冰乙酸溶液和3%过氧化氢。

3. **简要操作** 取粪便涂于棉签或白瓷板上→滴加邻联甲苯胺冰乙酸溶液→滴加过氧化氢→立即观察判断结果。

(二) 干化学试带法

目前国内外已生产出以四甲基联苯胺和愈创木酯为显色基质的隐血试带,基本原理同湿化学法。若本法阳性,基本可确定消化道有出血。

(三) 单克隆胶体金试带法

本法采用双抗体夹心法,用鼠抗人血红蛋白标记单克隆抗体标记胶体金,用羊抗鼠IgG抗体包被硝酸纤维素膜作为质控线,用另一株鼠抗人血红蛋白多克隆抗体包被硝酸纤维素膜作为检测线。检测时将试带下端浸入粪便悬液中,在毛细效应下向上层析。如果粪便标本中含有血红蛋白,测试区内形成金标记鼠抗人 Hb 单抗-粪 Hb-鼠抗人 Hb 多抗复合物的一条紫红色条带。质控区内所显现的紫红色条带主要用于判定是否有足够标本,层析过程是否正常。

(四) 质量保证

1. **饮食控制** 若采用化学法检查隐血试验,患者在试验前 3 天内需禁食动物血、肉类、肝脏及含叶绿素食物、铁剂、中药、维生素 C 等影响试验结果的食物和药物,以免产生假阳性或假阴性。

2. **实验用品** 试验器具清洁,器具不能沾污铁、铜、血迹或脓液,否则导致化学法假阳性;过氧化氢不稳定,最好新鲜配制;邻联甲苯胺溶液保存应按要求,若变为深褐色,应重新配制。

3. **粪便保本** 应新鲜,立即送检,及时检查,以免灵敏度减低;标本应避开脓液或黏液的污染,否则导致假阳性;齿龈血、鼻出血、月经血等均可导致假阳性。

4. **规范化操作** 严格按照标准操作程序进行操作,每天应进行阳性和阴性对照,控制反应时间,加试剂后立即记录时间和观察结果,统一结果的判断标准。

5. **结果分析** 免疫学检测要注意后带现象,必要时可将标本稀释后检测;胶体金法要注意是否出现质控线,无质控线要检查试带是否失效。

(五) 方法学评价

粪便隐血检测方法主要有化学法和免疫学法两大类,目前,国内外尚无统一公认的标准化方法,美国胃肠病学学会推荐愈创木酯法或免疫学方法。临床常用检测方法的评价见表 5-3。

表 5-3 粪便隐血试验的方法学评价

方法	评 价
邻联甲苯胺法	灵敏度高,Hb 0.2~1.0mg/L 即可检出,可检出消化道有 1~5ml 出血;但特异性差,动物血、动物肉、生食含有过氧化物酶的蔬菜、服用铁剂、铋剂等均可导致假阳性;服用维生素 C、陈旧出血及试剂不新鲜导致假阴性
干化学试带法	操作简单,患者可自行留取标本检查,适合胃肠肿瘤的大规模普查,根据所用试带不同,同样具有湿化学法本身的局限性
单克隆胶体金试带法	操作简单,特异性强,不受饮食限制;灵敏度高,生理性出血或服用刺激消化道药物后可造成假阳性,造成临床结果判断混乱;上消出血免疫原性丧失或大量出血导致后带现象均可出现假阴性

(六) 参考区间

阴性。

(七) 临床意义

1. **对消化道出血的诊断及鉴别诊断** 消化性溃疡、药物致胃黏膜损伤(如服用阿司匹林、吲哚美辛、糖皮质激素等)、肠结核、克罗恩(Crohn)病、溃疡性结肠炎、结肠息肉、钩虫病及胃癌等消化道肿瘤时,隐血试验常呈阳性反应。在胃肠道溃疡时,阳性率可达 40%~70%,呈间断性阳性。消化道溃疡经治疗,粪便颜色正常后,隐血试验阳性可持续 5~7 天,此后若出血完全停止,隐血试验即可转阴。消化道恶性肿瘤时,阳性率可达 95%,且呈持续阳性。

2. **消化道恶性肿瘤普查** 尤其是对中老年人早期发现消化道恶性肿瘤有重要价值。

五、其他检查

轮状病毒是引起婴幼儿腹泻的主要病原体之一,可采取酶免疫法和乳胶凝集法等快速检测。霍乱弧菌是人类霍乱的病原体,检查霍乱弧菌的标本主要以患者的粪便为主,其次为呕吐物。可用悬滴法检查或涂片染色检查,还可选用霍乱弧菌胶体金快速检测卡、荧光 PCR 快速检测试剂盒检测。幽门螺杆菌(*Helicobacter pylori*,Hp)是慢性胃炎和胃十二指肠球部溃疡等疾病的主要病原体,除了采用尿素呼气试验检查 Hp 和血清抗 Hp 抗体外,也采用 ELISA 法检查粪便 Hp 抗原,或 PCR 法检测粪便 Hp 基因。

六、粪便分析工作站

粪便分析工作站(feces analysis work station)是把标准的立式显微镜转变为全自动的粪便显微镜分析系统,用于临床实验室体外诊断,如肠道寄生虫卵、幼虫、原虫、细胞、食物残渣的检查。

(一) 基本组成

工作站是由高清晰度优质玻璃制成的两个流动计数室(未染色计数池,染色计数池)、连接管道、可调(双)吸样针、微型计算机控制台、自动染色装置、带摄像的优质显微镜(内置数码相差显微镜)和计算机系统组成。

(二) 检测原理

粪便分析工作站采用专用的离心管,检验时从专用管内取出标本采集匙,采集粪便标本后,再放回该管"混合室"内并拧紧。在标本室中加入甲醛(有固定寄生虫卵、原虫、幼虫、细胞等,保持形态和结构不变,且有消毒、除臭等作用)和乙酸乙酯(有加速粪便物质的乳化及破坏并释放出虫卵、幼虫等作用)处理后,离心管旋紧封闭。经过振摇,粪便呈混悬液,经管内过滤环,粪便中大颗粒分子粪渣隔于残渣收集器内,而寄生虫卵、幼虫、包囊、细胞则通过滤孔进入离心管内,经离心沉淀后收集于底部呈浓集液。系统根据动力管道产生吸力的原理,在微型计算机控制台的控制下自动吸样,在蠕动泵作用下,自动吸入沉淀物,染色、混匀、重悬浮,在标准流动计数池内定量计数寄生虫卵、原虫、幼虫。系统每次吸入量和吸入时间恒定、并可对高浓度样本自动稀释,观察分析后自动冲洗。

系统有内置数码相差显微镜和成像系统,观察粪便有形成分立体结构和平面结构。计算机数据处理系统通过成像系统进行文字、图像传输,报告检查结果。

(三) 检测参数与结果

粪便分析工作站能检出肠道寄生虫卵、幼虫、原虫、血细胞、食物残渣、结晶、真菌等 20 多个参数,并能在屏幕上显示出数据和图像,图像清晰,可定量报告。

(姜忠信)

第二节 精液检查

精液(seminal fluid)主要由精子(sperm)和精浆组成。精子是由睾丸曲细精管的生精细胞在腺垂体促性腺激素的作用下,经精原细胞、初级精母细胞、次级精母细胞及精子细胞几个阶段分化演变,最后发育为成熟精子,生成的精子进入附睾,在附睾中成熟与获能,并贮存于附睾尾部。

精液中水分约占 90%,有形成分除精子外,还可有少量的上皮细胞、白细胞和未成熟的生精细胞等。精浆由男性附属腺分泌的混合液组成,精浆是运送精子的介质,并为精子提供能量和营养物质。精液中化学成分非常复杂,主要含有:①蛋白类:如清蛋白、免疫球蛋白、组蛋白、纤维蛋白原、C3 等。②酶类:如酸性磷酸酶、蛋白酶、乳酸脱氢酶、凝固酶、纤溶酶、枸橼酸酶等。③微量元素:如锌、镁、钙、铜、铁等。④其他:果糖、枸橼酸及多种激素等。

精液检验的主要目的:①评价精子质量和男性生育功能,为男性不育症的诊断和疗效观察提供依据。②为男性生殖系统疾病诊断和疗效观察提供辅助依据。③计划生育,如输精管结扎术后的效果观察,手术 6 周后精液内应无精子存在。④为精子库或人工授精等提供精子质量报告。⑤婚前检查。⑥法医学鉴定等。

一、标本采集、运送与处理

(一) 标本采集与运送

1. 标本采集

(1) 手淫法:由本人手淫,将全部精液排入洁净干燥的容器内。

(2) 性交获取法:对手淫法采集精液困难者,可采用性交中断法获取精液;也可采用特殊的对精子没有毒性的避孕套来采集。但应记录采集方法和地点。

(3) 电按摩法:对射精障碍者,可通过高频振荡器刺激阴茎头部使精液排出。

2. 样本运送 将一次排出的全部精液标本直接排入洁净、干燥的容器内或大口径带刻度的玻璃或塑料试管(应经无毒试验),记录采集时间并立即送检。

3. 质量保证

(1) 房间要求:如标本采集应安排在靠近实验室的私密房间内采集标本。预防精液暴露于温度变化大的环境和控制从采集到检测的时间在要求内。

(2) 医护人员:告知受检者关于精液标本采集的书面和口头指导,应强调精液标本采集必须完整,以及受检者要记录精液标本任何部分的丢失情况。

(3) 患者:标本采集前应禁欲(包括无遗精和手淫等)2~7天,标本采集前应排尿。如果需要多次采集标本检查,每次禁欲天数均应尽可能一致。进行辅助受孕和微生物检测的精液样本采集前要冲洗阴茎及外阴,按无菌操作处理,避免来自精液以外外周皮肤的污染。精液质量受多种因素的影响,因此,连续检查2~3次有助于获得可靠的基本数据。

(4) 标本容器:选用干净、大小适宜、对精子无毒性、灭菌的塑料或玻璃带盖容器;容器在采集前和采集后最好置于20~37℃环境中。

(5) 标本采集:将排出的全部精液收集于容器内,应记录禁欲时间、标本采集时间、标本采集是否完整等。如标本不完整,应该记录且在检测报告中注明,并于禁欲2~7天后重新采集标本检测。对通过手淫法采集精液困难的情况下,可采用避孕套(专用)性交法获取精液。

(6) 标本送检:标本采集后在30分钟内送检,冬季要对标本进行20~37℃保温。

4. 方法学评价 精液采集方法学评价见表5-4。

表5-4 精液标本采集方法学评价

方法	评价
手淫法	精液常规分析的标准采集方法,其优点是可采集到完整的精液,送检及时,精子功能受到外界温度的影响较少,不足之处是部分患者不能取得精液
性交获取法	一般不采用本法。只用于手淫法无法采集者,且只能采用无毒专用安全套,精液可黏附在避孕套上使得精液量损失较多,但是该法采集精子质量高
电按摩法	通过高频振荡器刺激阴茎头部使精液排出,其刺激性较强,适用射精障碍者

(二) 标本接收与拒收

接收样本应检查记录信息是否完善,将盛有精液样本的容器置于恒温台或水浴箱(37℃)中等待液化。在30~60分钟内评估精液的液化情况和物理性状。不符合要求的标本应拒收并做好记录。

(三) 检验后标本处理

精液样本可能含有害的病原体(如乙肝病毒、HIV),应作为生物污染物进行处理。如是为了宫腔内人工授精、体外受精、单精子胞质内注射、培养及实验室检测等,应严格按照生物安全处理指南进行。

二、一般性状检查

(一) 颜色和透明度

1. **测定方法** 肉眼观察液化精液的外观。
2. **质量保证** 刚排出的精液呈灰白或乳白色,不透明。应在液化后立即或于排精后 1 小时内进行检查。
3. **参考区间** 灰白色或乳白色,半透明。
4. **临床意义** 精子浓度低时精液略显透明,久未排精或服用某种药物者可呈现淡黄色。红色或酱油色并伴有大量红细胞者为血精,见于精囊炎、前列腺炎、生殖系统结核、肿瘤或结石;黄色脓性精液,见于前列腺炎或精囊炎。

(二) 酸碱度

1. **测定方法** pH 试纸法。
2. **质量保证** ①pH 测定应在精液液化后,且在 60 分钟内完成,以免因 CO_2 丢失而影响检测结果。②对于黏稠的样本,应采用专用 pH 试纸进行检测。③正常情况下选用范围在 6.0~10.0 的试纸。
3. **参考区间** 7.2~8.0。
4. **临床意义** 精液 pH 反映不同附属性腺分泌液 pH 之间的平衡,主要是碱性的精囊腺分泌液和酸性前列腺分泌液之间的平衡。①pH>8.0 时,见于急性前列腺炎、精囊炎或附睾炎,可能是精囊分泌过多或前列腺分泌过少所致。②pH<7.0 并伴有精液量减少,可能是输精管阻塞、射精管和精囊腺缺无或发育不良所致。

(三) 量

1. **测定方法** 用定量刻度管或刻度吸管测量全部液化的精液量,WHO 推荐样本容器称重法检测量。
2. **参考区间** 一次排精量 1.5~6ml。
3. **临床意义** 一次排精量与排精间隔时间有关。根据精液量的变化可分为精液减少症(oligospermia)、无精液症(azoospermia)和精液增多症(polyspermia),其意义见表 5-5。

表 5-5 精液量的变化与临床意义

类型	临 床 意 义
精液减少症	若 5~7 天未射精,精液量少于 1.5ml,视为精液减少。排除人为因素,如采集时部分精液丢失或禁欲时间过短等;病理性减少见于雄激素分泌不足、副性腺感染等
无精液症	禁欲 3 天后精液量减少到数滴甚至排不出时,见于生殖系统的特异性感染(如淋病、结核)及非特异性炎症等。逆行射精时有射精动作,但无精液排出(逆行射入膀胱)
精液增多症	超过 6.0ml,常见于附属腺功能亢进。精液增多可致精子浓度减低,不利于生育

(四) 液化时间

精液液化时间是指精液排出后由胶冻状转变为流动状液体所需要的时间。健康人刚排出的精液在精囊腺分泌的凝固酶作用下立即形成半透明凝块,呈稠厚的胶冻状。置于室温下数分钟内,在前列腺分泌的蛋白水解酶(如纤溶酶)作用下开始液化(变得稀薄),此时可以看到液体中的不均匀凝块。随着继续液化,精液将变成均匀的水样物,最后只看到很小的凝块,一般在 15 分钟内完全液化,很少超过 60 分钟。

1. **测定方法**

(1) 肉眼观察法:接收标本,观察→37℃孵育→每 5 分钟肉眼观察 1 次精液流动状况。观察时将盛精液的容器移近光源,然后倾斜,观察精液是否有"扩散、流动"现象,当精液由胶冻状变为均匀流动状液体时,停止计时。

(2) 滴管法:接收标本,观察→37℃孵育→每5分钟肉眼观察1次精液流动状况。观察时用口径较细的滴管吸取精液,若精液很容易被吸取且未见精液呈条索状,停止计时。

2. 质量保证

(1) 患者:排精后立即准确记录排精时间,尽快送检。

(2) 液化时间观察:观察应保持在37℃恒温环境中,每5分钟观察1次。

(3) 结果判断:正常精液可以含有少量不液化的胶冻状颗粒,无临床意义。黏液丝的出现可能干扰精液分析。

(4) 结果报告:60分钟仍未液化的,报告液化时间大于60分钟。

(5) 不液化标本处理:若精液不液化,需另行处理,如用机械混匀或用1g/L菠萝蛋白酶消化,这些处理可能对精液检查结果有影响,应记录处理方法,以便作出正确的判断。

3. 方法学评价 肉眼观察法操作简单、实用,临床常用,不足之处是结果判断缺乏客观标准,受检验者经验和主观因素影响。滴管法操作简单、实用,临床常用,结果准确性和重复性好于肉眼观察法。

4. 参考区间 液化时间<60分钟。

5. 临床意义 ①精液凝固障碍:见于精囊腺炎或输精管缺陷等。精囊腺炎时,由于蛋白质分泌减少可引起精液凝固障碍。②液化不完全:见于前列腺炎,因前列腺分泌纤溶酶减少所致。不液化或液化不全可抑制精子活动力,进而影响生殖能力。精液液化缓慢,超过1小时或数小时不液化称为精液延迟液化症。

(五) 黏稠度

1. 测定方法

(1) 滴管法:用口径约1.5mm的塑料吸管缓慢地将液化精液吸入,观察在重心作用下精液形成黏液丝的长度。

(2) 玻棒法:用玻璃棒插入液化精液,观察提起后形成黏液丝的长度。

2. 质量保证 黏稠度测定在精液液化后进行,部分不液化样本表现为精液黏稠度不随时间延长而改变,对于高度黏稠样本,减轻黏稠的方法与处理不液化精液样本相同。

3. 方法学评价 两种方法简便、快速,临床常用,以滴管法更容易观察结果。

4. 参考区间 拉丝长度<2cm,呈水样,滴管法测定时,精液形成不连续水滴。

5. 临床意义 ①黏稠度减低:即新排出的精液呈米汤样,见于先天性无精囊腺、精子浓度太低或无精子症。②黏稠度增加:多与附属腺功能异常有关,如附睾炎、前列腺炎,且常伴有精液不液化,导致精子活动力降低而影响生殖能力。另外,高黏稠度会干扰精子活力、精子密度的判定,且影响对覆盖在精子表面的抗体和生化标志物的检测。

三、显微镜检查

显微镜检查是取混匀、液化的精液进行,内容包括观察精子活动力、活动率、活精子比率,计数精子密度,观察精子形态、凝集情况和精液中有无黏液丝、有无非精子细胞等。如精液涂片显微镜下未发现精子,将标本3000r/min离心15分钟后,取沉淀物重新检查,仍未见精子,则不必继续检查,可报告离心后未发现精子。推荐用相差显微镜检查。

(一) 精子活动力

精子活动力(sperm motility)指精子运动的能力,是直接反映精子质量的一项指标。WHO将活动力分3级,用百分率表示。前向运动精子(progressive motility,PR)指精子运动活跃、线性运动或者在较大的范围内运动(不考虑运动的速度);非前向运动精子(non-progressive motility,NP)

指精子运动但不活跃,如精子在较小的范围内运动,精子头部轻微移位或尽有鞭毛摆动;非运动精子(immotility,IM)指精子完全不动。

1. 测定方法 取混匀液化精液1滴加于载玻片上,覆盖盖玻片→低倍镜观察→高倍镜观察并计数。

2. 质量保证

(1) 标本:①标本采集后立即送检,注意保温。②精液一旦液化应该立即检查,最好在30分钟内,不能超过1小时,以免脱水、pH及温度的变化对评估结果产生的负面影响。③1小时标本不液化,可对标本进行处理(见不液化精液标本处理),加速液化,再检查活动力,并在报告上标注。

(2) 器材:①盖玻片规合要求,采用22mm×22mm盖玻片。②推荐使用带有网线和网格的目镜,以限制观察区域,这样使2次计数观察的是载玻片上相同的区域。

(3) 温度:精子活动力依赖于环境温度,标本应在37℃条件下孵育,并使用预热的载玻片和盖玻片制备样本;在带有加热37℃载物台的显微镜进行检查,检测要快速。

(4) 混匀:充分混匀,力度要轻柔以免气泡产生,可通过向样本中插入一个宽孔(直径接近1.5mm)的一次性无菌塑料吸液管抽吸10次来达到混匀标本的目的,不可用高速涡旋器,以免对精子造成损伤。

(5) 制片:①制片时精液体积和盖玻片的尺寸必须标准化,以保持精子在固定厚度约20μm的条件下自由游动(将10μl的定量精液滴在干净载玻片上,盖上22mm×22mm的盖玻片,形成近20μm厚度)。②覆盖盖玻片时,依托盖玻片的重量使标本均匀展开,应注意避免在盖玻片和载玻片之间产生气泡。③等待湿片内精液样本停止漂移后才开始计数(60秒)。

(6) 高倍镜计数:①应随机选择计数开始时间,计数要迅速,不要等到精子游到所选区域后才开始计数,防止标本干涸。②对于一般的标本,建议计数2次,2次结果必须符合无差异统计学意义时,可取均值报告。如2次结果出现统计学差异,就应重新制备样本,再检查;每个标本至少在5个不同的区域计数,所数的精子总数应该不低于200个,以避免小样本错误。

3. 方法学评价 精子活动力测定主要有显微镜检查、连续摄影法计数和精子质量分析仪等方法。显微镜检查临床常用,但人为影响因素大,质量控制难度大,误差较大,重复性较差。连续摄影法是WHO推荐的方法,直观、准确度高,但需要高精度设备。精子质量分析仪操作简便,但影响因素多,需要专用设备。

4. 参考区间 总活力精子(PR+NP)≥40%;前向运动精子(PR)≥32%。

5. 临床意义 精子活动力与妊娠率有关,活动力低下常见于:①精索静脉曲张、静脉血回流不畅,睾丸组织缺氧等。②生殖系统非特异性感染、使用某些药物(抗代谢药、抗疟药、雌激素、氮芥等)。

(二) 精子活动率

精子活动率(sperm vitality rate)是指在显微镜下直接观察活动精子所占精子总数的百分率。

1. 测定方法 同精子活动力检查。

2. 质量保证 同精子活动力检查。如不活动精子过多(>75%),应采用体外精子活体染色法检查。

3. 方法学评价 该法误差大,一般只能作为初筛检查方法。

4. 参考区间 排精60分钟内,精子活动率为80%~90%(至少>60%)。

5. 临床意义 精子活动率减低是男性不育的重要因素,当精子活动率低于60%,可使生育力下降。引起精子活动率下降的因素主要有:①精索静脉曲张。②生殖系统感染,如淋病、梅毒等。③物理因素,如高温环境(热水浴)、放射线因素等。④化学因素,如某些药物(抗代谢药、抗疟药、雌激素)、乙醇等。⑤免疫因素,如存在抗精子抗体等。

(三) 精子存活率

精子存活率即精子活率(sperm vitality),主要用于评估精子膜的完整程度。

1. 伊红染色法

(1) 原理:活精子细胞膜完整,染料不能通过精子膜进入精子内,加入染料后活的精子则不着色;精子死亡后其细胞膜破损,失去完整屏障功能,染料进入精子内,使精子着色,从而判断精子的存活率。

(2) 伊红(曙红)Y 染色液:由伊红Y 和生理盐水溶液组成。

(3) 简要操作:染色→加盖玻片→静置→低倍镜观察→高倍镜计数。其中染色时取 5μl 液化精液与 5μl 伊红Y 生理盐水溶液,混匀。精子染色后也可推制成薄片检查。

(4) 染色结果判断:①如精子头部呈白色或淡粉红色(细胞膜完整),则为活精子;如精子头部呈红色或暗粉红色(细胞膜受损),则为死精子。②如果染色仅限于颈部区域,剩余的头部未染色,则可认为是"颈部细胞膜不全",认为是存活精子。③如果难以辨识浅染的头部,可使用苯胺黑增加背景的对比度。

2. 低渗膨胀精子活率试验

(1) 原理:活精子膜完整,将精子加入低渗溶液中,由于渗透压的改变,水分可通过精子膜进入精子,由于精子尾部的膜更柔软,疏松,所以精子尾部肿胀/弯曲,用相差显微镜观察,计算精子出现肿胀的百分率,也即精子存活率。

(2) 简要操作:取低渗膨胀液 1ml,37℃预温 5 分钟→加液化精液 0.1ml,混匀→37℃孵育 30 分钟→取精液涂片、覆盖盖玻片→相差显微镜(200~400 倍)下观察、计数。

(3) 结果判断:精子尾部未膨胀为死精子,精子尾部膨胀为活精子,见图 5-5。

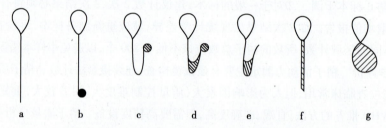

图 5-5 膨胀状态下的人类精子典型形态变化示意图

a. 未肿胀;b. 尾尖肿胀;c. 尾尖弯曲肿胀;d. 尾尖肿胀伴弯曲膨胀;e. 尾弯曲肿胀;f. 尾粗短肿胀;g. 尾完全肿胀

3. 质量保证 ①为了减少误差,每个标本至少要计数 200 个精子。②每份样本同时检测两次,当两次结果无统计学差异时取均值报告;否则应重新检测。③精子存活率的评估应在精液液化后尽快进行,要求在排精后 1 小时之内完成。

4. 方法学评价 染色法操作简便、快速,结果准确,重复性较好。但背景对比度不佳,淡染精子分辨不清。低渗膨胀精子活率试验操作要求设备相对复杂,试验结果与精子功能试验有良好的相关性。

5. 参考区间 ≥58%。

6. 临床意义 精子存活率降低是男性不育的重要因素之一,当精子存活率低于 50% 时,即可诊断为死精子症。

(四) 精子凝集

精子凝集是指活动精子以不同方式,头对头、尾对尾或混合型相互黏附在一起的现象。活动精子黏附细胞或细胞碎片,或不活动精子之间相互黏附(聚集),不应该记录为凝集。精子凝集严重,可制约其活动能力。WHO 将精子凝集的类型分为四级,见表 5-6。

表 5-6　精子凝集程度分级

等级	凝 集 情 况
Ⅰ	零散凝集,每个凝集<10 个精子,有很多自由活动的精子
Ⅱ	中等凝集,每个凝集 10～50 个精子,存在自由活动的精子
Ⅲ	大量凝集,每个凝集>50 个精子,仍有一些自由活动的精子
Ⅳ	全部凝集,所有精子聚集,数个凝集又黏附在一起

1. **参考区间**　无凝集～Ⅰ级。

2. **临床意义**　①存在凝集并不能充分证实不育的原因系免疫性,但暗示有抗精子抗体的存在,应进一步检查以明确诊断。②严重的精子凝集能够影响对精子活力和密度的评估。

(五) 精子计数

精子计数(sperm count)包含两种方式,一是计数单位体积内的精子数量,即精子浓度;二是以精子浓度乘以本次的精液量,即得到 1 次排精的精子总数(即单次排出的精子绝对数量)。

1. 显微镜计数法

(1) 原理:精子显微镜计数根据计数工具不同,分为改良牛鲍计数板、Makler 计数板和 Microcell 计数板等,目前临床多用改良牛鲍计数板计数,其原理与血细胞显微镜计数法相同。

(2) 精液稀释液:由碳酸氢钠、甲醛和蒸馏水组成,其中碳酸氢钠破坏精液黏稠度,甲醛杀死和固定精子。

(3) 简要操作:取精液稀释液 0.38ml→加液化精液 20μl,混匀→充池,静置→高倍镜计数。

2. 质量保证

(1) 标本:精液标本必须完全液化,吸取精液前必须混匀标本,吸取精液量必须准确。

(2) 涂片:直接涂片法未发现精子,应离心后取沉淀物检查,如两张重复湿片均无精子,则报告"无精子"。

(3) 计数:①标本稀释比例适当,每次至少计数 200 个精子。②光线应稍偏暗;计数时以头部为基准,应计数完整结构的精子(有头和尾),有缺陷的精子(无头或尾)不计数在内,若数量多时应分开计数并记录。③在 10～15 分钟内计数完。④手工法计数有一定误差,最好重复 2 次稀释、计数。如 2 次计数结果误差有统计学意义,应制备新的稀释样本,重新计数。如 2 次计数结果误差没有统计学意义,应取平均值。

3. 方法学评价　精子计数除显微镜计数法外,近年来亦开始应用计算机辅助精液分析(computer aided semen analysis,CASA)和精子质量分析仪(sperm quality analyzer,SQA)进行精子计数。CASA 是利用图像和计算机视屏分析技术来进行精子计数,确定和跟踪个体精子的活动以及计算精子活动的一系列"运动学"参数。SQA 是一种集光电技术、计算机技术和显微视像技术于一体的精液分析仪器。各种精子计数的方法学评价见表 5-7。

表 5-7　精子计数的方法学评价

计数方法	方法学评价
精子显微镜计数法	检测方法简便,成本低,但人为影响因素多,要求控制适当的稀释倍数,严格把握计数规则,不能同时观察精子的活动率和运动轨迹
计算机辅助精液分析	设备成本较高,检测简单、快速,重复性较好,但易受精液中细胞成分和非精子颗粒物质的影响。可同时测精子的活动率和运动轨迹。精子密度会影响结果,要求控制适当的稀释倍数
精子质量分析仪	设备和检测成本较高,检测简单、快速,重复性较好,但易受光电性能的影响。同时可测精子简单的活动率和运动轨迹。精子密度会影响结果,要求控制适当的稀释倍数

4. 参考区间 精子密度≥$15×10^6$/ml；精子总数≥$39×10^6$精子/1次射精。

5. 临床意义 每次排精时精子的总数和精子浓度均与妊娠有关。精子总数是衡量睾丸生成精子的能力及男性生殖道是否通畅的指标。精子密度持续<$15×10^6$/ml 或精子总数持续<$39×10^6$精子/1次射精时为少精子症；精液多次检查无精子时为无精子症（连续检查3次，离心后沉淀物中仍无精子）。

精子浓度减低或无精子症见于：①睾丸疾病：如精索静脉曲张、睾丸炎症、结核、肿瘤、睾丸畸形、隐睾等。②输精管疾病：如输精管阻塞、输精管先天性缺如等。③男性结扎术后：一般结扎术后第6周开始检查，每周1～2次，连续检查3次无精子，则表明手术成功。④其他：应用某些药物，如抗肿瘤药、男性避孕药（如棉酚）等；某些理化因素，如重金属、酒精中毒、热水浴、放射线损害等；逆行射精；老年人等。

（六）精子形态

正常精子外形似蝌蚪状，分头、颈、中段和末端（表5-8）。由于在光学显微镜下很难看到末段，因此可以认为精子由头部（和颈部）和尾部（中段和主段）构成。只有头部和尾部都正常的精子才认为是正常的，所有临界形态都应认为是异常。计算机系统分析精子形态的正常标准是：①头部大小：长3.7～4.7（中位数4.1）μm，宽2.5～3.2（中位数2.8）μm，长宽比1.3～1.8（中位数1.5）。②中段大小：长3.3～5.2（中位数4）μm；宽0.5～0.7（中位数0.6）μm。

表5-8 精子正常形态

部位	正常形态
头部	外形光滑，轮廓规则，呈椭圆形；顶体部分边界清晰，且占头部面积40%～70%。顶体区域无大空泡，小空泡不超过2个，空泡的面积不能超过精子头部的20%，顶体后区无空泡
中段	细长、规则且长度与头部相等；中段的主轴应与精子头部主轴相延续。胞浆残余体<1/3
主段	主段比中段细，直径一致，且长度大致为45μm（约为头部长度的10倍）。可有自然弯曲（甚至自身卷曲成环状），但无成角弯折（成角弯折提示有鞭毛破损）

异常精子形态包括精子头部、颈部、中段和尾部异常，见表5-9和图5-6。

表5-9 精子异常形态

部位	异常形态
头部	大头、小头、圆头、双头、多头、无头、锥形头、梨形头、无定形头、空泡样头（>2个空泡或>20%头部区域为未染色的空泡），顶体后区有空泡，顶体区域过大或者过小（<40%或>70%头部区域），或以上类别任意组合等
颈部和中段	颈部肿胀、颈部弯曲、中段不规则、中段弯曲、增粗、变细等
尾部	无尾、短尾、断尾、长尾、双尾、卷尾、发卡形尾等
其他	如胞质小滴异常，通常位于中段的胞质小滴为精子头部大小1/3或更多，精子头、体、尾均有或其中两者有不同程度的异常

1. 检查方法

（1）湿片检查：精子高倍镜计数后，再观察精子形态。

（2）涂片染色检查：WHO推荐使用巴氏染色、Shorr染色或Diff-Quick染色。即制备精液涂片→空气干燥→固定、染色→油镜下计数200个精子形态。

2. 质量保证

（1）湿片检查：检查时光线可稍偏暗，重点观察精子头部有无异常，为提高检查的准确性，

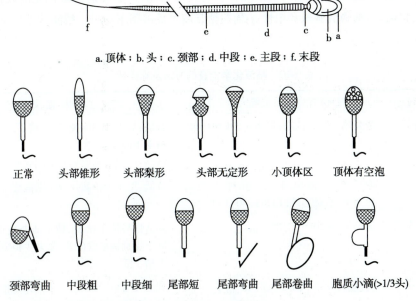

图 5-6 正常及异常精子模式图

至少计数 200 个精子,最好计数 2 次,取平均值。脱落或游离的精子头部作为异常精子形态计数,游离精子尾部不计数。只有头部和尾部均正常的精子才记为正常精子。

(2) 涂片染色检查:涂片厚薄适宜;当精子密度很低($<2\times10^9$/L),需要浓缩精液标本;对杂质很多和黏稠度高的精液标本,应先进行洗涤等处理后再涂片检查,以减少背景干扰。

3. **方法学评价** 湿片法操作简便、快速,但难以准确观察精子的结构,故不推荐使用。涂片染色检查操作相对费时、复杂,但染色后精子结构清楚,易于辨认,重复性好,结果更为准确,WHO 推荐使用。

4. **参考区间** ①正常精子形态>4%(《WHO 人类精液检查与处理实验室手册》第 5 版)。②正常形态精子≥30%(《全国临床检验操作规程》第 3 版)。

5. **临床意义** 畸形精子增多见于感染、外伤、高温、放射线、酒精中毒、药物、工业废物、环境污染、激素失调或遗传因素等导致睾丸异常、精索静脉曲张等。

(七) 非精子细胞

非精子细胞包括来源于泌尿道或生殖道的上皮细胞、白细胞和不成熟的生精细胞,后两者统称为圆形细胞。

生精细胞即未成熟生殖细胞,是指各阶段发育不完全的生精细胞,包括精原细胞、初级精母细胞、次级精母细胞和发育不完全的精子细胞,但精液中很少有精原细胞。

用巴氏染色精液涂片通常可将精子细胞、精母细胞与白细胞区分开来,但 WHO 推荐采用正甲苯胺蓝过氧化酶染色法,中性粒细胞呈阳性,生精细胞则呈阴性。

1. **参考区间** ①生精细胞:<1%。②白细胞:<1.0×10^9/L 或<5/HP。③偶见红细胞。

2. **临床意义** 当睾丸受损时,精液中可出现较多的未成熟生精细胞。精液中红细胞、白细胞增多可见于生殖系统炎症、结核、恶性肿瘤等。精液中白细胞>1.0×10^9/L 称为白细胞精子症,表明生殖系统存在感染。精液中发现癌细胞,提示生殖系统恶性肿瘤。

四、精液化学与免疫学检查

(一) 化学检查

精浆及精子的某些酶和化学成分与睾丸及附属性腺的分泌功能、代谢状态有密切关系,如枸橼酸、锌、谷氨酰转肽酶和酸性磷酸酶能反映前列腺功能,果糖和前列腺素能反映精囊功能,游离左旋肉毒碱、甘油磷酸胆碱和中性α-葡萄糖苷酶可反映附睾功能。精液常见化学成分检查见表5-10。

表5-10 精液化学检查的方法及临床意义

检测项目	检测方法及参考区间	临床意义
酸性磷酸酶	磷酸苯二钠比色法:48.8~208.6U/ml	减低:见于前列腺炎,可使精子活动减弱,受精率下降 增高:见于前列腺癌和前列腺肥大
乳酸脱氢酶-X	聚丙烯酰胺电泳法:相对活性≥42.6%;绝对活性(1430±940)U/L	减低:见于少精液症或无精液症
中性α-葡萄糖苷酶	比色法:≥20mU/1次射精	其活性与精子密度、精子活力呈正相关,有助于鉴别输精管阻塞、睾丸生精障碍所致的无精子症
精子顶体精氨酸酰胺酶	比色法:48.2~217.7μU/10^6精子	其活性与精子计数、精子顶体完整率呈正相关。活性减低可导致不育
枸橼酸	紫外比色法:50nmol/1次射精 吲哚比色法:≥13μmol/1次射精	与睾酮水平相关,可以评价雄激素分泌状态。显著减少见于前列腺炎
果糖	间苯二酚比色法:9.11~17.67mmol/L 吲哚比色法:≥13μmol/1次射精	减低:见于精囊腺炎和雄激素分泌不足 缺如:见于先天性精囊腺缺如、逆行射精等
锌	比色法:(1.259±0.313)mmol/L或≥24μmol/1次射精 原子吸收光谱法:(2.12±0.95)mmol/L或(163.02±45.26)mg/L 中子活化法:(2.24±1.45)mmol/L	严重缺锌可致不育症。青春期缺锌,则影响男性生殖器官和第二性征发育。可作为评价男性生殖功能和诊治不育症的指标之一

(二)免疫学检查

免疫性不育(孕)是不育(孕)症的重要原因之一,占10%~20%。人类精子抗原非常复杂,由于男性生殖道存在血睾屏障,女性生殖道也存在免疫屏障的保护作用,都不会产生相应抗体。当生殖系统炎症、阻塞、免疫系统遭到破坏等病理改变时,可产生自身或同种抗精子抗体。

目前,临床上开展的抗精子抗体检查的标本可以是血清、精浆和宫颈黏液。精液中的抗精子抗体以IgA和IgG为主,IgA抗体可能比IgG抗体更具有临床意义。抗精子抗体检查方法主要有混合抗球蛋白反应试验、直接和间接免疫珠试验等。

五、精液分析仪检查

(一)计算机辅助精液分析

1. 检测原理 计算机辅助精子分析(CASA)是将计算机技术和图像处理技术相结合发展起来的一项新的精子分析技术。其原理是采用高分辨率的摄像机与显微镜相接,采集精子的形态图像和运动图像后,经视频输出口输入到监测器和计算机图像卡中,根据设定的精子大小和灰度、精子运动的移位及精子运动的有关参数,对图像进行动态分析处理,打印输出处理结果。CASA除了客观、准确和定量分析精子总数、活率、活动力等指标外,还能对精子运动相关的多种参数、精子形态等进行分析。

2. 检测主要参数 CASA主要参数及其含义见表5-11。

表 5-11　CASA 主要参数及其含义

参　数	含　义
曲线速度(curvilinear velocity, VCL)	也称轨迹速度,指精子头部实际运动轨迹的平均速度
直线速度(straight-line velocity, VSL)	也称前向运动速度,指精子检测时起始位到终点位之间直线距离的平均速度
平均路径速度(average path velocity, VAP)	精子头沿其空间平均轨迹的速度。是根据精子运动的实际轨迹平均后计算出来的,各仪器之间稍有不同
直线性(linearity, LIN)	指曲线轨迹的直线分离度,计算公式为 VSL/VCL
前向性(straightness, STR)	指精子运动平均路径的直线分离度,计算公式为 VSL/VAP
摆动性(wobble, WOB)	精子头沿其实际运动轨迹的空间平均路径摆动的尺度,计算公式为 VAP/VCL
鞭打频率(beat cross frequency, BCF)	也称摆动频率,指精子头部超越过其平均路径的频率
精子头侧摆幅度(amplitude of lateral head displacement, ALH)	精子头实际运动轨迹对平均路径的侧摆幅度,可以是最大值,也可以是平均值,不同仪器间计算方法有所差异
平均移动角度(mean angle of deviation, MAD)	精子头部沿其运动轨迹瞬间转折角度的时间平均值
运动精子密度	每毫升精液中 VAP>0μm/s 的精子数
多重异常指数(the multiple anomalies index, MAI)	每个精子出现异常数的平均值。所有的头部、颈部和尾部的畸形都应计算在内
畸形精子指数(the teratozoospermia index, TZI)	与 MAI 相似,二者的区别在于 TZI 只记录每个精子的 4 种缺陷:头部、颈部、尾部及是否含有过大的残留胞浆小滴,而不记录是否还存在有其他方面的异常
精子畸形指数(the sperm deformity index, SDI)	由缺陷的精子数目除以总精子数(而非只是异常精子数)。该指数可记录多种精子头部异常的情况,但颈部和尾部的缺陷仅作一次记录
精子形态参数	CASA 系统通常将精子头和中段分为正常或异常,并且给出精子头和中段、头部椭圆和规则性以及依赖染色检测的顶体区平均值和标准差或中位数

3. 质量保证

(1) 标本处理:检测精子活动力,标本密度应控制在 $(2\sim50)\times10^6/ml$。高密度(如 $>50\times10^6/ml$)精子的标本,会增加碰撞的频率,并可能由此出现错误的结果。建议同源精浆稀释标本。

(2) 温度:CASA 系统必须将样本保持在 37℃ 恒温环境,因为精子运动参数具有温度敏感性。

(3) 分析:采用 20μm 深的计数池和同时检测两个计数池。每个计数板检测 6 个视野(共 12 个视野),以得到可靠的结果。每个计数池至少应该检测 200 个精子;追踪精子的时间至少是 1 秒,保证 CASA 检测精液的可靠结果。

4. 方法学评价

传统的精液常规分析费时、主观性大,不同检验者检查的结果有时相差甚远,直接影响对男性生育能力的评估。CASA 系统除可以分析精子密度、活率、活动力等指标外,在分析精子的运动能力方面具有独特的优越性。CASA 具有检测指标多、客观、准确、可以定量,操作简便、快速、便于自动化等优点。

但 CASA 所需仪器昂贵,其识别精子是根据人为设定的大小和灰度来判断的,准确性受精液中细胞成分和非细胞颗粒物质的影响;CASA 系统的设置还缺乏统一的国际标准,不同厂家和型号的 CASA 结果缺乏可比性。

（二）精子质量分析仪检查

20世纪90年代初，美国学者发明了一种分析精子质量的新技术，并依照此原理制造出了一种新型的精子质量分析仪，1997年以色列生产出了SQAⅡ型，通过显示精子的活动力指数、精子密度、精子形态等来反映精子的质量。

1. 检测原理　通过光电原理，用光束通过少量精液标本，利用精子运动引起的吸光度（A）变化进行测定。吸光度变化包括吸光度频率变化和振幅变化。频率、振幅变化越大，则精子质量越好；反之，则精子质量越差。

2. 检测主要参数

（1）功能精子浓度（functional sperm concentration，FCS）：指同时具有快速前向运动及正常形态的精子数目，单位为$10^6/ml$。

（2）活动精子浓度（motiles sperm concentration，MSC）：指快速前向运动精子数目，单位为$10^6/ml$。

（3）精子活动指数（sperm motility index，SMI）：指在1秒时间内，毛细管载样池中的精子运动所产生在光源路径上的偏移数目与振幅，反映浓度与平均前向运动速度相乘的精液参数。

（4）总功能精子浓度（total functional sperm concentration，TFSC）：指精液标本中功能精子的总数，以FCS与精液量的乘积表示。

（5）总活动精子浓度（total motiles sperm concentration，TMSC）：指精液标本中活动精子的总数，以MSC与精液量的乘积表示。

3. 方法学评价　SQA具有操作简便、快速、客观性强、重复性较好等优点，能直接、客观、快速地评价精液的质量；比一般传统人工计数方式检测参数多，如总功能正常的精子数量及精子活力指数。但SQA也有一定的局限性，影响因素较多，检测项目有限。同时精子形态是非染色检查，识别准确度不够，并不能完全取代传统手工显微镜检验。

（张式鸿）

第三节　前列腺液检查

前列腺液（prostatic fluid）是由前列腺分泌的不透明淡乳白色液体，是精液的重要组成部分，约占精液的30%。其主要成分有：①酶：如纤溶酶、β-葡萄糖苷酶、酸性磷酸酶、乳酸脱氢酶、碱性磷酸酶等。②电解质：如钠、钾、钙、锌等。③脂类：如磷脂、胆固醇。④免疫物质：如免疫球蛋白、补体及前列腺特异抗原（prostate specific antigen，PSA）。⑤有形成分：如磷脂酰胆碱小体、白细胞及上皮细胞等。⑥其他：如精胺、亚精胺、枸橼酸等。

前列腺液检查常用于前列腺炎等疾病辅助诊断、疗效观察，也可用于性传播疾病的诊断。

一、标本采集与处理

（一）标本采集与运送

前列腺液标本由临床医师行前列腺按摩术后采集。标本量少时可直接滴于载玻片上，量多时弃去第1滴前列腺液后，采集于洁净干燥的试管中。用于微生物培养的标本，应无菌采集并立即送检。检查前应掌握前列腺按摩禁忌证，如疑有前列腺结核、脓肿、肿瘤或急性炎症且有明显压痛者，应禁止或慎重采集标本。检查前患者要禁欲3天以上，以免造成白细胞假性增多。

（二）标本接收与拒收

在接收被检标本时，应先观察标本是否满足检验要求。如标本量不足，送检不及时或未取到适合检查的标本等，应拒绝接收被检标本并做好相应记录，同时通知送检科室。

（三）检验后标本处理

检验后的前列腺液标本不做保存,直接将涂有标本的载玻片或盛有标本的试管投入 10g/L 漂白粉溶液中浸泡 2 小时后,废液倒入下水道排入废水处理系统,玻片、试管需要洗涤、高压消毒后才能重新使用;一次性使用材料按生物安全管理和医疗废物处理办法统一处理。所有处理均应做好登记。

二、一般性状检查

（一）量

正常成人前列腺液量为数滴至 2ml 不等。前列腺液量减少见于前列腺炎;多次按摩无前列腺液排出,提示前列腺分泌功能严重不足,常见于前列腺的炎性纤维化、某些性功能低下者;分泌量增多,常见于前列腺慢性充血、过度兴奋时。

（二）外观

正常前列腺液为乳白色、稀薄、不透明而有光泽的液体。①红色:提示出血,见于精囊炎、前列腺炎、前列腺结核、结石及恶性肿瘤等,也可因按摩过重引起。②黄色混浊、脓性黏稠:提示化脓性感染,见于化脓性前列腺炎或精囊炎。

三、显微镜检查

（一）检查方法

1. **湿片检查** 取载玻片→加前列腺液→加盖玻片→低倍镜观察涂片全貌→高倍镜检查有形成分种类、形态及数量。

2. **涂片染色检查** 当直接镜检见到畸形、巨大细胞或疑有肿瘤时,应作巴氏或 HE 染色,有助于前列腺肿瘤和前列腺炎的鉴别;如做瑞特染色,发现嗜酸性粒细胞增多,有助于变态反应性前列腺炎的诊断。

（二）质量保证

1. **标本运送** 前列腺液采集后,如直接滴在玻片上,应立即送检,避免干燥。

2. **涂片** 厚薄适宜,染色检查的涂片要薄。

3. **显微镜检查** 检验人员要掌握前列腺液正常和异常有形成分的形态特点;检查时,高倍镜至少观察 10 个视野,对有形成分较少或标本量较少的标本,应扩大观察视野;观察磷脂酰胆碱小体时,光线应偏暗,并反复调节细螺旋;对有疑问的有形成分形态应请上级技术人员进一步辨认;湿片下发现较大、形态异常的细胞应进行染色检查。

4. **统一报告方式** 磷脂酰胆碱小体数量较多,高倍镜下满视野均匀分布可报告为 4+;占视野 3/4 为 3+;占视野 1/2 为 2+;数量极少,分布不均匀,占视野 1/4 为 1+。其他成分按尿沉渣镜检方法报告结果。

（三）方法学评价

湿片直接镜检以细胞和磷脂酰胆碱小体成分的检查价值最大,且操作简便快速,临床较常用。染色法可辨别细胞结构,适用于细胞学检查。革兰染色或抗酸染色可以查到病原微生物,但是检出率较低,必要时需做微生物培养及鉴定。

（四）参考区间

磷脂酰胆碱小体:多量,均匀分布满视野;前列腺颗粒细胞:<1/HP;红细胞:偶见,<5 个/HP;白细胞:<10 个/HP。

（五）有形成分形态及临床意义

前列腺液常见的有形成分形态特点及临床意义见表 5-12。

表5-12 前列腺液常见的有形成分形态特点及临床意义

有形成分	形态特点	临床意义
磷脂酰胆碱小体	圆形或卵圆形、大小不均,形似血小板,但略大,折光性强	前列腺炎时,数量减少,成簇分布或分布不均;炎症较严重时,磷脂酰胆碱小体可被吞噬细胞吞噬而消失
前列腺颗粒细胞	体积大,为白细胞的3~5倍,内含有较多的磷脂酰胆碱小体	增多见于老年人的前列腺液和前列腺炎患者
淀粉样小体	体积大,约为白细胞的10倍,圆形或卵圆形、形似淀粉颗粒,小体中央常含有碳酸钙沉淀物,具有同心圆线纹的层状结构,呈微黄色或褐色	一般无临床意义
红细胞	圆盘状、草黄色	增多见于前列腺炎、前列腺结核、结石或肿瘤
白细胞	圆球形	增多见于前列腺炎、前列腺结核
病原生物	特殊染色后观察,如抗酸杆菌、革兰阴性双球菌、支原体等	相应病原生物引起的感染

第四节　阴道分泌物检查

阴道分泌物(vaginal discharge)是女性生殖系统分泌的液体,主要由阴道黏膜、宫颈腺体、前庭大腺及子宫内膜的分泌物混合而成,俗称"白带"。阴道分泌物检查主要用于女性生殖系统炎症、肿瘤的诊断及性传播疾病检查和雌激素水平的判断。

一、标本采集、运送与处理

(一) 标本采集与运送

阴道分泌物由妇产科医师采集,根据不同检查目的,可自不同部位取材。一般采用消毒刮板、吸管、棉拭子自子宫颈管口、阴道穹隆后部、阴道深部等处采集分泌物,浸入盛有生理盐水1~2ml的试管内,立即送检。或采集后涂制成薄片,以95%乙醇固定,根据检查目的采用瑞-吉、巴氏或革兰染色,进行肿瘤细胞或病原微生物筛检。

标本采集应注意:①标本采集前,停用干扰检查的药物。②月经期不宜进行阴道分泌物检查。③检查前24小时内禁止盆浴、性交、局部用药及阴道灌洗等。④标本采集后要防止污染。⑤标本采集容器和器材要清洁干燥,不含任何化学物质和润滑剂。⑥采集用于微生物学检查标本,应无菌操作。

(二) 标本接收与拒收

同前列腺液检查。

(三) 检验后标本处理

同前列腺液检查。

二、一般性状检查

(一) 外观

正常阴道分泌物为白色稀糊状、无气味、量多少不等。其性状与雌激素水平及生殖器充血情况有关。临近排卵期,白带量多,清澈透明,稀薄似蛋清;排卵期2~3天后,白带量少、混浊黏稠;行经前,量又增加;妊娠期,白带量较多。绝经期后,白带量减少,因激素减少,生殖器官腺体萎缩所致。标本外观异常及临床意义见表5-13。

表 5-13 阴道分泌物性状改变及临床意义

性　状	颜　色	临　床　意　义
黏液性	无色透明	应用雌激素药物后、卵巢颗粒细胞瘤
脓性、泡沫状	黄色、黄绿色	化脓性感染、滴虫性阴道炎、慢性宫颈炎、老年性阴道炎、幼儿阴道炎、阿米巴性阴道炎、子宫内膜炎、宫腔积脓及阴道异物引发的感染
豆腐渣样	乳白色	假丝酵母样真菌性阴道炎
血性、特殊臭味	红色	子宫颈息肉、子宫颈癌、子宫黏膜下肌瘤、老年性阴道炎、重度慢性宫颈炎、子宫内节育器的不良反应等
水样	黄色	病变组织坏死所致,子宫黏膜下肌瘤、子宫颈癌、子宫体癌、输卵管癌等
稀薄、均匀奶油样	灰白色	阴道加德纳菌感染

(二) 酸碱度

正常阴道分泌物呈酸性,pH 4.0～4.5。pH 升高见于各种阴道炎患者以及绝经后妇女。

三、显微镜检查

(一) 清洁度

阴道清洁度是指阴道清洁的等级程度,以阴道分泌物中乳酸杆菌、上皮细胞、白细胞和杂菌的多少来判断,是阴道炎症和生育期妇女卵巢功能的判断指标。

1. 检查方法

(1) 湿片检查:取载玻片→加生理盐水→涂片→加盖玻片→低倍镜检查→高倍镜检查。

根据显微镜下所见的上皮细胞、白细胞(或脓细胞)、乳酸杆菌与杂菌的数量,尤其是上皮细胞和白细胞的数量,综合对比进行阴道分泌物清洁度判断,可分为Ⅰ～Ⅳ四度。其判断标准见表 5-14。

表 5-14 阴道清洁度判断标准

清洁度	杆菌	球菌	白(脓)细胞(个/HP)	上皮细胞
Ⅰ	4+	-	0～5	4+
Ⅱ	2+	-或少许	5～15	2+
Ⅲ	-或少许	2+	15～30	-或少许
Ⅳ	-	4+	>30	-

(2) 涂片染色检查:涂片→瑞-吉复合染色或革兰染色→油镜检查。

2. 质量保证

(1) 涂片:涂片前应先混匀标本,涂片时均匀平铺,避免聚集成滴状。

(2) 显微镜检查:①高倍镜下观察杂菌难度较大,可涂片经革兰染色后再通过油镜观察、判断。②观察细菌时光线应略暗,并反复调节细螺旋;检查时应观察足够多的视野,对有形成分较少或量较少的标本,应扩大观察视野。

(3) 结果报告:结果判断和报告标准应统一。

(4) 结果审核:对可疑或与临床诊断不符的标本应进行复查。

3. 方法学评价　湿片法简便快速,但结果准确性、重复性较差;涂片染色法操作比较复杂、耗时,但结果准确性、重复性较好,且涂片可以保存。

4. 参考区间　Ⅰ～Ⅱ度。

5. 临床意义

(1) 与女性激素的周期变化有关:排卵前期雌激素逐渐增高,阴道上皮增生,糖原增多,乳酸杆菌随之繁殖,pH下降,杂菌消失,阴道趋于清洁。当卵巢功能不足(如经前及绝经后)时,则出现与排卵前期相反的结果,易感染杂菌,导致阴道不清洁。

(2) 非特异性阴道炎:单纯阴道清洁度差而未发现病原体为非特异性阴道炎。

(3) 阴道炎:阴道清洁度常为Ⅲ、Ⅳ度,可查到相应的病原体。

(二) 阴道毛滴虫

阴道毛滴虫是一种寄生在阴道的致病性厌氧寄生原虫,是引起滴虫性阴道炎的病原体。虫体直径为8～45μm,呈颈宽尾尖倒置梨形,大小为白细胞的2～3倍,虫体顶端有鞭毛4根,后端有鞭毛1根,体侧有波动膜,前后鞭毛和波动膜均为其运动器官。其生长的最适宜pH为5.5～6.0,温度为25～42℃。能通过性接触或污染物品传播,引起滴虫性阴道炎。

1. 检查方法

(1) 湿片检查:生理盐水涂片→低倍镜检查→高倍镜检查。

(2) 涂片染色检查:瑞特或革兰染色后,用油镜观察虫体标本。

(3) 其他检查方法:常见的有胶乳凝集试验和培养法等。

2. 质量保证

(1) 标本:环境气温较低时,标本采集后应注意保温(37℃),并立即送检。

(2) 涂片:涂片前应充分混匀标本,涂片时均匀平铺。

(3) 显微镜检查:环境温度较低时,检查时应注意保温。如因温度或时间原因,标本中滴虫已死,可采用涂片染色检查。

3. 方法学评价 直接涂片法简单易行、快速,为常用的方法,但易受检查时间、温度、涂片厚度影响,其检出阳性率较低(约50%)。涂片染色法可用油镜观察虫体结构,提高检出率,但易受涂片厚度和染色的影响。胶乳凝集试验操作简便、快速,灵敏度和特异性较高,但可出现非特异反应。培养法阳性率高,但操作复杂。

4. 参考区间 阴性。

5. 临床意义 阳性见于滴虫性阴道炎。

(三) 真菌

真菌多为卵圆形、革兰阳性孢子或与出芽细胞相连接的假菌丝,呈链状及分支状。85%阴道真菌为白色假丝酵母菌。当机体抵抗力降低或局部环境改变时,易引起真菌性阴道炎,并可通过性交传染。真菌性阴道炎的阴道分泌物呈凝乳状或"豆腐渣"样。诊断真菌性阴道炎以找到真菌为依据。

1. 检查方法

(1) 湿片检查:生理盐水涂片→低倍镜检查→高倍镜检查。其中低倍镜主要观察白色假丝酵母菌的假菌丝,高倍镜确认假菌丝和观察有无白色假丝酵母菌的孢子。高倍镜下白色假丝酵母菌的孢子单个或成群,呈卵圆形、无色透明,常为芽生或多个连成链状、分支状。

(2) 革兰染色法:涂片→革兰染色→低倍镜、高倍镜观察→油镜检查。可见到革兰阳性孢子或与出芽细胞相连接的假菌丝,呈链状及分支状。

2. 质量保证

(1) 标本处理:上皮细胞太多,干扰假菌丝和孢子的观察,可加1滴2.5mol/L KOH溶液,混匀,破坏上皮细胞,再进行检查。

(2) 显微镜检查:湿片法检查时必须先用低倍镜多视野仔细查找真菌的菌丝,以防漏检;真菌菌丝和孢子折光性较强,检查时,光线应偏暗,并反复调节细螺旋。发现假菌丝应注意查找孢子。

3. 参考区间 阴性。

4. 临床意义 阴道真菌多为白念珠菌,当机体抵抗力降低时可引起真菌性阴道炎。菌丝的致病性强于孢子,报告找到菌丝,对临床诊断价值更大。同时,在临床诊断中应注意真菌带菌者与感染者的区分,当阴道分泌物中仅见少量真菌孢子,且清洁度正常,常为带菌者。当发现多量的孢子和菌丝,伴清洁度异常,即可诊断为真菌性阴道炎。

(四) 加德纳菌与线索细胞

阴道加德纳菌(*Gardnerella vaginalis*,GV)为革兰阴性或染色不定(有时呈革兰阳性)的小杆菌,正常情况下阴道内不见或少见。阴道加德纳菌可与各种厌氧菌、支原体等引起混合感染,共同引起细菌性阴道炎。

线索细胞(clue cell)为阴道鳞状上皮细胞黏附大量加德纳菌及其他短小杆菌后形成。其主要特征是:生理盐水涂片高倍镜下可见该细胞边缘呈锯齿状,细胞已有溶解,核模糊不清,其上覆盖有大量加德纳菌及厌氧菌,使其表面毛糙,出现斑点和大量细小颗粒。涂片革兰染色后,显微镜下显示黏附于上皮细胞内的细菌为革兰阴性或染色不定的球杆菌。

检查乳酸杆菌和阴道加德纳菌可作为细菌性阴道炎诊断的参考。①正常情况下:乳酸杆菌为 6~30 个/HP 或>30 个/HP。②非细菌性阴道炎:乳酸杆菌>5 个/HP,仅见少许阴道加德纳菌。③细菌性阴道炎:乳酸杆菌<5 个/HP 或无乳酸杆菌,但阴道加德纳菌、其他细小革兰阳性或阴性细菌大量增多。

细菌性阴道炎的诊断依据是:①阴道分泌物稀薄均匀。②分泌物 pH>4.5。③胺试验阳性,即分泌物加 2.5mol/L KOH 溶液时出现鱼腥气味。④线索细胞阳性。凡有线索细胞再加上其他 2 条,细菌性阴道炎的诊断即成立。

1. 检查方法

(1) 加德纳菌检查:涂片→革兰染色→低倍镜、高倍镜观察→油镜检查。

(2) 线索细胞检查:生理盐水涂片→低倍镜检查→高倍镜检查。

2. 质量保证

(1) 涂片:涂片前时应充分混匀、涂片时均匀平铺,厚薄适度。

(2) 显微镜检查:仔细观察,注意与其他细胞相鉴别。

3. 参考区间 ①加德纳菌:不见或少许。②线索细胞:阴性。

4. 临床意义 加德纳菌可以引起细菌性阴道炎、早产、产后败血症等。在阴道分泌物中发现线索细胞是诊断加德纳菌性阴道炎的重要指标。

(五) 淋病奈瑟菌

淋病奈瑟菌俗称淋球菌,可引起以泌尿生殖系统黏膜感染为主的化脓性疾病,即淋病。目前,淋病是世界上发病率最高的性传播疾病之一。淋球菌为革兰阴性双球菌,直径 0.6~0.8μm,形似肾形或咖啡豆状,常成对凹面相对排列,无芽胞、无鞭毛,有荚膜和菌毛。

1. 检查方法

(1) 涂片革兰染色法:涂片→革兰染色→低倍镜、高倍镜观察→油镜检查。淋病奈瑟菌存在于中性粒细胞胞质内,或散在于白细胞之外。

(2) 培养法:对于涂片检查阴性而可疑患者,可做淋病奈瑟菌培养。

(3) PCR 法:使用淋病奈瑟菌引物,对宫颈分泌物中淋病奈瑟菌进行体外 DNA 扩增,实时监测淋病奈瑟菌扩增量的变化,或对扩增终产物进行定量分析,报告淋病奈瑟菌 copy/ml 含量。

2. 质量保证

(1) 每次染色时应同时用已知的革兰阳性菌和阴性菌进行对照试验,以检查染色液的质量。

(2) 结晶紫与草酸铵溶液混合不能保存太久,如有沉淀则应重新配制。

(3) 采样时,女性拭子插入子宫颈 3cm 处取样,避免阴道分泌物污染拭子。

(4) 对于不能及时送检的标本应常温保存,不可以冷藏。

3. 方法学评价 见表 5-15。

表 5-15　检查淋病奈瑟菌常用的方法与评价

方法	评价
革兰染色法	方法简便,但病情较轻者涂片中淋球菌较少,形态不典型,又位于细胞之外时,常难以确定。另外,必须从形态上与其他革兰阴性双球菌鉴别
培养法	结果准确,特异性高,可进行药敏试验,但操作较复杂,检测时间长
直接协同凝集反应	操作简便,特异性高
PCR 法	可检测到微量淋球菌 DNA,灵敏度较高,但要防止污染
直接荧光抗体染色法	简便,但死菌也可呈阳性
其他	淋球菌 DNA 探针,RNA 探针和菌毛探针等

4. **参考区间**　阴性。

5. **临床意义**　阳性见于淋病奈瑟菌阴道炎。

(六) 其他

其他阴道分泌物病原体检查主要有衣原体、支原体、梅毒螺旋体、人乳头状瘤病毒、单纯疱疹病毒及人巨细胞病毒等,具体检查方法及其他内容见《微生物学检验》。

第五节　痰液检查

痰液是气管、支气管或肺泡的分泌物。正常情况下,支气管黏膜的腺体和杯状细胞分泌少量黏液,保持呼吸道黏膜湿润。病理情况下,当呼吸道黏膜受到理化因素、感染等刺激时,黏膜充血、水肿,浆液渗出,黏液分泌增多。各种细胞(红细胞、白细胞、吞噬细胞等)、纤维蛋白等渗出物与黏液、吸入的灰尘和某些组织坏死产物等混合,形成痰液。

痰液检查主要用于呼吸系统炎症、结核、肿瘤、寄生虫病的诊断,对支气管哮喘、支气管扩张、慢性支气管炎等疾病的诊断、疗效观察和预后判断也有一定价值。

一、标本采集与处理

痰液标本采集方法根据检查目的和患者情况而定,自然咳痰法是常用的方法,还可采用雾化蒸气吸入法、一次性吸痰管法、气管穿刺吸取法及经支气管镜抽取法。标本采集后应立即送检,以防细胞分解、细菌自溶。不能及时送检时,可暂时冷藏保存,但不能超过 24 小时。应连续送检 3 次,以提高检查的阳性率。采集标本时注意防止痰液污染容器外壁;为了防止痰液污染,用过的标本应灭菌后再处理。

二、一般性状检查

(一) 量

健康人无痰或仅有少量泡沫痰或黏液痰。呼吸道疾病时,患者的排痰量增多并视病种和病情而异。急性呼吸系统感染者较慢性炎症患者痰量少;病毒感染较细菌性炎症痰量少;痰量最多者见于支气管扩张、肺脓肿、肺水肿、空洞型肺结核和慢性支气管炎,甚至超过 100ml/24h。肺脓肿、脓胸向支气管破溃时,痰量增多且呈脓性。在疾病治疗过程中,如痰量逐渐减少,一般表示病情好转,但若发生支气管阻塞而使痰量不能排出时,痰量虽减少,但病情却在发展。

(二) 颜色

健康人偶有少量白色或灰白色黏液痰。病理情况下痰的颜色可发生改变,与某些呼吸系统疾病的种类有关,但特异性较差。观察时,最好将痰置于培养皿中,在黑色背景下观察。痰液常见颜色改变的常见原因及临床意义见表 5-16。

表 5-16 痰液颜色改变的常见原因及临床意义

颜 色	常见原因	临 床 意 义
黄色、黄绿色	脓细胞增多	肺炎、肺脓肿、支气管扩张、肺结核、慢性支气管炎
红色、棕红色	出血	肺结核、肺癌、支气管扩张
铁锈色	血红蛋白变性	急性肺水肿、大叶性肺炎、肺梗死
棕褐色	红细胞破坏	阿米巴肺脓肿、肺吸虫病
灰色、灰黑色	吸入粉尘、烟雾	矿工、锅炉工、长期吸烟者
烂桃样灰黄色	肺组织坏死	肺吸虫病
粉红色泡沫样	肺淤血、肺水肿	左心功能不全
砖红色		肺炎克雷伯杆菌肺炎
无色(大量)	支气管炎黏液溢出	肺泡细胞癌

(三) 性状

不同的疾病产生的痰液可有不同的性状,这些性状的改变有助于临床诊断。痰液性状改变及临床意义见表 5-17。

表 5-17 痰液常见性状改变及临床意义

性状	特 点	临 床 意 义
黏液性	黏稠、无色透明或灰色	急性支气管炎、支气管哮喘、早期肺炎
浆液性	稀薄、泡沫	肺水肿、肺淤血
黏液脓性	黏液、脓性、混浊、淡黄白色	慢性气管炎发作期,亦见于支气管扩张、肺结核等
浆液脓性	静置后分4层:由上至下依次为泡沫和黏液、浆液、脓细胞、底层坏死组织碎片	肺脓肿、肺组织坏死、支气管扩张
血性	痰中带鲜红血丝、大量红色泡沫样血痰、黑色血痰	支气管扩张、肺结核、肺癌、肺梗死、肺吸虫病
脓性	脓性、混浊、黄绿色或绿色、有臭味	支气管扩张、肺脓肿、脓胸向肺内破溃、肺水肿、活动性肺结核等

(四) 异物

不同疾病产生的痰液中可出现相应的异物,识别这些异物有助于临床诊断。痰液中常见异物及临床意义见表 5-18。

表 5-18 痰液中常见异物及临床意义

异物	原 因	特 点	临 床 意 义
支气管管型	纤维蛋白、黏液和白细胞等在支气管内凝集而成	灰白或棕红,刚咳出卷曲成团	慢性支气管炎、纤维蛋白性支气管炎、大叶性肺炎(管型较小,不分支)和累及气管的白喉患者(管型较大,可见分支)
干酪样小块	肺组织坏死的崩解产物	豆腐渣或干酪样	肺结核、肺坏疽
硫磺样颗粒	放线菌和菌丝团形成	淡黄、黄色或灰白,形似硫磺颗粒	肺放线菌病
肺结石	碳酸钙或磷酸钙结石	淡黄或白色小石块,表面不规则	肺结核、异物进入肺内钙化

续表

异物	原因	特点	临床意义
库施曼螺旋体	小支气管分泌的黏液凝固,受气流的间歇性吹动、滚动、旋转而扭动成团	淡黄色、灰白色富有弹性的丝状物	支气管哮喘、哮喘型慢性支气管炎
寄生虫	肺吸虫卵、蛔蚴、钩蚴、阿米巴滋养体、卡氏肺孢子虫等		肺吸虫病、肺蛔虫病、阿米巴肺脓肿、卡氏肺孢子虫感染

三、显微镜检查

(一) 检查方法

1. **湿片检查** 直接涂片或加生理盐水混合后涂成薄片,加盖玻片,轻压后显微镜检查。
2. **抗酸染色检查** 涂片、抗酸染色及显微镜检查。
3. **革兰染色检查** 涂片、革兰染色及显微镜检查。痰液中可见细菌种类很多,以检出肺炎球菌、葡萄球菌、肺炎杆菌较有意义,但诊断须经细菌培养和鉴定。

(二) 质量保证

痰液检查应严格遵循检查前(标本采集与处理)、检查中(显微镜检查)等环节的质量要求,以确保检查结果准确可靠。

(三) 方法学评价

直接涂片法为常规检查方法,简便、快速,对临床诊断帮助较大。涂片染色法可清晰地显示痰液中有形成分的结构,有利于细胞的识别和细菌的观察,有较高的临床应用价值。

(四) 参考区间

健康人痰液中无红细胞、有少量中性粒细胞和少量上皮细胞。

(五) 临床意义

病理性痰液可见较多的红细胞、白细胞及其他有形成分,其临床意义见表5-19。

表5-19 痰液中常见有形成分及临床意义

有形成分	临床意义
细胞	①红细胞:支气管扩张、肺癌、肺结核 ②白细胞:中性粒细胞增多见于化脓性感染;嗜酸性粒细胞增多见于支气管哮喘、变态反应性支气管炎、肺吸虫病;淋巴细胞增多见于肺结核等 ③上皮细胞:少量鳞状上皮、柱状上皮、肺上皮细胞无临床意义,增多见于呼吸系统炎症 ④肺泡巨噬细胞:肺炎、肺淤血、肺梗死、肺出血 ⑤肿瘤细胞:肺癌
结晶	①Charcot-Leyden 结晶:支气管哮喘、肺吸虫病 ②胆固醇结晶:慢性肺脓肿、脓胸、慢性肺结核、肺肿瘤 ③胆红素结晶:肺脓肿
病原生物	①寄生虫和虫卵:寄生虫病 ②抗酸杆菌:肺结核 ③放线菌:放线菌病
弹性纤维	肺脓肿、肺癌

(李 红)

本章小结

粪便检验包括一般性状检查、显微镜检查和隐血试验等,主要用于对消化系统疾病的诊断与鉴别诊断。显微镜检查对寄生虫病的诊断具有重要价值;隐血试验对消化道肿瘤的早期筛检及判断消化系统出血具有重要的临床意义。隐血试验检查的方法有化学法和免疫法等,其中免疫法特异性和灵敏度均较好,目前国内外多采用单克隆抗体免疫胶体金法。粪便显微镜检查已逐渐由手工法过渡到自动分析,目前粪便分析工作站可实现自动加样、混匀、染色,并作出粪便有形成分检查的定量计数和图像报告。

精液检验是男性医学实验室必须检验的内容,为诊断男性不育症提供重要依据,是人工辅助生殖不可缺少的诊疗指标。目前,计算机辅助精子分析、精子功能检验、精浆化学和免疫学成分以及遗传基因的检验为男性不育症的诊断提供了新的技术。

前列腺液检查是前列腺炎、前列腺肿瘤等前列腺疾病诊断的良好指标。阴道分泌物检查主要用于女性生殖道炎症、肿瘤的诊断与鉴别诊断。

痰液检查对肺结核、肺炎、肿瘤和寄生虫病有诊断价值,但标本采集及理学检查必须符合要求,确保检验结果的准确性。

复 习 题

1. 简述粪便标本采集的注意事项。
2. 简述粪便颜色、性状变化的临床意义。
3. 简述粪便显微镜检查的内容、方法及临床意义。
4. 简述粪便隐血试验的检测原理、质量保证、方法学评价及临床意义。
5. 简述精子显微镜检查的内容、方法、质量保证及临床意义。
6. 简述前列腺液常见的有形成分形态特点及临床意义。
7. 简述阴道清洁度的判断标准及临床意义。
8. 简述痰液标本的采集、检验内容及各种病理性痰液的临床意义。

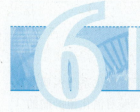

第六章

其他体液检验

 学习目标

1. 掌握:脑脊液、浆膜腔积液等其他体液的实验室检查方法和质量保证。
2. 熟悉:常见中枢神经系统疾病脑脊液实验室检查的特征;漏出液与渗出液的鉴别要点;脑脊液、浆膜腔积液等其他体液检验的临床意义。
3. 了解:脑脊液、浆膜腔积液等其他体液的标本采集方法和注意事项;脑脊液、浆膜腔积液等其他体液的检验进展。

第一节 脑脊液检查

脑脊液(cerebrospinal fluid,CSF)是存在于各脑室、蛛网膜下腔和脊髓中央管内的无色透明液体,为细胞外液,主要由脑室脉络丛主动分泌和超滤作用形成。正常成人脑脊液的产生和重吸收保持动态平衡,总量维持在120~180ml,约占体液总量的1.5%,具有保护和营养脑及脊髓的作用。

脑脊液对维持中枢神经系统内环境的稳定具有重要作用,其主要的生理功能有:①保护脑和脊髓免受外力震荡损伤。②调节颅内压力变化。③供给脑、脊髓营养物质,运走代谢产物。④调节神经系统碱储备量、维持正常pH。⑤转运生物胺类物质,参与神经内分泌调节。

脑脊液中含有一定的细胞和化学成分,脑脊液的性状和压力受多种因素的影响。中枢神经系统任何部位发生器质性病变时,如感染、肿瘤、外伤、水肿和阻塞等均可引起脑脊液的性状和化学成分发生改变。检测脑脊液中各项指标的变化,对中枢神经系统疾病的诊断和鉴别诊断、治疗效果观察和预后判断均具有重要价值。

一、标本采集与处理

(一)标本采集与运送

脑脊液标本由临床医师通过腰椎穿刺的方式采集,必要时可从小脑延髓池或侧脑室穿刺采集。穿刺时应尽量避免混入血液。穿刺后将脑脊液标本分别收集于3个无菌容器中,每管1~3ml,第1管用于细菌学检查,第2管用于化学和免疫学检查,第3管用于一般性状和显微镜检查。脑脊液标本采集后,应立即由专人或专用的物流系统运送到实验室。为保证标本输送途中的安全性,应采用封闭的容器转运,避免过度震荡。如发生标本溢洒,应立即采用0.2%过氧乙酸或含2000mg/L有效氯的消毒液或75%乙醇溶液消毒污染区域。

(二)标本接收与拒收

实验室工作人员应对送达实验室的标本进行核对和查验,对标本容器标识清晰、无明显外溢情况、标本量符合检验项目要求的脑脊液标本予以接收。标本接收后应尽快检验,一般不超过1小时。如不能及时检验,则将标本保存于2~8℃环境中,并保证在4小时内完成检验。标本久置可造成细胞变形或破坏,葡萄糖等物质分解,细菌溶解,从而影响检验结果的准确性。

如标本存在信息不全、唯一性标识不清、标本外溢明显或量不足或者存在其他影响检验结果准确性的因素时应予以拒收,记录并及时将标本不合格的情况反馈给送检科室。

(三) 检验后标本处理

脑脊液内可能含有各种病原微生物,必须视为有潜在感染性的物质。标本的采集、运送、接收、检验及检验后处理等过程要符合实验室生物安全原则,实验过程中注意个人生物安全防护,检验后的标本及容器、检测过程中接触标本的材料皆应按《病原微生物实验室生物安全管理条例》及《医疗卫生机构医疗废物管理办法》的相关规定处理。

二、一般性状检查

(一) 颜色

通过肉眼观察脑脊液的颜色。

1. **参考区间** 无色。

2. **临床意义** 中枢神经系统发生感染、出血、肿瘤时,脑脊液的颜色可出现不同程度的改变。

(1) 红色:脑脊液中混有血液时,因红细胞量的多少和出血时间的不同,可使标本呈红色、红褐色、淡红色等。如标本为血性,需区别穿刺性损伤(新鲜出血)或脑及蛛网膜下腔出血(陈旧性出血),两者的鉴别见表6-1。

表6-1 脑脊液新鲜出血和陈旧性出血的鉴别

检查内容	新鲜出血	陈旧性出血
外观	前后3管红色逐渐变淡	前后3管红色均匀一致
凝固性	易凝固	不易凝固
离心后上清液颜色	无色透明	呈红色、淡红色或黄色
红细胞形态	无变化	有皱缩
上清液隐血试验	多为阴性	阳性
白细胞计数	不增高	继发性或反应性增高

(2) 黄色:脑脊液呈淡黄色称为脑脊液黄变症,常见于脑及蛛网膜下腔的陈旧性出血。蛛网膜下腔梗阻所致脑脊液滞留时,或疾病引起脑脊液内蛋白质含量>1.5g/L时也可呈黄色,颜色的深浅与蛋白质含量成正比;当血清胆红素>171μmol/L或脑脊液中胆红素>8.6μmol/L时,脑脊液可呈黄色;标本采集后未及时检测,由于红细胞破坏,血红蛋白降解常呈淡黄色;进食大量的黄色素、类胡萝卜素或脑脊液中含有黑色素时脑脊液也可呈黄色。

(3) 乳白色:由于白(脓)细胞增多所致,常见于各种化脓性细菌引起的化脓性脑膜炎。

(4) 绿色:见于铜绿假单胞菌、肺炎链球菌或甲型链球菌引起的脑膜炎等。

(5) 褐色或黑色:常见于脑膜黑色素瘤。

(二) 透明度

1. **参考区间** 清澈透明。

2. **临床意义** 脑脊液中白细胞超过$200×10^6/L$或红细胞超过$400×10^6/L$时可致轻微混浊。细菌、真菌或蛋白质含量增加也可引起混浊。化脓性脑膜炎脑脊液可呈脓性灰白色混浊或米汤样混浊;结核性脑膜炎脑脊液可呈毛玻璃样微混;病毒性脑炎、神经梅毒等疾病的脑脊液可呈透明外观。健康人脑脊液可因穿刺损伤带入红细胞而呈轻度混浊。

(三) 凝固性

1. **结果报告** 脑脊液的凝固性可按"无凝块"、"有凝块"、"有薄膜"、"胶冻状"等描述。
2. **参考区间** 无凝块、无沉淀,放置12~24小时后不形成薄膜。
3. **临床意义** 当脑脊液内的蛋白质(特别是纤维蛋白原)含量增高超过10g/L时,可出现薄膜、凝块或沉淀。化脓性脑膜炎患者的脑脊液一般在1~2小时内形成薄膜、凝块或沉淀;结核性脑膜炎的脑脊液放置12~24小时后形成薄膜或纤细凝块;蛛网膜下腔梗阻的脑脊液由于蛋白质含量明显增高,可呈黄色胶冻状。脑脊液同时出现胶样凝固、黄变症和蛋白质-细胞分离现象(蛋白质明显增高,细胞数正常或轻度增高),称为Froin-Nonne综合征,此为蛛网膜下腔梗阻脑脊液的特征。神经梅毒及脊髓灰质炎脑脊液中可出现絮状小凝块。

三、显微镜检查

(一) 细胞总数计数

1. **简要操作**

(1) 直接计数法:混匀脑脊液→充池→低倍镜计数→计算。其中计数时低倍镜计数2个计数池内四角和中央大方格共10个大方格内的细胞数。

(2) 稀释计数法:混浊或血性的脑脊液,可用生理盐水或红细胞稀释液稀释后再充池计数,计算时乘以稀释倍数后再换算成每升脑脊液中的细胞总数。

2. **质量保证**

(1) 为避免脑脊液标本凝固,应尽快送检、尽快检验。遇高球蛋白标本时,可用EDTA盐抗凝。

(2) 脑脊液细胞计数应在标本采集后1小时内完成,以免放置过久,细胞变形、破坏或脑脊液凝固,导致计数不准确。

(3) 穿刺损伤导致的血性脑脊液,计数细胞总数无意义。

(4) 计数时注意新型隐球菌与白细胞、红细胞区别。新型隐球菌不溶于乙酸,加优质墨汁后可见不着色的荚膜。红细胞加酸后溶解;白细胞加酸后细胞核和细胞质更加明显。

(5) 细胞计数时,如发现较多皱缩或肿胀的红细胞,应在报告中予以描述,以帮助临床鉴别陈旧性或新鲜出血。

3. **方法学评价** 直接计数法操作简便、省时,适用于细胞总数不多的脑脊液标本。稀释计数法适用于混浊的脑脊液标本,但操作相对烦琐,存在稀释误差。

4. **参考区间** 无红细胞,有少量白细胞。

5. **临床意义** 见白细胞分类计数。

(二) 白细胞计数

1. **简要操作**

(1) 直接计数法:适用于非血性的脑脊液标本。用微量吸管吸取冰乙酸后再全部吹出,使微量吸管内壁黏附少量冰乙酸,再吸入混匀的脑脊液标本,数分钟后混匀充入血细胞计数板内计数。

(2) 稀释计数法:适用于混浊或血性的脑脊液标本。用白细胞稀释液稀释脑脊液,充池计数白细胞。

2. **质量保证**

(1) 直接计数时吸管内的冰乙酸要尽量除去,否则结果偏低。

(2) 为了排除因出血而带来的白细胞数影响,可用下式进行校正:

$$WBC_{(校正)} = WBC_{(未校正)} - \frac{RBC_{(脑脊液)} \times WBC_{(血液)}}{RBC_{(血液)}}$$

3. **方法学评价** 直接计数法操作简便、省时,但未考虑吸管内壁黏附的冰乙酸体积。如黏附的冰乙酸量较大,可使结果偏低。如黏附的冰乙酸量太少,可能有一部分红细胞不能破坏也影响结果准确性。直接计数法适用于细胞总数不多的脑脊液标本。稀释计数法红细胞破坏完全,结果相对准确,但操作相对繁杂。

4. 参考区间 ①成人:$(0\sim8)\times10^6/L$。②儿童:$(0\sim15)\times10^6/L$;新生儿:$(0\sim30)\times10^6/L$。

5. 临床意义 见白细胞分类计数。

(三) 白细胞分类计数

1. 直接分类法 白细胞直接计数后,在高倍镜下根据细胞核形态分别计数多个核细胞(粒细胞)和单个核细胞(淋巴细胞、单核细胞和内皮细胞),共计数100个有核细胞,并以百分数表示多个核细胞和单个核细胞所占的比例。

2. 染色分类法 取离心后的脑脊液沉淀物涂片,瑞特或瑞-吉复合染色,分类方法与血液白细胞分类计数方法相同。如有内皮细胞,需要另作描述并报告。

3. 质量保证

(1) 标本:若标本陈旧、细胞变形时,白细胞直接分类法误差较大,应改用涂片染色。

(2) 涂片固定时间不能太长,温度不能过高,以免细胞皱缩难以分类;细胞涂片要均匀集中,以利于观察。

(3) 染色分类法标本离心时速度不宜太快、时间不宜过长,以减少细胞的破坏和变形。

(4) 染色分类时,如见内皮细胞、室管膜细胞应计入分类百分比中;若见肿瘤细胞,则另行描述报告。

(5) 若白细胞总数少于100个,则直接写出单个核细胞和多个核细胞各自的具体数字。

4. 方法学评价 直接分类法简便、快速,但较难观察清楚细胞内部结构,准确性较差。尤其是陈旧性标本,细胞形态改变大,仅凭高倍镜分类困难,误差较大。染色分类法细胞识别率高,结果准确可靠,可以发现异常细胞(如肿瘤细胞),为首选方法;但操作较复杂、费时。近年来出现使用高档血细胞分析仪或体液细胞分析仪对脑脊液标本进行白细胞计数和分类计数。虽然该类仪器精密度高、快速、可自动化,但影响因素较多,对异常细胞无法识别,如仪器出现报警信息,必须用显微镜计数法进行复核。

5. 参考区间

(1) 直接分类法:多为淋巴细胞及单核细胞(7:3),偶见内皮细胞。

(2) 染色分类法:①成人:淋巴细胞40%~80%,单核细胞15%~45%,中性粒细胞0~6%。②新生儿:淋巴细胞5%~35%,单核细胞50%~90%,中性粒细胞0~8%。

6. 临床意义 中枢神经系统病变时脑脊液细胞数可增多,其增多的程度及细胞种类与病变的性质有关(表6-2)。中枢神经系统病毒感染、结核性或真菌性脑膜炎时,细胞轻到中度增加,常以淋巴细胞为主;细菌感染所致化脓性脑膜炎时,细胞数显著增加,以中性粒细胞为主;脑寄生虫病时,可见嗜酸性粒细胞增多;脑室或蛛网膜下腔出血时,脑脊液内可见大量红细胞。

表6-2 中枢神经系统病变时脑脊液细胞分类计数的变化

疾病	细胞数量	细胞种类
化脓性脑膜炎	↑↑↑	中性粒细胞为主
结核性脑膜炎	↑↑	早期以中性粒细胞为主,中期中性粒细胞、淋巴细胞和浆细胞并存,后期以淋巴细胞为主
病毒性脑膜炎	↑	淋巴细胞为主
真菌性脑膜炎	↑	淋巴细胞为主
肿瘤性疾病	↑或↑↑	红细胞、肿瘤细胞
寄生虫性疾病	↑或↑↑	嗜酸性粒细胞
脑室或蛛网膜下腔出血	↑↑或↑↑↑	红细胞为主

注:↑:增高;↑↑:明显增高;↑↑↑:显著增高

(四)病原生物学检查

脑脊液病原生物学检查的内容一般包括细菌检查、真菌检查和寄生虫检查,常用的检查方法见表6-3。

表6-3 脑脊液病原生物学检查的方法及评价

检查内容	检查方法	评 价
细菌检查	显微镜检查法	将脑脊液离心后取沉淀物涂片进行革兰染色、抗酸染色,可初步判断细菌染色情况和形态特点。该法简单、快速,可以及时获得初步诊断,但阳性率较低
	细菌培养法	排除污染因素,若培养出细菌可确诊细菌感染,并能确定细菌的种类以及进行药敏试验。缺点是耗时长,不能及时诊断
	ELISA法	可以检查细菌的抗原和抗体,如检测脑脊液中抗结核分枝杆菌抗体水平,对结核性脑膜炎的诊断及鉴别诊断有较高价值
真菌检查	显微镜检查法	将脑脊液离心后取沉淀物涂片进行墨汁染色,如发现新型隐球菌,可诊断新型隐球菌性脑膜炎
	真菌培养法	排除污染因素,若培养出真菌可确诊,并能确定真菌的种类以及进行药敏试验。缺点是耗时长,不能及时诊断
寄生虫检查	显微镜检查法	将脑脊液离心后取沉淀物涂片,发现寄生虫虫卵即可诊断脑寄生虫病。脑脊液中可发现血吸虫卵、肺吸虫卵、弓形虫、阿米巴滋养体等。该法简单、快速、可以确诊,但阳性率较低
	免疫学法	ELISA法对诊断脑囊虫病具有高度的特异性。梅毒螺旋体荧光抗体吸收试验对神经梅毒诊断有较高的灵敏度和特异性

四、化 学 检 查

(一)蛋白质

健康人的脑脊液只含少量蛋白质,约为血浆蛋白含量的1%,主要为清蛋白。脑脊液蛋白质检查对中枢神经系统疾病诊断、鉴别诊断和疗效观察具有重要意义。脑脊液蛋白质检查有定性试验和定量测定两大类方法。

1. 潘氏试验(Pandy test)

(1)原理:脑脊液中的蛋白质与苯酚结合,形成不溶性蛋白盐而出现白色混浊或沉淀。

(2)试剂:饱和苯酚溶液,由苯酚和水组成。

(3)简要操作:取试剂2ml于试管中→垂直滴加脑脊液1~2滴→立即在黑色背景下观察结果,若出现白色混浊或沉淀即为阳性。

2. 硫酸铵试验 包括罗-琼试验(Ross-Jones test)和诺-爱试验(Nonne-Apelt test)。主要是利用半饱和硫酸铵沉淀球蛋白,出现白色混浊或沉淀。

3. 脑脊液蛋白质定量测定 主要有磺基水杨酸-硫酸钠比浊法、邻苯三酚红钼络合显色法和双缩脲法等方法。目前临床常用的方法是邻苯三酚红钼络合显色法。邻苯三酚红能与脑脊液中的蛋白质结合成红色的邻苯三酚红-钼酸盐-蛋白复合物,在600nm波长下比色,吸光度大小与标本中蛋白质含量成正比。

4. 质量保证

(1)标本:标本混浊或含有大量细胞时,须离心沉淀,吸取上清液进行检测,否则可引起潘氏试验假阳性以及脑脊液蛋白定量测定结果偏高。

(2)器材:潘氏试验所用器材均应十分洁净没有污染,以免出现假阳性。

(3)试剂:饱和苯酚试剂如饱和度降低会出现假阴性,应定期检查、更换试剂,特别是室温较低时。

(4) 潘氏试验观察结果时应注意在黑色背景下进行,否则易引起假阴性。

(5) 脑脊液蛋白定量测定时如蛋白浓度过高,应先用生理盐水稀释后再重新测定。

5. 方法学评价 脑脊液蛋白质检测试验的方法学评价见表 6-4。

表 6-4 脑脊液蛋白质检测试验的方法学评价

	方　　法	评　　价
定性	潘氏试验	操作简便、快速,易于观察,灵敏度较高,临床上广泛应用;但假阳性率较高
	罗-琼试验	检测球蛋白,特异性较高,但灵敏度低
	诺-爱试验	检测球蛋白和清蛋白,操作烦琐,特异性低
定量	邻苯三酚红钼络合显色法	标本用量少,操作快速,灵敏度高、重复性好;但实验条件要求高,线性范围窄
	磺基水杨酸-硫酸钠比浊法	操作简便、快速、不需要特殊仪器,但标本用量大,重复性差,影响因素较多
	双缩脲法	操作便捷,受蛋白种类影响小;灵敏度较低,特异性差

6. 参考区间 ①定性试验:阴性或极弱阳性。②定量测定:腰椎穿刺液:0.20~0.40g/L;脑池液:0.10~0.25g/L;脑室液:0.05~0.15g/L。

7. 临床意义 脑脊液蛋白质含量增高是血-脑脊液屏障功能障碍的标志,其临床意义见表 6-5。

表 6-5 脑脊液蛋白质含量增高的临床意义

病　变	临　床　意　义
脑组织炎性病变	脑组织感染时脑膜和脉络丛毛细血管通透性增加,先有清蛋白增高,随后球蛋白和纤维蛋白也增高。蛋白增高程度:化脓性脑膜炎>结核性脑膜炎>病毒性、真菌性脑炎
神经根病变	梗阻性脑积水、Guilain-Barre 综合征常有蛋白-细胞分离现象
椎管内梗阻	脑与蛛网膜下腔互不相通,血浆蛋白由脊髓静脉渗出,脑脊液蛋白质含量显著增高(有时达 30~50g/L),如脊髓肿瘤、转移癌、粘连性蛛网膜炎等
其他	早产儿脑脊液蛋白含量可达 2g/L,新生儿为 0.8~1.0g/L,出生 2 个月后逐渐降至正常水平

(二) 葡萄糖

1. 测定方法 脑脊液中葡萄糖浓度的高低与血浆葡萄糖浓度、血-脑脊液屏障的通透性、葡萄糖酵解程度以及葡萄糖膜转运系统的功能有关。脑脊液葡萄糖测定的方法主要有葡萄糖氧化酶法和己糖激酶法。葡萄糖氧化酶法易受一些还原性物质干扰,特异性较低;己糖激酶法不受轻度溶血、脂血、黄疸、维生素 C 及药物的干扰,特异性、准确性都高于葡萄糖氧化酶法。

2. 参考区间 成人:2.5~4.5mmol/L;儿童:2.8~4.5mmol/L。

3. 临床意义

(1) 脑脊液葡萄糖降低:①化脓性脑膜炎、结核性脑膜炎和真菌性脑膜炎:葡萄糖含量越低,预后越差。②脑寄生虫病:如脑囊虫病、血吸虫病、肺吸虫病、弓形虫病等。③脑肿瘤,尤其是恶性肿瘤。④神经性梅毒。⑤低血糖等。

(2) 脑脊液葡萄糖升高:①早产儿或新生儿:主要由于血-脑脊液屏障的通透性较高所致。②饱餐或静脉注射葡萄糖后,血液葡萄糖含量增高。③影响到脑干的急性外伤或中毒。④脑出血。⑤糖尿病等。

（三）氯化物

1. 测定方法 脑脊液中氯化物含量受血氯浓度、血 pH、血-脑脊液屏障通透性及脑脊液中蛋白质含量等多种因素影响。正常情况下，脑脊液中氯化物含量比血液中高 20% 左右。这是由于脑脊液内蛋白质含量较低，为了维持脑脊液和血浆渗透压之间平衡，故脑脊液氯化物含量高于血浆，即 Donnan 平衡。脑脊液氯化物测定方法与血清氯化物测定方法相同，目前临床常用的方法有硝酸汞滴定法、硫氰酸汞比色法、离子选择电极法、电量分析法、干化学分析法等。其中离子选择电极法变异系数小，准确度和精密度良好，易于自动化，为使用最广泛的常规方法。

2. 参考区间 成人：120～130mmol/L；儿童：111～123mmol/L。

3. 临床意义 氯化物降低主要见于：①脑部细菌或真菌感染：如化脓性脑膜炎、结核性脑膜炎及真菌性脑膜炎。结核性脑膜炎时，脑脊液中氯化物降低尤为明显，比葡萄糖降低出现得还要早，故对结核性脑膜炎与化脓性脑膜炎的鉴别有一定价值。②低氯血症：各种原因如体内氯化物的异常丢失、摄入氯化物过少等引起血氯降低时，脑脊液中氯化物可随之降低。③呕吐、肾上腺皮质功能减退症和肾脏病变。④病毒性脑膜炎、脊髓灰质炎、脑脓肿、神经梅毒氯化物稍减低或正常。

氯化物升高主要见于尿毒症、脱水、心力衰竭和浆液性脑膜炎等。

（四）其他

1. 化学检查

（1）酶及乳酸测定：脑脊液常见的其他化学检查主要有酶及乳酸测定，其参考区间及浓度增高的临床意义见表 6-6。

表 6-6 脑脊液中酶及乳酸的参考区间及浓度增高的临床意义

项　　目	参考区间	临　床　意　义
天冬氨酸转氨酶（AST）	<20U/L	脑梗死、脑萎缩、中毒性脑病、急性颅脑损伤、中枢神经系统转移癌
丙氨酸转氨酶（ALT）	<15U/L	同 AST
乳酸脱氢酶（LD）	<40U/L	化脓性脑膜炎、脑组织坏死、蛛网膜下腔出血、脑出血、脑梗死、脑肿瘤、脱髓鞘病急性期
肌酸激酶（CK）	0.5～2U/L	化脓性脑膜炎、结核性脑膜炎、进行性脑积水、继发性癫痫、多发性硬化症、蛛网膜下腔出血、脑肿瘤、脑供血不足、慢性硬膜下血肿等
腺苷脱氨酶（ADA）	0～8U/L	结核性脑膜炎、脑出血、脑梗死、吉兰-巴雷综合征等
神经元特异烯醇化酶（NSE）	(1.14±0.39)U/L	脑出血、脑梗死、癫痫持续状态
乳酸	1.0～2.9mmol/L	细菌性脑膜炎、脑供血不足、低碳酸血症、脑积水、癫痫发作或持续状态、脑脓肿、急性脑梗死、脑死亡
溶菌酶	无或含量甚微	结核性脑膜炎增高的程度明显高于细菌性脑膜炎，且与病情变化相一致

（2）蛋白电泳：脑脊液蛋白电泳分析可较灵敏地发现蛋白质各组分的变化。脑脊液蛋白电泳常用乙酸纤维薄膜电泳法及琼脂糖凝胶电泳法，电泳条件与血清蛋白电泳相同。若采用等电聚焦电泳，可提高电泳图谱的分辨率。因脑脊液蛋白质含量少，在电泳前可将脑脊液标本在高分子聚乙二醇或右旋糖酐透析液中进行浓缩。脑脊液蛋白质电泳检查的临床意义见表 6-7。

表6-7　脑脊液蛋白质电泳检查的临床意义

项目	参考区间	临床意义
前清蛋白	3%~6%	增高:见于脑积水、舞蹈症、帕金森病等 降低:见于神经系统炎症
清蛋白	50%~70%	增高:见于脑血管病如脑瘤、脑梗死、脑出血 降低:见于脑外伤急性期
α_1-球蛋白	4%~6%	增高:见于脑膜炎、脊髓灰质炎等
α_2-球蛋白	4%~9%	增高:见于脑肿瘤、转移癌、胶质瘤等
β-球蛋白	7%~13%	增高:见于退行性变疾病,如帕金森病、外伤后偏瘫等
γ-球蛋白	7%~8%	增高:见于脑胶质瘤、重症脑外伤、癫痫、多发性硬化症、视神经脊髓炎及急性脑膜炎慢性期

2. 免疫学检查

(1) 免疫球蛋白测定:健康人脑脊液中免疫球蛋白含量极少,病理情况下由于血-脑脊液屏障通透性增加,血中免疫球蛋白进入脑脊液中或中枢神经系统感染时激活免疫细胞分泌免疫球蛋白,引起脑脊液免疫球蛋白增加。目前临床上常用免疫比浊法检测脑脊液中免疫球蛋白含量。免疫比浊法具有灵敏度高、准确性和重复性好,快速且能自动分析等特点。脑脊液中免疫球蛋白检查的临床意义见表6-8。

表6-8　脑脊液免疫球蛋白检查的临床意义

项目	参考区间	临床意义
IgG	10~40mg/L	增高:见于神经梅毒,化脓性脑膜炎、结核性脑膜炎、病毒性脑膜炎、舞蹈症、多发性硬化症和神经系统肿瘤
IgA	0~6mg/L	增高:见于化脓性脑膜炎、结核性脑膜炎、病毒性脑膜炎和脑肿瘤等
IgM	0~0.22mg/L	增高:见于化脓性脑膜炎、病毒性脑膜炎、脑肿瘤和多发性硬化症
IgE	极少量	增高:见于脑寄生虫病等

(2) 其他项目测定:脑脊液其他免疫学检查项目测定的临床意义见表6-9。

表6-9　脑脊液其他免疫学检查项目测定的临床意义

项目	临床意义
髓鞘碱性蛋白	多发性硬化症的急性期显著增加,主要作为观察多发性硬化症患者疾病活动的指标。神经性梅毒、脑外伤、脑血管意外时也增高
C反应蛋白	在细菌和非细菌性脑膜炎鉴别诊断中有价值,前者升高程度明显大于后者
S-100蛋白	中枢神经系统损伤特异和灵敏的化学指标
肿瘤标志物	检测脑脊液肿瘤标志物的浓度,如癌胚抗原(CEA)、β_2-微球蛋白(β_2-MG)、甲胎蛋白(AFP)、铁蛋白等可用于神经系统肿瘤的辅助诊断

五、脑脊液检查的临床应用

(一) 中枢神经系统感染性疾病的诊断与鉴别诊断

1. 化脓性脑膜炎　脑脊液细胞数明显增多,分类以中性粒细胞为主,蛋白质明显增高,葡萄糖和氯化物明显降低,细菌涂片可见致病菌,细菌培养阳性可确诊。

2. 病毒性脑膜炎　脑脊液细胞数轻到中度增多,分类以淋巴细胞为主,蛋白质轻度增高,葡萄糖和氯化物一般正常,特异性IgM抗体检测可用于早期诊断。

3. 结核性脑膜炎　脑脊液细胞数轻到中度增多,疾病早期以中性粒细胞为主,随着病情的进展变化为以淋巴细胞为主、氯化物明显降低、蛋白质轻度到中度增高,细菌涂片见抗酸杆菌或结核分枝杆菌培养阳性可确诊。

4. 真菌性脑膜炎 脑脊液细胞学特点与结核性脑膜炎相似,两者难以区别。临床上最常见的是新型隐球菌感染,细菌涂片墨汁染色阳性或隐球菌乳胶凝集试验阳性可确诊。

(二) 中枢神经系统肿瘤的辅助诊断

脑脊液细胞学检查发现肿瘤细胞,有助于中枢神经系统肿瘤的诊断。脑转移癌和脑膜癌阳性率可达80%左右,但原发肿瘤(髓母细胞瘤除外)阳性率较低。

常见中枢神经系统疾病的脑脊液实验室检查结果及变化见表6-10。

表6-10 常见中枢神经系统疾病的脑脊液实验室检查结果及变化

疾病	外观	蛋白质	葡萄糖	氯化物	细胞数	细胞分类	病原体
化脓性脑膜炎	混浊、脓性、有凝块	↑↑	↓↓	↓	↑↑	N为主	可见致病菌
结核性脑膜炎	雾状微混,薄膜形成	↑	↓	↓↓	↑	早期:N为主 后期:L为主	抗酸染色阳性或结核分枝杆菌培养阳性
病毒性脑炎	清晰或微混	↑	正常	正常	↑	L为主	无
乙型脑炎	清晰或微混	↑	正常	正常	↑	早期:N为主 后期:L为主	无
新型隐球菌脑膜炎	清晰或微混	↑	↓	↓	↑	L为主	新型隐球菌
脑室及蛛网膜下腔出血	红色混浊	↑	正常	正常	↑↑	RBC为主	无
脑肿瘤	清晰	↑	正常	正常	↑	L为主	无
脑脊髓梅毒	清晰	↑	正常	正常	↑	L为主	无

注:↑:增高或轻度增高;↑↑:显著增高;↓:减低或稍低;↓↓:显著减低;N:中性粒细胞;L:淋巴细胞;RBC:红细胞

(石青峰)

第二节 浆膜腔积液检查

人体浆膜腔包括胸腔、腹腔、心包腔。正常情况下,浆膜腔内仅含有少量液体,主要起润滑作用。病理情况下,大量的液体在浆膜腔内潴留,从而形成了浆膜腔积液(serous effusion)。根据积液产生的部位不同,可分为胸腔积液(胸水)、腹腔积液(腹水)、心包腔积液;根据积液产生的原因及性质不同,可分为漏出液和渗出液。

漏出液多为双侧性非炎性积液,常见于各种肾病、充血性心力衰竭、严重的营养不良、晚期肝硬化、肿瘤及静脉栓塞等疾病,形成的主要原因有:①毛细血管流体静脉压增高。②血浆胶体渗透压减低。③淋巴回流受阻。④钠水潴留。与漏出液相比,渗出液多为单侧性炎性积液,病因比较复杂,常见于细菌性感染、转移性肺癌、乳腺癌、淋巴瘤、卵巢癌、消化液刺激及外伤等。确定浆膜腔积液的性质,对病因的诊断有着重要的意义。

一、标本采集与处理

1. 标本采集 由临床医师行浆膜腔穿刺术采集,采集的标本分4管留取,每管1~2ml。第1管供细菌学检查(结核分枝杆菌检查留10ml),必须置于无菌试管中;第2管供化学及免疫学检查(化学检查宜用肝素抗凝);第3管供细胞学检查(宜用EDTA-K_2抗凝),第4管不加任何抗凝剂以观察有无凝固现象。

2. 标本转运

（1）标本运送：标本采集后应立即在30分钟内送检，以防止细胞变形、出现凝块或细菌溶解破坏，否则应将标本置于4℃冰箱内保存。

（2）生物安全：浆膜腔积液内可能含有各种病原生物，应按潜在生物危害物质处理。标本的采集、运送、检查及处理等过程要符合实验室生物安全原则，注意个人生物安全防护。

3. 接收和拒收 参见脑脊液标本接收与拒收。

4. 标本处理 参见脑脊液检验后标本处理。

二、一般性状检查

（一）量

正常胸腔、腹腔、心包腔内均有少量液体。病理情况下，浆膜腔内液体增多，其量与病变的部位及严重程度相关，可达数百至上千毫升。

（二）颜色

正常情况下为淡黄色。漏出液颜色较浅，渗出液因病因不同而颜色各异，见表6-11。

表6-11 浆膜腔积液常见颜色变化及临床意义

颜色	临床意义
红色	穿刺损伤、结核、肿瘤、内脏损伤、出血性疾病等
黄色	各种原因引起的黄疸
乳白色	丝虫病、淋巴结肿瘤、化脓性感染、肝硬化、腹膜癌等
绿色	铜绿假单胞菌感染
棕色	阿米巴脓肿破溃
黑色	曲霉菌感染

（三）透明度

浆膜腔积液的透明度与其所含的细胞、细菌数量和蛋白质浓度等有关。漏出液因其所含细胞、细菌及蛋白质量少而呈清晰透明或微混，渗出液因含大量细胞、细菌及蛋白质而呈现不同程度混浊。

（四）凝固性

漏出液一般不易凝固或出现凝块；渗出液由于含有较多的纤维蛋白原、细菌和细胞破坏后释放的凝血活酶，可有凝块形成，但若其中含有纤溶酶时，可不出现凝固。

（五）比重

浆膜腔积液比重测定常用的有折射计法、比重计法等。积液比重的高低取决于所含溶质的数量及种类。漏出液中含细胞、蛋白质成分少，比重常<1.015；渗出液中含有较多的细胞和蛋白质，比重常>1.018。

三、显微镜检查

（一）细胞计数

1. 计数方法 与脑脊液计数方法相同，应计数全部有核细胞（包括间皮细胞）。

2. 参考区间 漏出液<$100×10^6$/L；渗出液>$500×10^6$/L。

3. 临床意义 积液中出现少量红细胞，常常因穿刺损伤出血所致，因此积液中出现少量的红细胞对渗出液和漏出液的鉴别意义不大；若积液中出现大量的红细胞，则提示为出血性渗出液，常见于恶性肿瘤、结核病等。浆膜腔积液细胞增高的临床意义见有核细胞分类计数。

4. 质量保证

（1）标本送检应及时，以免积液凝固或细胞破坏而引起结果不准确。

（2）进行细胞计数时，应将积液标本充分混匀，否则影响计数结果。

（3）若因穿刺损伤引起血性积液，在做白细胞计数时应进行校正，校正公式为：

$$白细胞/L(校正)=积液白细胞/L-\frac{积液红细胞/L\times血液白细胞/L}{血液红细胞/L}$$

5. 方法学评价 与脑脊液细胞计数基本相同。

（二）有核细胞分类计数

1. 计数方法

（1）直接分类法：细胞计数的同时，在高倍镜下根据细胞核的形态，将单个核细胞（包括淋巴细胞、单核细胞、间皮细胞）数与多个核细胞数记录下来，最后用百分比表示。

（2）染色分类法：若直接分类区分细胞较困难时，可将积液离心，取沉淀进行涂片染色，油镜下分类。此时若有异常细胞，应另行描述报告。

2. 参考区间 漏出液<100×10^6/L；渗出液>500×10^6/L。

3. 临床意义 漏出液一般以淋巴细胞及间皮细胞为主；渗出液根据病因、病情不同而变化，积液中有核细胞分类及临床意义见表6-12。

表6-12 积液中有核细胞分类及临床意义

有核细胞分类	临床意义
以多核白细胞为主	提示化脓性炎症（细胞总数常>1000×10^6/L）或早期结核性积液
以淋巴细胞增多为主	见于结核性渗出液、病毒感染、系统性红斑狼疮的多发性浆膜炎等
以间皮细胞及组织细胞增多为主	提示浆膜上皮脱落旺盛，可见于淤血、恶性肿瘤等
嗜酸性粒细胞增多	常见于变态反应和寄生虫病所致的积液；也见于多次反复穿刺、人工气胸、术后积液、结核性渗出液的吸收期、霍奇金病、间皮瘤等
腹水有核细胞数量超过500×10^6/L，以中性粒细胞为主（>50%）	提示为细菌性腹膜炎
癌细胞	恶性肿瘤

4. 质量保证

（1）积液进行离心时，速度不能过快，以免影响细胞形态。

（2）用玻片离心沉淀或细胞室沉淀法收集细胞效果更好。

（3）涂片固定时间不宜过长，固定温度不宜过高。

5. 方法学评价 直接分类法操作简单，但结果准确性较低；染色分类法虽操作复杂，但结果准确性好，且较容易发现肿瘤细胞。

（三）其他

1. 寄生虫 乳糜样积液离心后的沉淀物中可检查有无微丝蚴；阿米巴积液可检查有无阿米巴滋养体；包虫病患者积液中可检查有无棘球蚴头节和小钩。

2. 胆固醇结晶 积液中出现胆固醇结晶可见于陈旧性胸腔积液脂肪变性及胆固醇性胸膜炎积液。

四、黏蛋白定性试验

（一）检查方法

1. 原理 浆膜间皮细胞在炎症刺激下分泌黏蛋白增加，黏蛋白是一种酸性糖蛋白，等电点为 pH 3.0~5.0，在稀乙酸溶液中可以产生白色云雾状沉淀，即 Rivalta 反应。

2. 简要操作　取约 100ml 蒸馏水→加约 0.1ml 冰乙酸，混匀→逐滴加积液至稀乙酸溶液中→黑色背景下观察结果。

（二）质量保证

1. 球蛋白不溶于水且可呈云雾状混浊，若积液中球蛋白含量增高，可引起假阳性。
2. 试验时，冰乙酸与蒸馏水应充分混匀，且应在黑色背景下观察结果。
3. 积液中细胞数目较多时，应将积液离心后取上清液进行试验。

（三）方法学评价

黏蛋白定性试验（Rivalta test）是一种简单的黏蛋白过筛试验，简便、快速，不需特殊仪器和设备，临床实验室常用，能粗略区分漏出液和渗出液。

（四）参考区间

阴性。

（五）临床意义

渗出液中因含较多的黏蛋白，所以 Rivalta 试验呈阳性；漏出液呈阴性，但腔内漏出液经长期吸收蛋白质浓缩后，亦可呈阳性反应。

五、其他检查

（一）化学检查

浆膜腔积液化学检查主要包括蛋白、糖、脂及酶的测定等，具体见表 6-13。

表 6-13　浆膜腔积液常用化学成分检查及临床意义

指标	检测方法	临床意义
蛋白质定量	双缩脲法	漏出液：<25g/L；渗出液：>30g/L
蛋白电泳	乙酸纤维素薄膜电泳	漏出液：α、γ 球蛋白低于血浆，清蛋白相对较高；渗出液：与血浆蛋白接近
葡萄糖	葡萄糖氧化酶-过氧化物酶比色（GOD-POD）法、己糖激酶法	漏出液：与血糖接近或略低；渗出液：明显低于血糖，若积液葡萄糖/血糖<0.5，见于风湿性积液、恶性积液、结核性积液等
胆固醇	胆固醇氧化酶法	恶性积液：>1.6mmol/L；肝硬化积液：<1.6mmol/L
甘油三酯	磷酸甘油氧化酶法	乳糜性积液：>1.26mmol/L；非乳糜性积液：<0.57mmol/L
乳酸脱氢酶（LD）	速率法	漏出液<200U/L，$LD_{积液}/LD_{血清}$<0.6；渗出液>200U/L，$LD_{积液}/LD_{血清}$>0.6 渗出液 LD 活性：化脓性感染积液>恶性积液>结核性积液
腺苷脱氨酶（ADA）	比色法	ADA 活性：结核性>恶性>非炎症性积液，>40U/L 应考虑结核性
淀粉酶（AMY）	酶偶联比色法	腹膜腔积液 AMY 活性明显增高：见于胰腺炎、胰腺肿瘤等；胸膜腔积液 AMY 活性明显增高：见于食管穿孔、胰腺外伤合并胸腔积液
溶菌酶（LZM）	ELISA 法	感染性和结核性积液：LZM 增高 结核性积液：$LZM_{积液}/LZM_{血液}$>1.0 恶性积液：$LZM_{积液}/LZM_{血液}$<1.0
碱性磷酸酶（ALP）	酶速率法	恶性积液：$ALP_{积液}/ALP_{血液}$>1.0

(二) 肿瘤标志物和其他免疫学指标检查

浆膜腔积液肿瘤标志物及其他一些指标的检查有助于积液性质的判断,具体见表6-14。

表6-14　浆膜腔积液肿瘤标志物和其他指标的临床意义

指标	临 床 意 义
癌胚抗原(CEA)	增高:CEA>20μg/L,CEA积液/CEA血清>1.0时,有助于恶性积液的诊断(对腺癌所致积液诊断价值最高)
甲胎蛋白(AFP)	增高:腹膜腔积液AFP>300μg/L时,有助于诊断原发性肝癌
糖链抗原125(CA125)	增高:提示可能卵巢癌转移
组织多肽抗原(TPA)	诊断恶性积液的特异性较高。肿瘤治疗后,若TPA再增高,提示肿瘤可能复发
鳞状细胞癌抗原(SCC)	对鳞状上皮细胞癌有价值,积液中SCC增高与宫颈癌侵犯或转移程度有关
γ-干扰素(γ-INF)	结核性积液γ-INF明显增高;类风湿积液γ-INF降低
肿瘤坏死因子(TNF)	TNF明显增高:见于结核性积液,也见于风湿病、子宫内膜异位所致腹膜腔积液,但增高程度低
C反应蛋白(CRP)	增高提示为渗出液
类风湿因子(RF)	积液RF效价>1:320,且高于血清,可作为辅助诊断类风湿积液的依据
铁蛋白	①癌性积液铁蛋白>600μg/L,积液铁蛋白/血清铁蛋白>1.0,且LZM水平不高。②结核性积液铁蛋白增高,同时LZM明显增高
纤维连接蛋白(FN)	恶性腹膜腔积液明显高于非恶性腹膜腔积液

(三) 病原生物学检查

1. 细菌检查　根据浆膜腔积液理学和化学检查结果,如果积液性质为漏出液,则不需做细菌检查;如是渗出液或疑似渗出液则需涂片做革兰和抗酸染色、显微镜检查和细菌培养。正常情况下,积液中是没有细菌的,若在浆膜腔积液中发现细菌,则可以为临床诊断提供病因学依据,有确诊价值。

2. 寄生虫检查　浆膜腔积液离心后取沉淀物镜检,观察有无寄生虫及虫卵,若发现寄生虫虫体或虫卵,可为临床诊断提供病因学依据,有确诊价值。如乳糜样积液中可查见微丝蚴,棘球蚴病所致积液中可见棘球蚴的头节和小沟,阿米巴病的积液中可见阿米巴滋养体。

六、浆膜腔积液检查的临床应用

浆膜腔积液检查的目的在于鉴别积液的性质和明确积液的原因。常规检查项目仅限于理学、化学和细胞学检查,鉴别积液性质的符合率较低;随着特异性化学和免疫学检测指标的增加,提高了浆膜腔积液性质诊断的符合率。

1. 浆膜腔积液检查项目分级　20世纪90年代以来,浆膜腔积液检查发展到细胞学、生物学、微生物学、免疫学、遗传学等多项指标优化组合检查。除了提供鉴别漏出液与渗出液的依据外,还提供鉴别良性和恶性、结核性和化脓性积液的依据。目前,根据诊断需要,将积液检查项目分为3级,见表6-15。

表6-15　浆膜腔积液检查项目分级

分级	检 查 项 目
一级检查	颜色、透明度、比重、Rivalta试验、酸碱度、总蛋白、细胞计数及分类、微生物学检查等
二级检查	CRP、FDP、LD、ADA、AMY、糖蛋白等
三级检查	CEA、AFP、肿瘤特异性抗原、hCG、同工酶、蛋白质组分分析等

2. 漏出液和渗出液的鉴别　原因不明的浆膜腔积液,经检查大致可分为渗出液或漏出液。但是,有些浆膜腔积液既有渗出液的特点,又有漏出液的性质,这些积液称为"中间型积液"。因此,判断积液的性质除了依据实验室的检查结果外,还应结合临床其他检查结果,进行综合分析,才能准确诊断。漏出液与渗出液的鉴别见表6-16。

表6-16　漏出液和渗出液的鉴别

鉴别点	漏出液	渗出液
病因	非炎症	炎症、肿瘤或理化刺激
外观	淡黄色、浆液性	不定,可为黄色、血性、脓样
透明度	透明、偶见微混	多为混浊
比重	<1.015	>1.018
凝固	不凝	常自凝
pH	>7.4	<6.8
Rivalta 试验	阴性	阳性
总蛋白定量	<25g/L	>30g/L
积液/血清总蛋白比值	<0.5	≥0.5
葡萄糖	与血糖相近	可变化,常低于血糖(<3.3mmol/L)
LD	<200U/L	>200U/L
积液/血清 LD 比值	<0.6	>0.6
有核细胞计数	<300×10^6(腹水)	>500×10^6(腹水)
有核细胞分类	以淋巴及间皮细胞为主	急性炎症以中性粒细胞为主,慢性期、结核或风湿以淋巴细胞为主
细菌	无细菌	可找到病原菌
清蛋白梯度	胸腔积液>12g/L,腹水>11g/L	胸腔积液<12g/L,腹水<11g/L

3. 良性与恶性浆膜腔积液的鉴别　浆膜腔积液检查对良性或恶性浆膜腔积液鉴别有一定价值,尤其是积液中的脱落细胞检查和染色体检查对鉴别良性与恶性浆膜腔积液非常重要,主要鉴别指标见表6-17。

表6-17　良性与恶性浆膜腔积液的鉴别

项目	良性积液	恶性积液
外观	血性少见	血性常见
总蛋白(g/L)	多>40	20~40
铁蛋白(μg/L)	<500	>500
积液 LD/血清 LD	<0.6	>0.6
积液 CEA/血清 CEA	<1.0	>1.0
AFP(μg/L)	<100	>100
细胞学检查	仅为炎症细胞	多可找到肿瘤细胞
染色体检查	多数为二倍体细胞	多为非整倍体并有畸变

4. 寻找积液病因　浆膜腔积液是临床常见的体征,其病因比较复杂。胸膜腔积液主要病因为结核性胸膜炎和恶性肿瘤,且有向恶性肿瘤为主发展的趋势;腹膜腔积液主要病因有肝硬化、肿瘤和结核性腹膜炎等,占90%以上;心包膜腔积液主要病因为结核性、非特异性和肿瘤性,结核性仍占首位,但呈逐年降低趋势,而肿瘤性则呈逐年上升趋势。

(刘　艳)

第三节　关节腔积液检查

健康人关节腔内有少量液体,为来自血管、毛细淋巴管的过滤液及滑膜细胞的分泌物,起润滑作用。当关节有炎症、损伤等病变时,关节腔内的液体量增多,称为关节腔积液(articular cavity effusion)。

一、标本采集与处理

关节腔积液由临床医师通过无菌操作关节腔穿刺术采集。标本采集后分别置入3个无菌试管中,第1管用于微生物学检查,第2管肝素抗凝(肝素钠25U/ml)用于细胞学及化学检查,第3管不加抗凝剂用于观察有无凝固。不宜选用草酸盐和EDTA粉剂作为抗凝剂,以免影响关节腔积液结晶的检查。

标本采集后应及时送检,如需要保存标本,必须离心去除细胞后再保存,因为细胞内酶的释放会改变其中的成分。

二、一般性状检查

(一) 量

1. **参考区间**　0.1~2.0ml。
2. **临床意义**　关节发生炎症、创伤和化脓性感染时,关节腔积液量会增多,且增多程度与疾病严重程度正相关。

(二) 颜色

1. **参考区间**　无色或淡黄色。
2. **临床意义**　病理情况下,关节腔积液可出现不同的颜色变化(表6-18)。

表6-18　关节腔积液常见颜色变化及临床意义

颜色	临床意义
淡黄色	穿刺损伤出血
红色	创伤、全身出血性疾病、恶性肿瘤、关节置换术后及血小板减少症
金黄色	积液内胆固醇增高
脓性黄色	严重细菌感染性关节炎
乳白色	结核性、慢性类风湿关节炎、痛风、SLE、丝虫病、大量结晶等
绿色	铜绿假单胞菌性关节炎
黑色	褐黄病

(三) 透明度

1. **参考区间**　清亮、透明。
2. **临床意义**　关节腔积液的混浊度主要与细胞成分、细菌、蛋白质增多有关。炎性病变越重,混浊越明显,当积液内含有结晶、脂肪小滴、纤维蛋白或块状退化的滑膜细胞形成的悬浮组织时,也可出现混浊。

(四) 黏稠度

1. **参考区间**　高度黏稠。
2. **临床意义**　健康人关节腔积液黏稠度高,炎症导致关节腔积液中的透明质酸被中性粒细胞释放的酶降解,以及因关节腔积液稀释均可使关节腔积液黏稠度降低,降低程度与炎症严重程度正相关。

（五）凝块形成

1. **参考区间** 无凝块。

2. **临床意义** 健康人关节腔积液不含纤维蛋白原和其他凝血因子，不凝固。炎症时血浆凝血因子渗出可形成凝块。

三、显微镜检查

关节腔积液显微镜检查时应充分混匀标本，如标本黏稠度高不宜混匀时，可用生理盐水或白细胞稀释液稀释。

（一）白细胞计数

健康人关节腔积液中白细胞低于$(200\sim700)\times10^6/L$。各种关节炎症时白细胞总数增高，增高程度可用于初步区分关节腔积液是炎症性的还是非炎症性的。化脓性关节腔积液细胞总数往往超过$50\,000\times10^6/L$。急性痛风、风湿性关节炎时细胞总数可达$20\,000\times10^6/L$。

（二）细胞分类计数

取关节腔积液直接涂片，瑞-吉复合染色，也可离心后取沉淀涂片染色。健康人关节腔积液中的细胞约65%为单核-吞噬细胞，10%为淋巴细胞，20%为中性粒细胞。炎症性关节腔积液中的中性粒细胞比例可达80%以上，化脓性关节炎时比例可达95%以上；风湿、痛风、类风湿关节炎时，关节腔积液的中性粒细胞比例>50%。淋巴细胞增高主要见于类风湿关节炎早期、慢性感染、结缔组织病等。滑膜转移癌、急性风湿热、寄生虫感染及关节造影术后，嗜酸性粒细胞增高。

（三）特殊细胞

关节腔积液涂片采用瑞特或瑞-吉复合染色后显微镜检查，以检查有无肿瘤细胞等特殊细胞。常见的特殊细胞有：①类风湿细胞：主要见于类风湿关节炎，也可见于痛风、化脓性关节炎。②狼疮细胞：可见于系统性红斑狼疮、药物性狼疮关节炎、类风湿关节炎，不具特异性。③Reiter细胞：Reiter细胞是吞噬了退化变性的中性粒细胞的吞噬细胞，可见于Reiter综合征、痛风、类风湿关节炎等。

（四）结晶

关节腔积液中常见的结晶有尿酸盐结晶、焦磷酸钙结晶、磷灰石结晶、草酸钙结晶等。关节腔积液结晶检查主要用于鉴别痛风和假性痛风，痛风患者主要是尿酸盐结晶，而假性痛风主要是焦磷酸钙结晶。

（五）病原微生物

关节腔积液可作涂片革兰染色检查或细菌培养。约30%细菌性关节炎查不出病原菌，因此需氧培养阴性时建议加做厌氧培养和真菌培养。如怀疑结核性关节腔积液时，可作涂片抗酸染色、结核分枝杆菌培养或分子生物学方法（如PCR）检查。

四、化学和免疫学检查

（一）黏蛋白凝块形成试验

1. **参考区间** 阳性。

2. **临床意义** 健康人关节腔积液中含大量黏蛋白，为透明质酸与蛋白质的复合物，在乙酸作用下可形成坚实的黏蛋白凝块。健康人关节腔积液的黏蛋白凝块形成良好，凝块形成不良可见于化脓性关节炎、结核性关节炎、类风湿关节炎及痛风。

（二）关节腔积液其他检查

关节腔积液化学检查指标及临床意义见表6-19。

表 6-19　关节腔积液化学检查指标变化的临床意义

指标	参考区间	临 床 意 义
蛋白质	11～30g/L	增高主要见于化脓性关节炎,其次是类风湿关节炎和创伤性关节炎。蛋白质高低反映了关节感染的程度
葡萄糖	3.5～5.5mmol/L	化脓性关节炎葡萄糖含量明显减少,其次是结核性关节炎、类风湿关节炎
乳酸	1.0～1.8mmol/L	可作为关节感染早期诊断的指标之一。化脓性关节炎乳酸含量增高,类风湿关节炎乳酸含量轻度增高
类风湿因子	阴性	类风湿关节炎患者关节腔积液的类风湿因子阳性率较血清高,类风湿因子阳性也见于感染性(如结核性)和其他非感染性关节炎
抗核抗体	阴性	70% 系统性红斑狼疮患者和 20% 类风湿关节炎患者关节腔积液中抗核抗体阳性
补体	约为血清补体 10%	活动性系统性红斑狼疮患者血清和关节腔积液补体均减低;感染性关节炎、痛风、Reiter综合征患者关节腔积液补体可增高,且与关节腔积液蛋白质含量呈正相关

(石青峰)

第四节　胃液与十二指肠引流液检查

一、胃液检查

胃液(gastric juice)是由胃黏膜分泌细胞分泌的液体。胃液检查对于了解胃的分泌功能,胃、十二指肠相关疾病诊断和鉴别诊断有较好的实用价值。

(一) 标本采集

1. 试验前1天停用影响胃酸分泌的药物,如抗胆碱酯酶及碱性药物等。
2. 试验前晚8小时后禁食、禁饮、禁烟。有胃排空迟缓者,则在试验前1～2天患者拟进流质饮食。
3. 待检者空腹、坐姿,插管抽取胃液。弃去残余胃液,连续抽取1小时胃液作为空腹胃液标本,计量,以此测基础胃酸分泌量。
4. 肌内注射五肽胃泌素(pentagastrin),然后每15分钟留1份标本,共留取4次分别计量送检。

(二) 一般性状检查

1. **量**　正常基础胃液量 10～100ml(持续吸引1小时所得的胃液总量,代表标准状态下胃的分泌功能)。大于 100ml 为胃液增多,见于十二指肠溃疡、卓-艾综合征、胃排空障碍、十二指肠液反流等;少于 10ml 为胃液减少,见于胃蠕动功能亢进、萎缩性胃炎等。

2. **颜色**　正常空腹胃液为无色透明,无食物残渣。抽胃液伤及胃黏膜可混有鲜红血丝。胃炎、溃疡、胃癌等呈深浅不同的棕褐色。咖啡残渣样,提示胃内有大量陈旧性出血,见于胃癌、幽门闭锁不全、十二指肠狭窄等。胃液混有新鲜胆汁呈黄色,放置后则呈绿色。

3. **黏液**　正常胃液中含有少量分布均匀的黏液,有润滑、保护黏膜的作用,可中和、缓冲胃酸和抵抗胃蛋白酶消化。黏液增多提示胃部可能有炎症。黏液呈弱碱性,大量存在时可影响胃液酸度的准确测定。

4. **食物残渣**　12小时未进食的空腹胃液应无残渣及微粒,反之示胃蠕动功能不足,见于胃下垂、幽门梗阻、胃扩张等。

5. 酸碱度 正常胃液 pH 0.9～1.8。pH 3.5～7.0 为低酸,见于萎缩性胃炎、胃癌、继发性缺铁性贫血、胃扩张、甲状腺功能亢进等。pH>7 为无酸,见于十二指肠球部溃疡、胃泌素瘤、幽门梗阻、慢性胆囊炎、十二指肠液反流等。

(三) 显微镜检查

1. 细胞学检查 包括红细胞、白细胞、上皮细胞和癌细胞。

(1) 红细胞:正常胃液中无红细胞,插胃管时损伤胃黏膜可出现红细胞。如出现大量红细胞,提示胃部可能有糜烂、溃疡、恶性肿瘤等。

(2) 白细胞:正常胃液可见少量白细胞,100～1000 个/μl,以中性粒细胞为主。胃黏膜炎症时白细胞常>1000 个/μl,且中性粒细胞常高于50%。

(3) 上皮细胞:胃黏膜炎症时可见柱状上皮。

(4) 癌细胞:镜检时若见有大小不均、形态不规则、核大、染色质粗糙、多核的成堆细胞,应高度怀疑癌细胞,需做进一步检查。

2. 细菌学检查 胃液内细菌种类很多,例如:①八叠球菌、酵母样真菌:革兰阳性球菌,一般无致病力,高胃酸而又有食物潴留时可找到,见于消化性溃疡及幽门梗阻。②博-奥杆菌:革兰阳性嗜乳酸杆菌,见于胃酸缺乏合并幽门梗阻,对胃癌诊断有价值。③抗酸杆菌:由肺结核患者将含有结核分枝杆菌的痰液咽入胃内所致。④幽门螺杆菌:革兰阴性杆菌,S形、海鸥状弯曲,可呈球形体或短杆菌,见于胃炎。⑤化脓球菌:大量出现提示胃黏膜有化脓性感染。

(四) 化学检查

胃酸测定分为基础胃酸排量(basic acid output,BAO)、最大胃酸排量(maximal acid output,MAO)、高峰胃酸排量(peak acid output,PAO)等。胃液化学检查项目及临床意义见表6-20。

1. 基础胃酸排量 采集无食物和药物刺激1小时内分泌的全部胃液量。

2. 最大胃酸排量 注射五肽胃泌素刺激剂,每隔15分钟采集1次胃液,连续1小时内4次测定之和为MAO。

3. 高峰胃酸排量 在测定MAO中取2次最高值之和乘以2即得。

表6-20 胃液化学检查项目及临床意义

项目	参考区间	临床意义
BAO、MAO、PAO(mmol/h)	BAO:2～5 MAO:3～23 PAO:20.60±8.37	胃酸分泌增加:①十二指肠溃疡,BAO超过5mmol/h时,对十二指肠溃疡有诊断意义;PAO>40mmol/h时,高度提示十二指肠溃疡合并有出血、穿孔等并发症;十二指肠溃疡手术后,BAO与PAO值均有所下降,若BAO仍>5mmol/h,MAO>15mmol/h时,应考虑溃疡复发的可能。②卓-艾综合征(胃泌素瘤),BAO升高常>15mmol/h,BAO/MAO>0.6。五肽胃泌素胃酸分泌试验对诊断卓-艾综合征有重要价值。胃酸分泌减少可见于胃炎、胃溃疡、胃癌及恶性贫血
乳酸(mg/L)	<500	增高:胃癌、幽门梗阻、慢性胃炎、慢性胃扩张等
尿素(mmol/L)	>1	减低:幽门螺杆菌感染,灵敏度90%～95%,特异性98%
胆汁	阴性	阳性:十二指肠张力增高,幽门闭锁不全、十二指肠乳头下梗阻

(五) 临床应用

1. 胃分泌功能检查 胃液检查对胃泌素瘤、胃癌和十二指肠溃疡的诊断与鉴别诊断有重要意义。如果空腹胃液量>100ml,BAO>15mmol/h,MAO>30mmol/h,且BAO/MAO>0.6,即可考虑胃泌素瘤。临床上通过胃液检查和血清胃泌素的测定,可确诊95%的胃泌素瘤。

2. 贫血的鉴别诊断 由于内因子生存减少和体内有抗内因子抗体的存在,使维生素 B_{12} 吸收减少,所致的恶性贫血是一种巨幼细胞贫血。胃液检查为真性胃酸缺乏,五肽胃泌素刺激后无盐酸分泌,给予维生素 B_{12} 治疗后贫血可纠正;但无胃酸分泌,依此可与营养性巨幼细胞贫血鉴别。

3. 肺结核的辅助诊断 肺结核患者,尤其是不会咳痰的儿童,常常将含有结核分枝杆菌的痰液咽下,如果在胃液中找到结核分枝杆菌,则可以协助诊断肺结核。

二、十二指肠引流液检查

(一) 标本采集

十二指肠引流液是在空腹状态下用十二指肠管采取,根据采集先后顺序分4段采集留取,分别置于标记为 D、A、B、C 的 4 支试管中,包括 D 液(十二指肠液)、A 液(胆总管液)、B 液(胆囊液)、C 液(胆管液)。

(二) 一般性状检查

1. 参考区间 健康人十二指肠引流液的一般性状检查项目及参考区间见表 6-21。

表 6-21 正常十二指肠引流液的一般性状检查

项目	D 液	A 液	B 液	C 液
量(ml)	10~20	10~20	30~60	随引流时间而定
颜色	无色或淡黄色	金黄色	黄棕或棕色	柠檬黄色
性状	透明或微混、黏稠	透明、略黏稠	透明、较黏稠	透明、略黏稠
pH	7.6	7.0	6.8	7.4
比重		1.009~1.013	1.026~1.032	1.007~1.010

2. 临床意义 十二指肠引流液异常,如胆汁排出障碍,可见于结石、肿瘤致胆管梗阻。B 胆汁量增多且暗黑色改变,常因胆道扩张伴有感染所致。引流出现颗粒状沉淀物或有胆砂提示有胆石症。C 胆汁出现胆砂疑为肝内结石。血性胆汁见于特发性胆道出血、胆道系统癌症或出血性疾病。

(三) 显微镜检查

1. 细胞 正常情况下引流液中不含红细胞,可有少量白细胞和上皮细胞。慢性或病毒性肝胆疾病患者,经染色可见小淋巴细胞和浆细胞。胆道炎、急性肝炎患者,A、B、C 胆汁中均可见白细胞增多。血性标本应涂片染色检查,对胆囊癌、肝外胆管癌及胰头癌诊断有帮助。

2. 结晶 胆石症常见大量胆固醇结晶出现,以 B 胆汁多见;胆固醇结晶与胆红素结晶同时出现提示有混合性胆结石可能。

3. 寄生虫 寄生虫感染患者的十二指肠引流液中,大多数 B 胆汁中可检出寄生虫或虫卵,如蓝氏贾第鞭毛虫滋养体、蛔虫卵、钩虫卵、华支睾吸虫卵等。肝吸虫患者在胆汁中检出虫卵机会高于粪便。胆汁离心后涂片镜检,可提高阳性率。

4. 黏液 胆汁中的少量黏液为溶解状,镜检不易看到。胆道炎症镜检可见黏液丝。十二指肠卡他炎症,伴少量白细胞增多黏液呈平行状排列,胆总管炎症黏液呈螺旋状排列。故黏液丝及其排列状态对胆道炎症诊断及定位有一定参考价值。

(四) 化学检验

十二指肠引流液化学检查主要通过促胰酶素-促胰液素试验来评价胰腺外分泌功能。正常胰液流出量 70~230ml/h,最高碳酸氢盐浓度 70~125mmol/L。此试验主要用于检查胰腺囊性纤维性变。

(五) 临床应用

1. 协助诊断某些寄生虫病 对可疑有寄生虫感染而又需要确诊时,十二指肠引流液检查常可获得理想的结果。如肝吸虫病、阿米巴肝脓肿、胆管蛔虫的诊断等。

2. 诊断胆石 国内最常见的胆石为胆固醇结石、胆红素结石和胆红素钙结石。对于胆囊造影不显影或 B 超检查不能确诊的结石,十二指肠引流液检查是唯一的选择,并且可进一步做胆石化学成分分析,以确定胆石的性质。

3. 诊断伤寒带菌者 胆汁中培养出伤寒杆菌即可诊断为伤寒带菌者。

4. 诊断胰腺疾病 采用促胰酶素-促胰液素试验,观察胰液量、碳酸氢盐和淀粉酶的变化,对诊断慢性胰腺炎、胰腺癌有一定价值。

第五节 羊 水 检 查

妇女妊娠期羊膜腔内的液体称为羊水(amniotic fluid,AF)。妊娠早期,羊水主要是母体血浆经胎膜进入羊膜腔的透析液,因此羊水的成分与母体血浆基本相似;妊娠中期以后,由于胎儿的吞咽、呼吸及排尿功能的建立,羊水的主要来源是胎儿尿液,羊水中水分占98%~99%,溶质仅占1%~2%,主要是无机盐和有机物,包括电解质、葡萄糖、脂肪、蛋白质、酶、激素、肌酐、尿酸、尿素等代谢产物;妊娠晚期,胎儿肺参与羊水的生成,每日600~800ml,羊水内可见小片状物悬浮,包括胎脂细胞及毳毛等有形物质。妊娠不同时期,羊水的来源、容量、组成成分均有明显的改变。目前,通过羊水检查进行产前疾病的诊断越来越受到重视。

一、标本采集与处理

(一) 标本采集

由临床医师行羊膜腔穿刺术抽取获得。根据不同的检查目的,选择适宜的穿刺时间。临床上穿刺抽取羊水的时间选择见表6-22。

表6-22 羊水采集的最佳时间

检查目的	采集时间
诊断胎儿遗传性疾病	妊娠16~20周
判断母婴血型是否不合	妊娠26~36周
判断胎儿成熟度	妊娠晚期(多35周后)

羊水采集和送检需注意:①采集标本量一般为20~30ml,立即送检,否则应置于4℃保存,保存时间不宜超过24小时,以免细胞及化学成分受影响。②细胞培养和染色体分析的标本采集后需立即离心,取沉淀物细胞培养后做染色体核定型分析。③避免使用玻璃容器采集标本,以防细胞黏附在玻璃壁上。④做胆红素测定的羊水标本需用棕色容器收集,并避光保存。⑤离心后的羊水标本,沉淀物可做脂肪细胞及其他细胞检查;上清液可做化学分析,并在冷冻下转运。

(二) 标本处理

检查完的羊水标本应按照《临床实验室废物处理原则》(WS/T/249—2005)的方法处理实验后的残余标本,一般将残余标本与消毒液混合放置一定时间后再倒掉。

二、一般性状检查

（一）量

1. 检测方法 B超诊断法：不仅能测量羊水的量，同时还可观察胎儿是否畸形。此法简便易行，无创伤无疼痛，准确性高，检测安全，已广泛使用。

2. 参考区间 ①妊娠8周5~10ml。②妊娠10周约30ml。③妊娠20周约400ml。④妊娠36~38周时达高峰1000~1500ml，此后逐渐减少。妊娠足月时约800ml。过期妊娠少于300ml。

3. 临床意义

（1）羊水过多：妊娠任何时期羊水量>2000ml为羊水过多。羊水过多的病因十分复杂，最常见的原因有胎儿畸形、多胎妊娠、妊娠糖尿病、母婴血型不合、胎盘因素等都可导致羊水过多。

（2）羊水过少：妊娠足月时羊水量<300ml为羊水过少。常见的原因有胎儿先天性泌尿系统异常、肺发育不全、染色体异常、胎膜早破、药物影响等。

（二）颜色和透明度

1. 参考区间 妊娠早期：无色或淡黄，清晰、透明；妊娠晚期：乳白色，混浊。

2. 临床意义 ①深黄色：羊水中胆红素含量高，见于胎儿溶血病、胎儿出血、胎盘功能减退等。②绿色：羊水中混有胎粪，见于胎儿窘迫。③红色：有出血，见于胎儿出血、胎盘早剥或穿刺出血。④棕红或褐色：宫内陈旧出血，多为胎儿已经死亡。⑤脓性混浊：细菌、白细胞增多，见于宫内化脓性感染。

三、显微镜检查

（一）羊水脂肪细胞计数

1. 显微镜计数 羊水脂肪细胞是胎儿皮脂腺及汗腺脱落的细胞，羊水中脂肪细胞出现率与胎龄有着密切关系。随着妊娠的进展，胎儿皮脂腺逐渐成熟，羊水中脂肪细胞逐渐增多，将羊水涂片用尼罗蓝（Nile blue）水溶液染色后，显微镜下观察并计数200~500个细胞，计算脂肪细胞阳性率。

2. 参考区间 妊娠34周前羊水脂肪细胞≤1%，34~38周为1%~10%，38~40周为10%~15%，40周以后>50%。

3. 临床意义 羊水脂肪细胞>20%为胎儿皮肤成熟的指标，10%~20%为临界值，<10%为皮肤不成熟，>50%为皮肤过度成熟。

（二）羊水快速贴壁细胞检查

1. 羊水快速贴壁细胞计数 正常羊水细胞需要经过4~5天才能贴壁生长。胎儿畸形（神经管缺陷及脐疝畸形等）时，羊水细胞仅需20小时即可贴壁生长，此种细胞称为快速贴壁细胞（rapidly adhering cell，RAC）。RAC为神经组织中的吞噬细胞，当胎儿神经管缺陷时，神经组织中的RAC暴露于羊水中，RAC具有贴壁生长快，活细胞贴壁率高的特点。

2. 参考区间 <4%。

3. 临床意义 RAC主要用于胎儿畸形的诊断，脐疝畸形RAC为9%~12%，无脑儿RAC为100%。

四、羊水其他检查

（一）化学和免疫学检查

随着妊娠的进程，羊水成分在不断地改变。妊娠第16周后，胎尿成为羊水的主要来源，此时，羊水成分中肌酐、尿素、尿酸、钾离子等含量逐渐增高，渗透压减低，钠离子含量减低。

羊水化学和免疫学检查项目较多，临床常用检查项目及临床意义见表6-23。

表6-23 羊水化学和免疫学成分检查项目及临床意义

项目	临 床 意 义
AFP(mg/L)	AFP增高:①开放性神经管缺陷的胎儿。②死胎。③先天性食管闭锁及染色体异常。④先天性肾病 AFP减低:葡萄胎、唐氏综合征等
胆碱酯酶(ChE,U/L)	羊水中真性胆碱酯酶(AChE)活性增高与胎儿开放性神经管畸形有高度相关,同时测定羊水假性胆碱酯酶(PChE)活性,并计算 AChE/PChE 比值,对诊断更有价值
卵磷脂(L)与鞘磷脂(S)	L/S 比值对诊断特发性呼吸窘迫综合征(IRDS)具有重要价值。L/S≤1.49,表示肺脏发育不成熟,易发生 IRDS;L/S 为 1.50~1.99,表示肺脏发育不够成熟,可能发生 IRDS;L/S 为 2.0~3.4,表示肺脏发育已成熟,一般不会发生 IRDS;L/S 为 3.50~3.90,表示肺脏发育肯定成熟;L/S≥4.0,表示过成熟
肌酐(μmol/L)	羊水肌酐水平变化可以判断胎儿肾脏成熟度。羊水肌酐>176.8μmol/L 提示胎儿肾脏成熟;羊水肌酐 132.6~176.7μmol/L 为临界值;羊水肌酐<132.5μmol/L 提示胎儿肾脏未成熟
睾酮(μg/L)	结合染色体检测用于胎儿性别鉴别
雌三醇(mg/L)	减低:胎儿预后不良,如母婴血型不合、先兆流产、妊娠合并糖尿病等
胆红素(μmol/L)	判断胎儿安危、观察胎儿肝脏成熟程度、监测胎儿溶血程度
葡萄糖(mmol/L)	判断胎儿肾脏成熟程度,但精确度不如羊水肌酐。羊水葡萄糖<0.56mmol/L,提示胎儿肾脏发育成熟;羊水葡萄糖>0.80mmol/L,提示胎儿肾脏不成熟
淀粉酶(U/L)	判断胎儿唾液腺成熟程度,>120U/L 提示胎儿唾液腺成熟
逆-三碘甲腺原氨酸(rT_3,μmol/L)	减低:主要见于胎儿甲状腺功能减退症
瘦素(μg/L)	反映胎儿生长发育情况等

(二) 胎儿成熟度检查

胎儿成熟度检查可作为高危妊娠选择有利分娩时机和采取措施的参考。判断胎儿成熟度的指标有胎儿肺成熟度、胎儿肾成熟度、胎儿肝脏成熟度、胎儿皮肤成熟度、胎儿唾液腺成熟度等,具体情况见表6-24。

表6-24 胎儿各脏器成熟度的判断指标及判断方法

项目	判断指标	判断方法
胎儿肺成熟度	羊水泡沫试验	阳性:提示胎儿肺已成熟
	羊水卵磷脂/鞘磷脂(L/S)	L/S≥2:提示胎儿肺已成熟
	羊水磷脂酰甘油(PG)	妊娠35周后羊水 PG 阳性:提示胎儿肺已成熟
胎儿肾脏成熟度	羊水肌酐(μmol/L)	>176.8,提示胎儿肾脏已成熟 132.6~176.7,提示胎儿肾脏成熟可疑 <132.5,提示胎儿肾脏未成熟
	羊水葡萄糖(mmol/L)	<0.56,提示胎儿肾脏成熟 >0.80,提示胎儿肾脏未成熟
胎儿肝脏成熟度	羊水 ΔA_{450}	<0.02,提示胎儿肝脏成熟 0.02~0.04,提示胎儿肝脏成熟可疑 >0.04,提示胎儿肝脏未成熟
胎儿皮肤成熟度	羊水脂肪细胞	>20%,提示胎儿皮肤已成熟 10%~20%,为临界值 <10% 提示胎儿皮肤未成熟 >50%,提示胎儿皮肤过成熟
胎儿唾液腺成熟度	羊水淀粉酶	>120U/L 提示胎儿唾液腺成熟

五、羊水检查的临床应用

羊水检查对监测胎儿生长发育,诊断各种先天性和遗传性疾病,降低遗传病的发病率,实现优生优育等有重要意义。

(一) 产前诊断

产前诊断是在遗传咨询的基础上，通过遗传学和影像学检查，对高风险胎儿进行明确诊断，通过对患胎的选择性流产以达到选择胎儿的目的，从而降低出生缺陷率，提高人口素质。

(二) TORCH 感染的检查

TORCH 包括弓形虫(toxoplasma)、其他病原微生物(others)、风疹病毒(rubella Virus)、巨细胞病毒(cytomegalo Virus)及单纯疱疹病毒(herpes simplex Virus)，是可导致先天性宫内感染及围生期感染而引起围生儿畸形的一组病原体，通常可造成母婴感染，导致流产、死胎、早产、先天畸形和智力障碍等。通过检测羊水中弓形虫、风疹病毒、巨细胞病毒及单纯疱疹病毒的抗体，可以了解 TORCH 感染情况，对实现优生优育具有重要意义。

（刘　艳）

本章小结

脑脊液检查的标本需按顺序收集于 3 管无菌容器中，第 1 管用于细菌学检查，第 2 管用于化学和免疫学检查，第 3 管用于一般性状和显微镜检查。脑脊液检查包括理学检查、显微镜检查、化学检查及其他免疫学等检查。一般性状检查包括颜色、透明度、凝固性等，显微镜检查一般包括细胞总数计数、有核细胞计数及分类计数、细胞学检查、病原体的检查等，化学检查包括蛋白质、葡萄糖、氯化物的测定，特殊情况下也可检测 ADA、LD、转铁蛋白等。脑脊液检查对中枢神经系统疾病的诊断和鉴别诊断、治疗效果观察及预后判断均具有重要价值，注意几种常见中枢神经系统疾病的脑脊液检查特点。

浆膜腔积液检查的标本由临床医师行采集，采集的标本分 4 管留取，前 3 管的收集与用途同脑脊液，同时需采用适当的抗凝剂抗凝，第 4 管不加任何抗凝剂以观察有无凝固现象。浆膜腔积液的一般性状和显微镜检查项目基本同脑脊液检查。化学检查除了常规的 Rivalta 试验检查黏蛋白外，还包括很多项目，如蛋白质定量、ADA、LDH、LZM 等，主要用于鉴别积液性质，包括漏出液还是渗出液、良性还是恶性、结核性还是非结核性。

关节腔积液的黏蛋白形成试验、蛋白质、葡萄糖、乳酸、类风湿因子等检查以及显微镜下观察结晶等，可用于鉴别关节炎类型。

胃液化学检查主要是胃酸的测定，包括 BAO、MAO、PAO。十二指肠引流液的理学检查有助于区分不同引流部位的疾病状态。

羊水检查主要用于评估胎儿成熟度，筛查先天性遗传病等。

复习题

1. 如何鉴别脑脊液新鲜出血与陈旧性出血？
2. 脑脊液常规检查项目有哪些？
3. 化脓性脑膜炎、结核性脑膜炎和病毒性脑膜炎的脑脊液实验室检查特点有哪些？
4. 浆膜腔积液常规检查项目包括哪些？漏出液与渗出液的鉴别要点有哪些？
5. 什么是 Rivalta 试验？有何临床意义？
6. 常见关节炎关节腔积液检查的特征有哪些？
7. 胃酸测定项目及临床意义有哪些？
8. 羊水检查判断胎儿肺、肾、肝、皮脂腺等脏器成熟程度的指标分别是哪些？

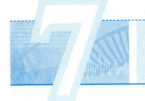

第七章

脱落细胞学及细针吸取细胞学检验

 学习目标

1. 掌握：正常脱落细胞、良恶性疾病脱落细胞的形态特征；常用细胞学标本制片、染色技术；各系统病变脱落细胞的诊断特点。
2. 熟悉：细胞退化变性、细胞死亡的相关概念；脱落细胞涂片的观察及报告方式；各系统脱落细胞来源。
3. 了解：淋巴结、乳腺穿刺诊断技术；脱落细胞学检查的评价。

第一节　细胞学检验基本理论

脱落细胞学（exfoliative cytology）和细针吸取细胞学（fine needle aspiration cytology）是检验医学的一个分支，属细胞病理学（cytopathology）范畴。通过对人体各部位特别是管腔各表面的脱落细胞或对病变器官及肿块通过细针吸取的方式获得的细胞，经过染色后，在显微镜下观察细胞的形态和结构，进行健康和疾病的筛查、诊断与研究，即对无症状个体进行癌前病变的筛检，对有症状或有体征患者进行诊断和鉴别诊断。

脱落细胞及细针吸取细胞学检验简单易行、安全性强；对设备要求不高、费用低；对患者损伤小，痛苦少，可反复取材检查；诊断迅速，癌细胞检出率较高，尤其适用于大规模防癌普查和高危人群的随访观察，从而实现"早发现、早诊断、早治疗"的目的。但由于该法只能见到单个或少数成堆细胞，不能全面观察病变组织结构，不能确定细胞来源的具体部位，对癌细胞的明确分型有一定的困难，因此具有一定的局限性和误诊率。

一、正常细胞形态

（一）上皮细胞

上皮细胞覆盖于器官表面或形成腺体或腺体样结构。根据上皮细胞的功能分为鳞状上皮细胞（squamous epithelia cell）、分泌性腺上皮细胞（glandular cells with secretory functions）、纤毛上皮细胞（ciliated epithelia cells）、间皮细胞（mesothelial cells）四种。

1. 鳞状上皮细胞　鳞状上皮细胞是一种多层上皮细胞，一般有10余层，细胞形态多呈扁平鳞形，边界清晰，主要覆盖于皮肤、口腔、咽、食管、阴道的全部及子宫颈外口等体表与外界相通的腔道部位。从底层至表面分为基底层、中层和表层3部分（图7-1）。

（1）基底层细胞：分为内底层和外底层。正常涂片中不易见到，在黏膜炎症、溃疡或糜烂时可见。

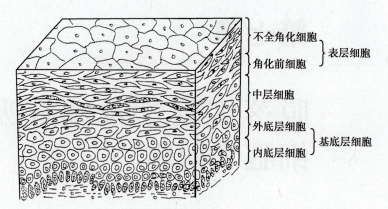

图 7-1 鳞状上皮示意图

1) 内底层细胞：是上皮的最深层，与基底膜紧接，为单层立方或低柱状细胞，增殖力旺盛，属幼稚细胞。内底层细胞很少脱落，在涂片中脱落的细胞呈圆形，直径为 12~15μm；核圆形或椭圆形，居中或略偏位，直径 8~10μm，染色质均匀呈细颗粒状，苏木素-伊红（HE）染色呈蓝色；胞质较少，由于含丰富的游离核糖体，巴氏染色呈深蓝色、暗绿或灰蓝色，HE 染色呈红色；核胞质比（即核的直径与细胞质幅缘之比）为 1:0.5~1:1。

2) 外底层细胞：在内底层细胞之上，有 2~3 层。涂片中，其体积较内底层大，直径 15~30μm；细胞核与内底层相似，染色质略疏松；胞质巴氏染色呈淡绿色或灰色，HE 染色呈暗红色；核胞质比 1:1~1:2（图 7-2）。

(2) 中层细胞：位于鳞状上皮中部，细胞层次较多。涂片中，细胞呈圆形、菱形、多角形，直径 30~40μm；核较小；胞质巴氏染色呈淡绿色或灰蓝色，HE 染色呈淡红色；核胞质比 1:2~1:3（图 7-3）。

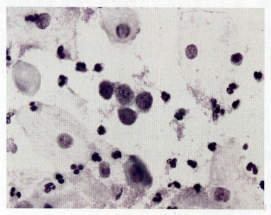
图 7-2 阴道脱落的内底层细胞与外底层细胞

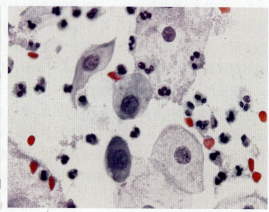
图 7-3 阴道脱落的中层细胞

(3) 表层细胞：位于上皮的表面，此层细胞扁平。涂片中，细胞呈多角形，体积增大，直径 40~60μm；细胞核小而深染；胞质透明，边缘卷褶。根据细胞成熟程度，分为角化前、不完全角化和完全角化细胞。

1) 角化前细胞：细胞核直径 6~8μm，染色较深，但染色质颗粒仍较细致、均匀呈颗粒状；胞质量显著增多，巴氏染色呈浅蓝或浅绿色，HE 染色呈红色；核胞质比 1:3~1:5（图 7-4）。

2) 不完全角化细胞：细胞核明显缩小，深染，呈固缩状小圆形，直径约 4μm，核周可见白晕，有时核周处可见棕色小点；胞质透明，细胞可卷角，巴氏染色呈粉红色，HE 染色呈粉红色；核胞质比 1:5 或以上（图 7-4）。

3) 完全角化细胞:细胞胞核消失,胞质极薄,有皱褶,卷角。此种细胞为衰老死亡细胞,胞质内有时可见细菌;巴氏染色呈橘黄色,HE染色呈浅红色(图7-5)。

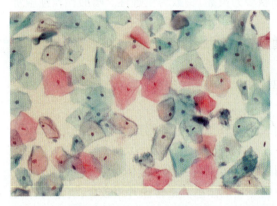 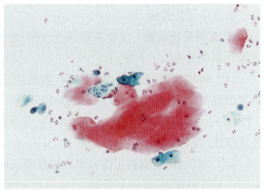

图7-4　阴道脱落的表层角化前细胞与不完全角化细胞　　图7-5　阴道脱落的表层完全角化细胞

2. 分泌性腺上皮细胞　分泌性腺上皮细胞主要覆盖在肠道和子宫颈内膜表面,形成内陷或腺管,或与表面导管相连形成腺体,或单个散在分布,如呼吸道纤毛上皮中的杯状细胞。

在细胞学涂片中,分泌性腺上皮细胞呈立方形或柱状,长10~20μm,宽约10μm,具有极性;核直径8μm,染色质疏松,多偏位,位于细胞底部,常有小核仁;胞质呈透明状或混浊,常含黏液(图7-6)。分泌性腺上皮细胞很难保存,涂片中的细胞边界常消失,形态不完整,细胞质呈弱嗜碱性,由储备细胞更新而来。

3. 纤毛上皮细胞　主要覆盖于呼吸道、子宫颈峡部内膜、输卵管和子宫内膜。纤毛上皮常由几层细胞组成,纤毛朝向器官腔面。纤毛细胞常与分泌黏液或黏液相关物质的分泌细胞同时出现。在呼吸道中,支气管纤毛上皮细胞被黏液覆盖,通过纤毛运动,将灰尘或其他外来物质包裹于黏液中并排出体外。

在细胞学涂片中,纤毛上皮细胞为圆锥形,顶端宽平,表面有密集的纤毛,呈淡红色,细胞底端细尖似豆芽根;细胞核位于细胞中下部,呈椭圆形,顺细胞长轴排列,核染色质颗粒细致均匀,染色较淡,有时可见1~2个核仁,核边缘清晰,常与细胞边界重合(图7-7)。

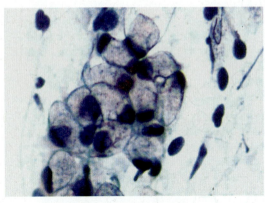 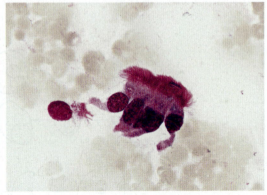

图7-6　子宫颈黏液柱状上皮细胞　　图7-7　支气管纤毛上皮细胞(瑞-吉复合染色×1000)

4. 间皮细胞　主要是指覆盖于胸腔、腹腔及心包腔处的单层上皮。脱落的间皮细胞成片或成团分布,单个间皮细胞呈圆形或卵圆形,直径10~20μm;核圆,位于中央或偏位,常为单个,增生活跃时可见双核,染色质呈细颗粒状,偶见小核仁;胞质丰富,弱嗜碱性或嗜酸性(见图7-21)。

(二) 非上皮细胞

涂片中的非上皮细胞成分又称背景成分。了解并识别非上皮细胞成分的形态,有助于细胞病理学诊断。

1. **血细胞** 在细胞学涂片上常见红细胞和白细胞。出现红细胞提示有出血，见于生理性（如月经周期）、病理性和医源性。出现中性粒细胞多为炎症，少数为生理性。嗜酸性粒细胞常见于变态反应性疾病。

2. **支持系统细胞** 支持系统具有支持、传递和防御等功能，如肌肉、神经和骨髓等。在细胞学涂片中可出现以下3种：

（1）淋巴细胞：多为小淋巴细胞，胞质少，呈裸核样。因淋巴细胞大小较恒定，可作为测定其他细胞大小的"标尺"。慢性炎症时较多见。

（2）巨噬细胞：胞体较大，胞质丰富，常含有空泡和各种异物；细胞核大小不一，常偏位，染色质细致，偶见双核。

（3）组织细胞：细胞在涂片中吞噬现象不明显，又称小吞噬细胞。胞体略大于中性粒细胞，呈卵圆形或不规则形；核大而偏位，染色质细致；胞质呈泡沫感。正常涂片中较少，炎症时伴大量白细胞同时出现。

二、上皮细胞退化变性

（一）细胞死亡

1. **凋亡** 细胞凋亡是指为维持内环境稳定，由基因控制的细胞自主有序的死亡，是一种正常的生理现象。多发生于淋巴细胞，上皮细胞较少见。凋亡细胞首先出现的是细胞体积缩小，然后是核染色质致密、碎裂、降解，染色质碎裂成大小一致的小颗粒状，称为核碎裂或凋亡小体；细胞质常皱缩，细胞膜多破裂。细胞凋亡不引起周围组织炎症反应。

2. **坏死** 细胞坏死是因物理、化学因素或严重的病理性刺激引起的细胞损伤和死亡，是非正常死亡。坏死细胞常缺乏典型的形态学表现，通常先是细胞质内空泡形成，细胞核体积增大，染色质致密，称为核均化或核固缩，然后细胞膜破坏，细胞破裂，形成细胞碎片。常与周围组织的炎症有关，有一定的诊断价值。

（二）细胞退化变性

1. **细胞退变** 细胞从器官内黏膜表面脱落后，由于得不到血液供应，缺乏氧气和养料或因炎症、放疗、化疗等影响，细胞会发生变性、死亡，这一过程称退化变性（degeneration），简称退变。脱落细胞退变分为肿胀性退变和固缩性退变（图7-8）。

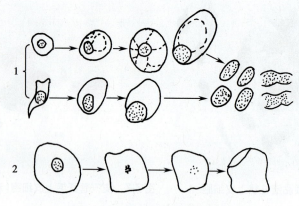

图7-8 上皮细胞退变过程示意图
1. 肿胀性退变过程；2. 固缩性退变过程

（1）肿胀性退变：由于细胞内水分明显增加，表现为胞质肿胀，体积可增大2~3倍，胞质内可出现空泡，着色淡；胞核肿胀，染色质结构不清，呈淡蓝色云雾状。最后胞质完全溶解消失，剩下肿胀的淡蓝色裸核亦逐渐溶解消失。肿胀性退变多见于急性炎症。分泌性腺上皮细胞，纤毛上皮细胞,鳞状上皮中、底层细胞常表现为肿胀性退变。

(2) 固缩性退变:由于细胞脱水,表现为整个细胞变小,固缩变形,胞质染成红色,胞核染色质致密呈深蓝色,胞核与胞质之间可形成空隙,称核周晕。最后细胞破裂成碎片。固缩性退变多见于慢性炎症。鳞状上皮表层细胞常表现为固缩性退变。

2. 多核 在细菌或病毒感染时,间皮细胞、上皮细胞或巨噬细胞均会形成多核细胞。多核巨噬细胞源自单核巨噬细胞的融合,胞体巨大,细胞核常偏位,分散在细胞质周边,在结核病患者的涂片中可见。

3. 其他 在炎症或肿瘤时,巨噬细胞、上皮细胞、间皮细胞和癌细胞等均会出现吞噬现象,细胞质中可见外来异物、细胞碎片或完整细胞。病变组织中,各类细胞均可见核异常,表现为核皱褶或核沟。在放疗、某些微生物感染(沙眼衣原体)、细胞内脂肪储存时,可见细胞质形成多个大小不一透明的圆形包涵体,内含水分或水溶性物质,称为细胞质空泡。

(三) 增生、再生和化生

1. 增生 指上皮细胞在慢性炎症或其他理化因素刺激作用下,细胞分裂增殖能力增强,数目增多,常伴有细胞体积增大。

涂片中增生的上皮细胞形态特点:核增大,可见核仁;少数染色质形成小结,但仍呈细颗粒状;胞质相对较少,核胞质比略大,胞质嗜碱性;核分裂活跃,可出现双核或多核。

2. 再生 因炎症、创伤等病理因素引起上皮组织损伤后,由邻近正常组织的同类细胞分裂增生进行修复的过程称再生。涂片中再生细胞形态与增生的细胞相似,常伴有数量不等的白细胞。

3. 化生 在慢性炎症或其他理化因素作用下,一种分化成熟的上皮转化成另一种分化成熟上皮的过程称化生。如慢性子宫颈炎时,子宫颈柱状上皮细胞在慢性炎症刺激下转变鳞状上皮细胞,这种过程叫鳞状上皮化生,简称鳞化;若鳞化的细胞核增大,染色质增粗、深染,形态、大小异常,表明在化生的同时发生了核异质,称为异型化生或不典型化生。化生丧失了原有组织的功能。部分化生上皮病因祛除后可恢复原来的组织结构,有些化生具有癌变倾向。

三、良性病变细胞学

(一) 炎症性疾病

炎症是组织对损伤的一种常见反应,分为急性、亚急性、慢性和肉芽肿性炎症4种类型,前3种是按病程分类,后者由特殊病因引起,其局部主要由吞噬细胞组成,常为慢性经过。

1. 急性炎症 在涂片中,上皮细胞常呈有明显的退变,以肿胀性退变为主,可见较多的中性粒细胞及坏死的细胞碎屑。还可见呈网状或团块状的红染、无结构的纤维物质。

2. 亚急性炎症 较少见,涂片中可见退变的上皮细胞和坏死的细胞碎片,同时存在中性粒细胞、单核细胞、嗜酸性粒细胞和淋巴细胞。

3. 慢性炎症 涂片中上皮细胞以增生性表现为特征,炎症细胞以浆细胞和淋巴细胞为主。

4. 肉芽肿性炎症 是一种特异性炎症的形式,涂片中主要细胞成分是上皮样细胞和多核巨细胞。常见于结核分枝杆菌、真菌感染等。

(二) 细胞核异质和角化不良

1. 核异质(dyskaryosis) 是指脱落细胞核的异常,表现为核的形态、大小及染色质分布异常,核边增厚等,但细胞质的质和量分化正常(图7-9)。核异质细胞是处于良性和恶性细胞之间的异常细胞,相当于病理组织学的不典型增生。根据核异质细胞形态改变的程度,分为轻度和重度核异质。

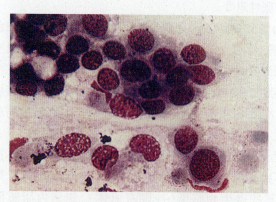

图7-9 支气管核异质细胞(瑞-吉复合染色×1000)

(1) 轻度核异质细胞:细胞核较正常约大0.5倍,轻至中度畸形,核染色较深,但核染色质颗粒细致,且均匀分布,偶见个别细胞呈粗颗粒状,一般多见于鳞状上皮的表层和中层细胞。由于常在慢性炎症时出现,又称炎性核异质细胞。

(2) 重度核异质细胞:细胞核增大比较明显,比正常约大1倍,有中度以上的畸形,染色质颗粒较粗,核染色更深,核边增厚,偶见核仁增大、增多。由于形态上很接近于癌细胞,而且也可能发展为癌,所以又称癌前核异质。重度核异质细胞常见于底层细胞和部分中层细胞。重度核异质细胞虽有胞核的异型性,但其大小、染色及形态变化均未达到恶性肿瘤细胞标准,特别是核与胞质比例仍无明显的改变。

2. 角化不良 又称异常角化(dyskeratosis)、细胞内角化或不成熟角化。系指鳞状上皮非角化层,即表层角化前细胞和中、底层细胞出现一些个别散在的胞质内角化。涂片中角化不良细胞呈圆形或不规则形,核染色较深,巴氏染色胞质呈橘黄色。中、底层细胞出现角化不良时,可能是癌前病变的表现,亦称癌前角化。老年期和更年期妇女阴道涂片中发现角化不良细胞时因有癌变的可能,应高度重视,需定期复查。

(三) 良性肿瘤

良性肿瘤(benign tumor)是指无浸润和转移能力的肿瘤。机体内某些组织的细胞发生异常增殖,呈吹气球样膨胀性生长,生长缓慢,可挤压周围组织,但并不侵入邻近的正常组织内。瘤体周围常形成包膜,与正常组织分界明显,用手触摸,推之可移动,手术切除干净后,很少有复发。其细胞学特征如下:

(1) 上皮源性良性肿瘤细胞:在细胞学涂片中,与正常上皮细胞差异很小。细胞多互相黏附,形成扁平的细胞群,细胞边界清晰,呈蜂窝状,细胞质透明,核仁小,有时可见有丝分裂。

(2) 间质源性良性肿瘤细胞:在细胞学涂片中,与正常间质源性细胞类似,如脂肪细胞、平滑肌细胞或成纤维细胞。

临床上某些良性肿瘤如内分泌或神经源性肿瘤、皮肤疣、生殖道或膀胱尖锐湿疣等良性肿瘤,在细胞学涂片中,细胞形态明显异常,体积增大,核深染,可见多核,易与癌细胞混淆,细胞学有时难以作出正确诊断。

四、恶性肿瘤细胞学

(一) 概述

原发性恶性肿瘤是体内细胞发生突变后,机体失去对其生长的正常调控,导致异常增生。肿瘤组织呈浸润性生长,肿瘤细胞侵犯、破坏邻近的组织和器官。而且,肿瘤细胞能克隆性生长并形成转移,侵入淋巴系统或血液,在其他器官形成新的肿瘤。

1. 癌 源于上皮组织的恶性肿瘤称为癌。鳞状上皮癌发生于皮肤、食管、肺、子宫颈、阴道、外阴、阴茎等部位;腺癌发生于消化管、肺、子宫体、乳腺、卵巢、前列腺、甲状腺、肝、肾、胰腺、胆囊等部位。

2. 肉瘤 源于中胚层组织的恶性肿瘤称为肉瘤。如构成胃肠道的肌肉细胞,构成骨、结缔组织、脉管、神经的纤维细胞发生的恶性肿瘤。

其他恶性肿瘤命名具有高度器官特异性,如淋巴系统癌变称为淋巴瘤,神经胶质细胞癌变称为恶性胶质瘤,黑色素细胞癌变称为恶性黑色素瘤等。

(二) 细胞学特征

1. 细胞核的变化 肿瘤细胞的恶性特征集中表现在核的形态和结构变化上,因此,对核的观察是判断肿瘤细胞的关键。恶性肿瘤种类繁多,虽然其组织来源不同,但在细胞形态上存在共同特征,借助光学显微镜能识别癌细胞。但良性肿瘤细胞与癌细胞易混淆,与正常细胞类似的癌细胞也很难鉴别,因此具有一定局限性,必须综合判断,并与涂片中背景细胞对照,慎重作出报告。

(1) 核增大:由于癌细胞核染色质增生旺盛,形成多倍体及非整倍体,故胞核显著增大,为同类正常细胞1～4倍,有时可达10倍以上。

(2) 核畸形:癌细胞核除圆形、卵圆形以外,还可出现各种畸形,如结节状、分叶状、长形、三角形、不规则形,可有凹陷、折叠。腺癌细胞畸形不明显,核常偏向一侧。

(3) 核深染:由于癌细胞DNA大量增加,染色质明显增多、增粗,染色加深,呈深蓝色似墨滴状。腺癌细胞核深染程度不及鳞癌明显。

(4) 核仁异常:体积增大和数量增多,形态异常,可见多个核仁(可达3个以上)。若见到巨大核仁(直径 $5\sim7\mu m$),即可诊断为恶性。癌细胞分化程度越低,核仁异常越明显。

(5) 核膜增厚:多数癌细胞核膜明显呈不规则的增厚。

(6) 异常核分裂:癌细胞中丝状分裂细胞增多,且常见异常分裂象,如不对称分裂、多极分裂、环状分裂,可出现多核。

(7) 裸核:由于癌细胞增生过快,营养供给不足,细胞容易退化,胞质溶解消失而呈裸核。腺癌和未分化癌多见。早期裸核尚有癌细胞核的恶性特征,可供诊断参考,退化后期的裸核呈云雾状结构,失去诊断价值。

(8) 核胞质比失调:癌细胞核显著增大,导致核胞质比增大,比例失调。癌细胞分化越差,核胞质比失调越明显。

在恶性肿瘤细胞核的改变中,以核增大、核畸形、核深染、核仁异常、核胞质比失调为主要特征。

2. 细胞质的变化 恶性肿瘤的特征在一定程度上也反映在细胞质的变化上,尤其在进一步判断肿瘤细胞的组织来源和类型时,细胞质的状态则是一个重要参考。

(1) 胞质量异常:胞质相对减少,分化程度越低,胞质量越少。

(2) 染色加深:由于胞质内含蛋白质较多,染色加深,且着色不均。

(3) 空泡变异:胞质内常有变性的空泡及包涵体等,腺癌细胞较为突出,常可融为一个大空泡,将核挤向一侧,形成印戒样细胞(signet-ring cell)。

(4) 吞噬异物:癌细胞胞质内常见吞噬的异物,如血细胞、细胞碎片等。偶见胞质内封入另一个癌细胞,称为封入细胞或鸟眼细胞。

3. 细胞大小和排列 涂片中除可见单个散在癌细胞外,还可见成团脱落的癌细胞。单个癌细胞可呈不同程度的畸形变化,如纤维形、蝌蚪形、蜘蛛形及其他异型,细胞分化程度越高,畸形越明显。癌细胞团中,细胞大小、形态不等,失去极性,排列紊乱,癌细胞繁殖快,互相挤压,呈堆叠状或镶嵌状。此外,针吸取材的恶性肿瘤细胞亦常成堆出现。间叶组织发生的肉瘤细胞大小相对一致,散在分布,无成巢倾向。

4. 其他变化 癌细胞常见2个或多个核。但是,多核是一种常见现象,也可见于良性细胞,无诊断价值。

恶性肿瘤细胞与核异质细胞的鉴别见表7-1。

表 7-1　恶性肿瘤细胞与核异质细胞的鉴别

鉴别点	恶性肿瘤细胞	核异质细胞
核大小不一、畸形	显著	轻至中度
染色质结构	不规则结块状或粗颗粒状,其间有透明间隙,有时呈墨水滴状	多呈细颗粒状,少数染色质结块,无墨水滴状改变
核仁	可多个,有时巨大,可达 5μm 以上	1~2个,轻度增大
核膜	明显增厚且薄厚不均	轻度增厚
核分裂	有	无
核胞质比	显著增大	轻度至中度增大

（三）癌细胞的起源和形态特征

根据癌细胞的细胞核和细胞质的特征,常能判断其起源和分化程度。

1. 鳞癌　由鳞状（复层扁平）上皮或柱状上皮鳞状化生后发生的癌变称为鳞状上皮细胞癌,简称为鳞癌。根据细胞分化程度,可分为高分化鳞癌和低分化鳞癌。

（1）高分化鳞癌:以表层细胞为主。①胞体较大,常单个散在或数个成团。②多数癌细胞形态呈多形性,如方形、梭形、多角形、纤维形等。③胞质丰富,胞质内有角化,染成红色。④细胞核深染而粗糙,核畸形明显,核仁不明显(图7-10)。

（2）低分化鳞癌:以底层或中层细胞为主,多呈圆形或不规则形,散在或成团分布。成团脱落的癌细胞可堆叠,胞质较少,嗜碱性,胞核居中畸形,染色质呈粗颗粒状,且分布不均,有时可见核仁(图7-11)。

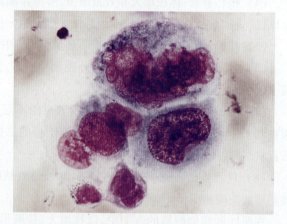

图 7-10　分化好的肺鳞癌细胞（瑞-吉复合染色×1000）

2. 腺癌　由柱状上皮细胞或腺上皮细胞恶变的癌称为腺癌。根据分化程度可分为高分化腺癌和低分化腺癌。

（1）高分化腺癌:①癌细胞较大,常呈圆形或卵圆形,单个或成团、成排脱落。成排脱落时可呈不规则柱状,有些成团或成排脱落的癌细胞围成腺腔样结构。②癌细胞核呈圆形或卵圆形,常偏位,染色质颇丰富,略深染呈粗网状或粗块状,核边不规则增厚,常见 1~2 个增大核仁,直径可达 3~5μm。③胞质丰富,略嗜碱性,染成暗红色。胞质内可见黏液空泡,呈透明空泡样。有时空泡大,胞核被挤压于一边呈半月状,称印戒样细胞(图7-12)。

（2）低分化腺癌:①癌细胞较小,可单个散在,常成团脱落,细胞界限不清,细胞核位于细胞团边缘,使边缘细胞隆起,致整个细胞团呈桑葚状。②胞核较小,呈圆形或不规则形,畸形较明显,偏位。染色质明显增多,呈粗块状或粗网状,分布不均,核边缘增厚,有明显核仁。③胞质很少,嗜碱性,少数癌细胞胞质内可见细小的透明黏液空泡(图7-13)。

3. 未分化癌　从形态难以确定组织来源,分化程度最低,恶性程度最高的癌,称为未分化癌。

（1）大细胞未分化癌:①癌细胞体积较大,呈不规则圆形、卵圆形或长形。②核较大,呈不规则圆形,大小不等,核畸形明显,染色质增多,呈粗颗粒或粗网状深染。有时可见较大核仁。③胞质量中等,嗜碱性。

（2）小细胞未分化癌:①癌细胞体积较小,呈不规则圆形或卵圆形。②核小,比正常淋巴细胞大0.5~1倍,呈不规则圆形、燕麦形或瓜子形,核畸形明显,染色极深呈墨水滴样。③胞质少,似裸核,弱嗜碱性,核胞质比大(图7-14)。

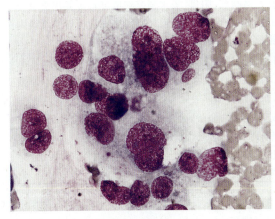

图7-11　分化差的肺鳞癌细胞(瑞-吉复合染色×1000)

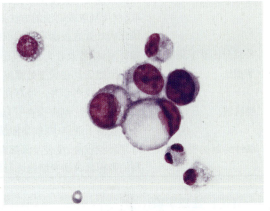

图7-12　印戒样细胞(瑞-吉复合染色×1000)

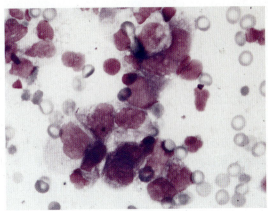

图7-13　胃分化差的腺癌细胞(瑞-吉复合染色×1000)

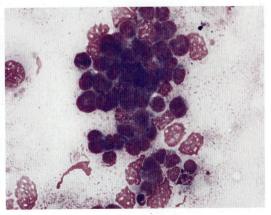

图7-14　肺小细胞未分化癌细胞(瑞-吉复合染色×1000)

第二节　细胞学检验基本技术

一、标 本 采 集

(一) 标本种类与采集方法

细胞学检查标本分脱落细胞和细针穿刺细胞两大类。脱落细胞是指正常或病理情况下,自然脱落下来的细胞,随分泌物、排泄物排出体外。恶性肿瘤的组织细胞之间黏合力下降,加上常有出血坏死等情况,致使肿瘤细胞更易脱落。如痰液、尿液细胞学检查,可分别查到呼吸道、泌尿道肿瘤细胞;子宫颈刮片可查见子宫颈恶性瘤细胞。细针穿刺标本通过穿刺吸取或非吸取法,从实体性器官或充满液体的器官中获得细胞标本,如肿瘤、浆膜腔积液和脑脊液等,内脏肿块穿刺应在B超、X线或CT引导下,由临床医师施行。

正确采集标本是细胞学诊断的基础和关键之一,常用的标本采集方法和适用范围见表7-2。

表7-2　常用的脱落细胞标本采集方法

方法	适 用 范 围
直视采集法	在肉眼观察下直接采集,如口腔、鼻咽部、阴道、子宫颈等部位可直接采用吸管吸取、刮片刮取或刷洗的方法采取标本;食管、胃、肠道、气管、支气管可借助纤维内镜在病灶处直接刷取细胞或钳取组织涂片
自然分泌液采集法	如痰液、尿液及乳头溢液等自然分泌液可直接留取
摩擦法	使用摩擦工具在病变处摩擦,将擦取物直接涂片。常用的摩擦工具有海绵球摩擦器、气囊、线网套等。可对食管、胃及鼻咽部等处病灶取材涂片
灌洗法	向腹腔、盆腔(剖腹探查时)或空腔器官灌注一定量生理盐水进行冲洗,使其细胞成分脱落于液体中,收集灌洗液离心制片,进行细胞学检查
细针穿刺抽吸法	对浆膜腔积液、浅表及深部组织器官,如乳腺、淋巴结、肝及软组织等,可用细针穿刺抽吸积液及病变细胞进行细胞学检查

(二)注意事项

1. 正确地选择采集部位,在病变区直接采集细胞。
2. 标本采集后尽快制片,防止细胞腐败或自溶。
3. 采集时尽可能避免黏液、血液等干扰物混入。
4. 采集方法应简便易行,操作应轻柔,减轻患者痛苦,避免引起严重并发症和肿瘤扩散。

二、涂 片 制 备

(一)直接涂片

1. 推片法　将标本离心或自然沉淀后,取1小滴沉淀物推片。适用于尿液、浆膜腔积液等较稀薄的液体标本。

2. 涂抹法　用竹签将标本由载玻片中心以顺时针方向向外转圈涂抹或从载玻片一端开始平行涂抹,避免重复。适用于食管、宫颈黏液、痰液等较黏稠的标本。

3. 喷射法　用配有细针头的注射器将标本均匀地喷射在载玻片上。适用于用细针吸取的各种标本。

(二)印片

将切取的小块病变组织轻轻在载玻片印按一下即可。此法为活体组织检查的辅助方法。

(三)浓缩涂片

1. 离心法　将标本低速离心后,取沉淀物涂片。适用于浆液性积液、尿液或生理盐水灌洗液等标本。

2. 滤膜过滤法　用各种孔径的滤膜,通过施加一定压力使液体标本中的细胞过滤到滤膜上,制成涂片。适用于大量液体、少量细胞的标本,与离心法相比,能最大限度地获取标本中的细胞。

3. 细胞块法　将标本中细胞聚集成团,形成与传统组织块类似的细胞块,可制作细胞块切片,用于特殊染色。适用于大多数悬液标本。

4. 液基细胞学　是一种半自动或全自动标本处理新技术。将刷取或灌洗法采集的标本,放在特殊的运送液或保存液中,制成细胞悬液,通过高精密度过滤膜过滤,除去血液、蛋白和炎性渗出物,在载玻片上形成直径15~20mm的薄层细胞涂片。其特点是涂片中细胞分布均匀、分布范围小、背景清晰,可提高诊断的灵敏度和特异性。

三、涂 片 固 定

固定(fixation)的目的是要保持细胞的自然形态,以防细菌导致腐败和细胞自溶。固定液能凝固和沉淀细胞内蛋白质,破坏细胞内溶酶体酶,使细胞保持自然形态,结构清晰,容易着色。因此,固定及时,标本新鲜,染色效果才会更佳。细胞学检查常用的固定液有:①乙醚-乙醇固定液:由95%乙醇和乙醚等量混合。此液渗透性强,固定效果好,适用于巴氏染色及HE染色。②95%乙醇固定液:渗透作用稍差,但制备简单,适于大规模防癌普查。

(一) 带湿固定

涂片后标本尚未干燥即行固定。食管刷片、痰液及宫颈刮片等较黏稠的标本常用。适于巴氏染色或HE染色。该法固定细胞结构清晰,色彩鲜艳。

(二) 干燥固定

涂片后待其自然干燥,再进行固定。常用于尿液、浆膜腔积液等较稀薄的标本。

固定时间一般为15~30分钟。痰液、阴道分泌物、食管刷片等含黏液较多的标本固定时间适当延长;尿液、胸腹水等涂片不含黏液,固定时间可酌情缩短。

四、涂 片 染 色

(一) 染色方法

1. 常用方法

(1) 巴氏染色:巴氏染色主要由苏木素、伊红、俾斯麦棕、亮绿及橘黄G^6等染料组成。苏木素染液为碱性,主要使细胞核内的染色质与胞质内的核糖体着紫蓝色,伊红、俾斯麦棕、亮绿及橘黄G^6是胞质染料,可与细胞质中不同的化学成分结合,使胞质呈不同颜色。如鳞状上皮完全角化细胞胞质呈橘黄色;不完全角化细胞胞质呈粉红色;而角化前细胞胞质呈淡绿色或灰蓝色。

(2) 瑞-吉复合染色法:染色原理和结果与瑞特染色法基本相同。染色时以稀释吉姆萨液代替缓冲液,按瑞特染色法染10分钟。或先用瑞特染色法染色后,再用稀释吉姆萨复染。

(3) 苏木素-伊红染色法:染色原理同巴氏染色。伊红为酸性染料,主要使细胞质和细胞外基质中的成分着红色。

2. 其他方法 如组织细胞化学染色(如过碘酸雪夫染色)、免疫细胞化学染色等,用于识别或鉴别肿瘤细胞分化程度。

(二) 方法学评价

常用染色法方法学评价见表7-3。

表7-3 常用染色法方法学评价

方法	评价
巴氏染色法	细胞具有多色性的染色效果,色彩鲜艳多样。涂片染色的透明性较好,细胞核结构清晰,细胞质颗粒分明。适用于上皮细胞染色或观察女性激素水平对上皮细胞的影响。缺点是染色程序较复杂
苏木素-伊红染色法	染色透明度好,胞核与胞质对比鲜明,染色效果稳定。细胞核着紫蓝色,细胞质着淡玫瑰红色,红细胞着朱红色。染色步骤简便,适用于痰液涂片
瑞-吉复合染色法	操作简便,多适用于血液、骨髓细胞学检查。细胞核染色质结构和细胞质内颗粒较清晰

五、诊 断 程 序

(一) 检验原则

1. 阅片原则

(1) 阅片前:应该严格核对送检单与涂片,仔细阅读送检单上填写的所有资料,尤其是临床体征,详细了解临床基本情况,以便结合细胞的形态特征及临床表现,作出准确客观的诊断。

(2) 阅片时:要认真、耐心、细致,严格按规定程序观察涂片。初筛时应以低倍视野为主,使用推进器从左至右或从上而下,按一定顺序观察整张涂片内每一个视野,首先观察涂片内各种细胞成分,发现特殊异常细胞成分时,再转换油镜仔细观察。对具有诊断意义的异常细胞,应用标记笔在其左右或上下方作出标记,或用圆圈标记,以利于进行复查、教学和研究。

2. **诊断依据** 检验人员需要依据涂片上的细胞数量、分布、大小和形态、细胞核和细胞质特征等进行综合性分析,并结合取材部位对具有诊断意义的异常细胞作出判断。

3. **涂片背景** 包括血细胞、黏液、坏死物及异物等,有助于疾病的诊断。涂片中若出现坏死物质,应首先考虑癌的可能,在癌性坏死物中或其周边常可见到残存固缩的癌细胞核;其次考虑为结核,其坏死彻底,坏死物周边可发现多核巨细胞或上皮样细胞。

(二)诊断方法

1. **直接法** 根据细胞学检查,对有特异性细胞学特征、较易确诊的疾病可直接作出诊断。

2. **分级法** 为常用的报告方式,用分级方式来表示细胞学检查发现的变化,可真实客观地反映细胞学所见。目前常用的是改良巴氏五级分类法(表7-4)。

表7-4 改良的巴氏五级分类法

分级	细胞特征
Ⅰ级	涂片中未见异常细胞(基本正常)
Ⅱ级	涂片中可见异常细胞但均为良性
Ⅱa	轻度核异质细胞及变形细胞等
Ⅱb	中至重度核异质细胞,属癌前期病变,需要定期复查
Ⅲ级	有可疑癌(恶性)细胞,形态显著异常,难以肯定良、恶性,需复查
Ⅳ级	有癌细胞,但形态不够典型或数量极少,需要进一步证实
Ⅴ级	有癌细胞,形态典型且数量较多,如有可能应区分出组织学类型

3. **阴道脱落细胞学报告方式** 1988年,由美国国家癌症研究中心(National Cancer Institute,NCI)提出了主要用于阴道脱落细胞检查的伯塞斯达系统(the Bethesda system,TBS)分类法,它是一种描述性诊断,包括4部分:对涂片的满意程度、良性细胞改变、上皮细胞的异常改变、雌性激素水平的评估(见本章第三节女性生殖道细胞学检查)。

六、质量保证

为提高细胞病理学诊断的准确性,降低假阴性,减少可疑性诊断,杜绝假阳性,必须对细胞学检查的每一个环节建立严格的质量控制制度(表7-5)。

表7-5 脱落细胞学检验质量控制

检查环节	质量控制
标本采集	各类标本中应该出现有效的细胞成分才能称为满意的标本
涂片制备、固定及染色	制片时操作要轻柔,涂片应厚薄适当,细胞均匀分布;制片后应立即固定,以保持细胞离体前原有的形态特征
阅片和诊断	以低倍镜观察为主,发现异常细胞再换用油镜仔细观察,与同种细胞进行对比,方可作出诊断;按顺序观察涂片中的每个视野,避免漏检每一区域,发生漏诊
复查	请上级医生检查,必要时请专家会诊
随访	对细胞学诊断阳性或发现异常细胞的病例,定期随访观察

第三节　各系统细胞学检验

一、女性生殖道细胞学检查

女性生殖道各器官所覆盖的上皮主要有两种，阴道、子宫颈外口等部位是鳞状上皮细胞，输卵管、子宫内腔、子宫颈管等部位是柱状上皮细胞，子宫颈外口鳞状上皮和柱状上皮交接处是子宫颈癌的好发部位。女性生殖道细胞学检查主要是对非角化鳞状上皮细胞、子宫颈管上皮细胞和子宫内膜上皮细胞的检查，对女性生殖道肿瘤的早期诊断和防治有着非常重要的意义。鳞状上皮细胞和子宫内膜上皮细胞受激素影响较大，可以反映女性激素水平。

（一）生殖道正常细胞学

1. 鳞状上皮细胞

（1）底层细胞：分为内底层细胞和外底层细胞。阴道涂片一般不出现内底层细胞，仅在哺乳期、闭经后阴道高度萎缩或深度糜烂时才出现。外底层细胞根据其来源及生理状态不同可分为：①子宫颈型外底层细胞：细胞成群脱落，细胞内含多少不等的糖原，大小不等，常见于青壮年妇女的涂片。②产后型外底层细胞：细胞常多个成群，形态不一，胞质可见空泡，胞核常被空泡挤压至边缘呈扁长形或皱褶凹陷成瓢形，这种瓢形核为产后细胞特征。见于产妇或晚期流产患者的阴道涂片。③萎缩型外底层细胞：细胞呈圆形或卵圆形，大小、形态较一致，细胞多散在分布，很少成堆脱落。见于原发性无月经或绝经期女性阴道涂片。

（2）中层细胞：根据妇女生理状态不同，分为两种类型：①非孕期中层细胞：由外底层细胞分化而来，细胞体积比外底层细胞大，呈船形或贝壳形、菱形等，核居中央，染色质疏松；胞质丰富、薄、半透明；核胞质比 1∶3～1∶5。②妊娠期中层细胞：阴道上皮细胞受妊娠黄体素影响，核大偏位，胞膜增厚，胞质丰富，含大量糖原，常成群出现。此类细胞称为"妊娠细胞"。

（3）表层细胞：月经周期中阴道上皮变化，主要表现在表层角化前细胞和角化细胞所占比率的变化，此层最能反映雌激素的水平。角化前细胞体积大，扁平，直径 40～60μm，呈多边形或方块形，边缘卷曲、薄；核小而圆，染色质疏松。角化细胞胞质红染，核消失或在细胞中央保持一圆形透明的核影。

2. 子宫颈管上皮细胞　刮擦法涂片中，子宫颈黏液柱状上皮细胞呈高柱状，较肥大；核圆形，位于细胞底部，染色质细致均匀；胞质内有空泡；常单个或成片排列成栅栏样或蜂窝状。见于排卵期分泌旺盛时。子宫颈纤毛细胞细长，可见纤毛和终板，常成群出现，排列整齐，似蜂窝状，多见于绝经后。

3. 子宫内膜上皮细胞　同样有黏液细胞和纤毛细胞两种。常成团脱落，胞质极易被破坏，常剩下一群裸核，核较小，大小一致，染色较深，排列紧密并有重叠，常见于行经期、行经后期、产后及流产后。

4. 其他　可见血细胞、吞噬细胞、阴道杆菌、滴虫、真菌、精子、黏液和纤维素等。

（二）阴道上皮细胞与雌激素水平的关系

阴道上皮细胞的成熟程度和体内雌激素水平呈正相关，故根据涂片内上皮细胞的变化可评估卵巢功能。根据各层鳞状上皮细胞在涂片中所占的比例，将雌激素水平分 8 个等级（表 7-6）。

（三）女性不同年龄段阴道细胞学表现

1. 青春期　女性在 12～17 岁，卵泡发育逐渐成熟。因青春期内分泌系统尚未稳定，故阴道上皮细胞无明显的周期性改变。

表 7-6 雌激素水平对阴道脱落细胞形态的影响

雌激素	脱落细胞形态	意义
极度低落	涂片中以内底层细胞为主,可有少数中层细胞	见于老年妇女和卵巢切除者
高度低落	以外底层细胞为主,占40%以上,可见少量中层和表层细胞,白细胞及黏液增多	见于绝经期及年轻妇女长期卵巢功能缺如者
中度低落	以中层细胞为主,伴有少量外底层细胞和表层角化前细胞,可见白细胞和少量黏液	见于绝经前及卵巢缺损者
轻度低落	以表层角化前细胞为主。伴有少量中、底层细胞	是雌激素维持阴道上皮正常厚度的最低水平
轻度影响	均以角化前细胞为主(多在20%以上),伴有部分角化细胞,并夹杂少量角化细胞	见于行经后或接受小剂量雌激素治疗者
中度影响	以角化前细胞为主,并有30%～40%角化细胞	见于排卵前期或接受中等量雌激素治疗者
高度影响	角化细胞占60%左右,几乎无白细胞,背景清晰	见于排卵期或接受大剂量雌激素治疗者
极度影响	角化细胞持续达60%～70%或角化细胞占90%以上	见于卵巢颗粒细胞瘤、卵泡膜细胞瘤、子宫内膜囊性增生、子宫内膜癌和子宫肌瘤等

2. 性成熟期 青春期以后,随着卵巢发育成熟,阴道上皮细胞在月经周内呈周期性变化(表 7-7)。

表 7-7 性成熟期阴道脱落细胞形态特点

时期	月经周期阶段	脱落细胞形态
月经期	一般 3～7 天	可见大量红细胞及成团脱落的子宫内膜细胞,伴有白细胞和黏液
行经后期	第 5～11 天	以角化前细胞为主,角化细胞也开始逐渐增多
排卵前期	第 12～13 天	角化细胞占 30%～50%,黏液及阴道杆菌增多,中性粒细胞减少
排卵期	第 14～16 天	表层细胞为主,角化细胞占 60% 以上,分散排列,见大量阴道杆菌、黏液、白细胞较少、背景清晰
排卵后期	第 16～24 天	角化细胞减少,以中层细胞为主。细胞成堆聚集,边缘折卷,阴道杆菌减少,白细胞和杂菌增多
行经前期	第 25～28 天	细胞成堆,胞质皱褶,边缘折卷,细胞边界不清。中性粒细胞与黏液增多,可见细胞坏死碎屑、裸核和阴道杆菌崩解碎屑

3. 更年期 开始于 40 岁以后,卵巢功能逐渐衰退,雌激素水平降低,阴道上皮逐渐萎缩,表层细胞减少,中、底层细胞增多,阴道杆菌大量减少,白细胞、杂菌增多。

(四) 良性病变脱落细胞学

1. 慢性子宫颈炎 为妇女最为常见的妇科疾病。表现为白带增多、子宫颈肥大、糜烂或出现息肉。涂片中有较多的黏液、吞噬细胞、白细胞及细胞碎片,背景"污浊",上皮细胞的核深染、轻度增大,胞质出现空泡,底层细胞增多,严重者可见核异质细胞。

2. 老年性阴道炎 见于绝经后的中老年女性。涂片中以萎缩型的基底层细胞为主,细胞较小且大小不一,核固缩、深染及碎裂,胞质变薄,伴有多少不等的各种炎症细胞。

3. 滴虫性阴道炎 鳞状上皮的各层细胞均可脱落。涂片中青年女性常可见较多的底层细胞;老年妇女可见大量的表层细胞。细胞常发生退化变性,细胞膜模糊不清。根据感染程度可见数量多少不等的炎症细胞和滴虫。

4. 真菌性阴道炎 以白念珠菌感染最常见。涂片中可见大量真菌孢子和菌丝,且能找到白念珠菌,上皮细胞可有核周晕,胞质内可见空泡。

5. 淋病 淋病奈瑟菌是寄生在细胞内的革兰阴性双球菌,主要存在于子宫颈鳞状上皮的中层和外底层细胞及子宫颈管鳞状化生细胞内;脓细胞内也可见群集的淋球菌。宫颈涂片革兰染色油镜观察可找到淋球菌。

6. 尖锐湿疣 由人乳头瘤病毒(human papilloma virus,HPV)感染所致,为性传播疾病。涂片中可见:①挖空细胞,即核周具有大空泡环绕。②角化不良细胞,细胞较小,胞质有角化倾向,巴氏染色呈淡红色,核固缩、深染。③湿疣外底层细胞,常为化生型外底层细胞,有1~2个染色较深的核,核染色质结构不清,胞质呈双嗜性。在不典型鳞状皮细胞(ASC)与低度鳞状上皮内病变(LSIL)中常伴有高危HPV感染。

(五) 恶性肿瘤细胞学

1. 鳞癌和癌前病变细胞形态学

(1) 低度鳞状上皮细胞内病变(LSIL):多发生于表层细胞,细胞单个或成片排列,细胞体积大;细胞质多且成熟,边界清楚;核增大,至少比中层细胞大3倍,细胞核不同程度深染,染色质分布均匀,常呈粗颗粒状,核膜轻度不规则,常见双核和多核;核胞质比轻度增大。核周空晕和细胞质浓稠呈橘黄色为其特征(图7-15)。

(2) 高度鳞状上皮细胞内病变(HSIL):病变多为中、底层细胞,细胞单个或成片排列,细胞大小不一。可与LSIL相似,也可为小型基底层细胞。细胞质形态多样,可表现为不成熟淡染或化生性浓染,偶见成熟并浓染角化;细胞核增大、深染,核色质呈颗粒或块状,分布均匀,核膜不规则,常有明显内凹或核沟,一般偶见或无核仁;因细胞质减少,核胞质比明显增大(图7-16)。

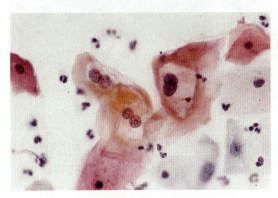 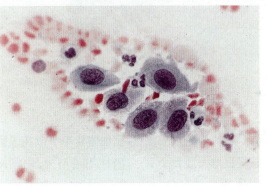

图7-15 低度鳞状上皮细胞内病变细胞　　图7-16 高度鳞状上皮细胞内病变细胞

(3) 鳞癌:在女性生殖系统恶性肿瘤中,以子宫颈癌最为多见,子宫颈癌中以鳞状细胞癌多见(占95%),其次为腺癌(约占5%),未分化癌极少见。①角化型子宫颈鳞癌:癌细胞多单个散在,体积大,多形性明显,可呈圆形、纤维形、蝌蚪形、梭形或不规则形;核大而畸形,形态不规则,染色质粗颗粒状、块状或固缩结构不清,染色极深;胞质丰富、有角化,红染。圆形癌细胞常见于早期子宫颈鳞癌(病理切片证实多数为原位癌),应注意与正常内底层细胞形态相似癌细胞的鉴别(图7-17)。②非角化型宫颈鳞癌:癌细胞多成群,异型性大。癌细胞圆形或卵圆形,相当于外底层或中层细胞,很少角化;核圆形、卵圆形或不规则形,有明显大小和形状的不同,染色质粗糙深染,分布不均,可见单个或多个核仁;胞质多少不一,嗜碱性;核胞质比明显增大(图7-18)。

2. 腺癌

(1) 子宫颈内膜原位腺癌:为高度子宫颈管腺上皮细胞内病变。癌细胞排列成片状、簇状、带状或菊花形,失去蜂窝状结构;细胞质少,黏液少;细胞核增大,大小不一,呈卵圆或伸长型,深染,染色质呈粗颗粒状,分布均匀,核仁小或不明显;细胞核排列呈栅栏状或羽毛状,核胞质比增大;涂片背景干净(图7-19)。

(2) 子宫颈管腺癌:癌细胞可单个散在、片状或成团,合胞体排列常见;细胞质常含细小空

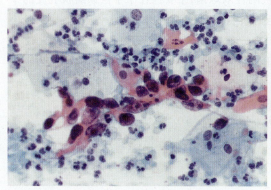
图 7-17 角化型鳞癌细胞

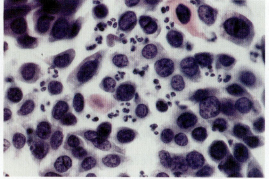
图 7-18 非角化型鳞癌细胞

泡;细胞核增大,形态多样,染色质分布不均匀,染色质旁区空亮,核膜不规则,可见巨大核仁(图7-20)。

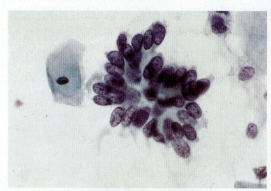
图 7-19 子宫颈管原位腺癌细胞

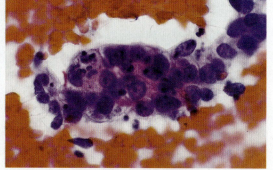
图 7-20 子宫颈管腺癌细胞

(3) 子宫内膜腺癌:癌细胞常单个散在或紧密成小簇团;细胞质少,嗜碱性,常有空泡;细胞核轻度增大且大小不一,极性明显消失,中度深染,染色质分布不均匀伴旁区空亮,核仁小而明显。

(六) 宫颈/阴道细胞学检查报告方式

国内目前多采用 Bethesda 系统(TBS)诊断分类法。包括涂片满意度的标准及诊断名称的定义,有利于临床实际应用。此外,尚可用描述性诊断以克服细胞学诊断的不足,避免漏诊和误诊。

1. 诊断报告的主要内容

(1) 核对患者的姓名、年龄、末次月经、简单病史、细胞学检查编号和病案号等。

(2) 标本的质量:①"满意":指对诊断提供足够有效的细胞成分。②"基本满意":指对诊断提供有效的细胞成分。③"不满意":指对诊断缺乏足够有效的细胞成分,建议重新取材。

(3) 描述有关的发现,作出准确诊断,签名及报告日期。

2. 描述方式 描述对诊断能提供依据的细胞成分及其形态特征。

3. 描述内容

(1) 感染:①原虫:滴虫性或阿米巴原虫性阴道炎。②细菌:球菌、杆菌占优势,发现"线索细胞"可提示阴道加德纳菌感染;丝状菌体形态可提示放线菌感染;衣原体形态可提示有衣原体感染。③真菌:除污染外,可提示念珠菌或纤毛菌感染。④病毒:可提示为 HPV 感染(包括鳞状上皮轻度不典型增生)、巨细胞病毒及疱疹病毒感染等。⑤其他。

(2) 反应性细胞改变：细胞对损伤、炎症、放射治疗和化学治疗的反应性改变。

(3) 上皮细胞的异常改变：①鳞状上皮细胞：没有明确诊断意义的不典型鳞状上皮细胞（ASC-US）；低度鳞状上皮细胞内病变（LSIL）包括 CIN1；高度鳞状上皮内病变（HSIL）包括 CIN2、CIN3、原位癌；鳞癌。②腺上皮细胞：没有明确诊断意义的不典型腺上皮细胞（SGCUS）；子宫颈腺癌。

(4) 激素水平的评估（阴道分泌物涂片）：雌性激素水平与年龄相符；雌性激素水平与年龄不相符；雌性激素水平难以评估。

二、浆膜腔积液细胞学检查

浆膜由表面的间皮细胞和其下的薄层纤维结缔组织构成。浆膜腔积液细胞学检查主要是查找积液中有无恶性肿瘤细胞。

（一）良性积液细胞学

1. 正常间皮细胞 在涂片中，细胞常呈圆形或卵圆形，直径 15~20μm，细胞边界清晰。细胞核相对较大，常居中，核膜明显，核染色质呈细颗粒状，偶见 1~2 个小核仁。胞质嗜碱性或轻度嗜酸性，可见核周透明、致密带和细胞间透明带，尤其在空气干燥涂片上更明显（图 7-21）。

2. 退变间皮细胞 主要表现为肿胀性退变。涂片中细胞体积增大，可比正常细胞大 1~4 倍或以上，细胞模糊不清，胞质内有数量不等的液化空泡，若有多个空泡挤压，核可呈不规则多边形，胞核肿胀增大，胞膜及染色质结构模糊不清。细胞质呈淡蓝色云雾状，最后胞质、胞核破裂、溶解消失（图 7-22）。

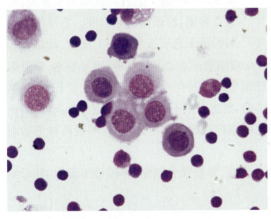

图 7-21 正常间皮细胞（瑞-吉复合染色×1000） 　　图 7-22 退变间皮细胞（瑞-吉复合染色×1000）

3. 异型间皮细胞 由于慢性炎症、肿瘤或放射线作用等刺激间皮细胞发生形态变化所致。其特点：细胞体积增大，直径可达 30~60μm，呈圆形或卵圆形，细胞边界清楚，单个或成群出现。胞核增大，呈圆形或卵圆形，居中或偏位，染色质增多，颗粒略变粗，染色略深，分布均匀，核边光滑规则，部分出现轻度不规则切迹。有时可见双核、多核及核分裂象。胞质丰富浓稠，分布均匀，核胞质比正常。

4. 非上皮细胞 无论是炎性积液还是非炎性积液，在涂片中可见较多的非上皮细胞，如淋巴细胞、中性粒细胞、吞噬细胞、嗜酸性粒细胞、浆细胞及红细胞等。以淋巴细胞最常见，且以小淋巴细胞为主。

（二）恶性积液细胞学

1. 肿瘤细胞来源 98% 以上是转移性癌细胞，原发性恶性间皮瘤较少见。只有当肿瘤穿破器官的浆膜，直接暴露于浆膜腔且广泛种植时，积液内才会出现大量癌细胞。

恶性胸腔积液多见于原发性周围型肺癌，其次为乳腺癌和原发性恶性间皮瘤等；恶性腹腔积液以卵巢癌、胃癌及大肠癌多见,其次为胆囊癌、胆管癌及肝癌;恶性心包积液主要见于原发性中央型肺癌,原发于心包的恶性间皮瘤极罕见;原发性恶性间皮瘤、肝转移癌及腹腔淋巴结淋巴瘤等较少见。

2. 肿瘤细胞形态特征

（1）腺癌:多见,占转移癌的80%以上。根据细胞的大小可分为大细胞腺癌和小细胞腺癌。其形态特点:①单个散在的癌细胞:胞核呈圆形或椭圆形,偏位,染色深,边缘不规则,核仁多且大;胞质中常含有空泡,常见异常分裂象。②成团的癌细胞:有的细胞排列紧密,拥挤重叠;有的细胞排列疏松。胞质中见大小不等的空泡。腺癌细胞有多种排列形式,并形成各种图案,如腺腔样、乳头状、桑葚状、梅花状、菊花团状等(图7-23)。

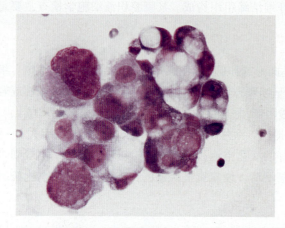

图7-23　腹水中的腺癌细胞(瑞-吉复合染色×1000)

（2）鳞癌:少见,仅占2%~3%。细胞大小不一,形态多样,如圆形、梭形、多角形;胞核大小不等,明显畸形,着色深。

（3）未分化癌:少见,占3%~5%。其细胞形态特点与其他小细胞型未分化癌相同。

（4）间皮瘤:是被覆于浆膜表面间皮细胞的原发性肿瘤,常发生于胸膜和腹膜,心包膜极罕见。间皮瘤分良性和恶性两类。良性间皮瘤生长局限,包膜完整,很少产生积液。恶性间皮瘤生长弥漫,可累及胸膜、腹膜而引起积液。恶性间皮瘤的脱落细胞形态可分为上皮型、纤维型和混合型3类。①上皮型间皮瘤(癌性间皮瘤):涂片中瘤细胞形态似间皮细胞,可见空泡,常见胞核挤向一侧呈印戒状,瘤细胞核畸形不明显。②纤维型恶性间皮瘤:细胞常散在、呈长梭形,胞核呈梭形或奇形怪状,胞质淡染呈交错或漩涡状排列,细胞界限不清。③混合型恶性间皮瘤:此种瘤细胞呈双向分化,涂片中有成团脱落的似间皮细胞样肿瘤,同时可见成片的脱落梭形瘤细胞,伴有不典型或典型的恶性间皮细胞。

（5）其他:可见淋巴瘤、各种白血病、恶性黑色素瘤、多发性骨髓瘤、神经母细胞瘤、肾母细胞瘤及平滑肌肉瘤的肿瘤细胞等。

三、尿液细胞学检查

尿液细胞学检查主要用于诊断泌尿系统的恶性肿瘤。我国泌尿系统的恶性肿瘤以膀胱癌多见,其次为肾肿瘤。

（一）泌尿系统正常细胞学

1. 移行上皮细胞　主要被覆于肾盂、肾盏、输尿管、膀胱及部分尿道,正常尿液中多见。组织学上移行上皮细胞可为分3层,即表层、中层和基底层。表层细胞又称伞细胞或盖细胞,体积较大,呈多边形或扁圆形;核圆形或卵圆形,居中,可见双核或多核。底层细胞圆形或多边形,核染色质致密,居中。中层细胞介于前两者之间,呈卵圆形、多边形、梨形或梭形。表层、中层和底层细胞核染色质均细致而分布均匀。

2. 柱状上皮细胞　主要分布于尿道中段,故尿液中极少见,只有在尿道炎症时才可见到。

3. 鳞状上皮细胞　正常尿液中少见。增多见于女性尿液,多由阴道脱落细胞污染造成,或膀胱三角区上皮鳞状化生受激素的影响脱落形成。

4. 非上皮细胞　可见少量中性粒细胞、淋巴细胞、组织细胞、浆细胞和红细胞等。

（二）泌尿系统炎症病变细胞学

在正常尿液中，上皮细胞量少且形态正常，炎症时细胞数量增多且形态改变。泌尿道炎症有慢性肾盂肾炎、慢性膀胱炎、尿道炎、结核等。泌尿系统炎症感染时，涂片中细胞十分丰富，包括红细胞、中性粒细胞、浆细胞、组织细胞和各种上皮细胞，并且细胞常变性，体积增大，核固缩，胞质内可有液化空泡。如慢性肾盂肾炎常见大量多核的移行上皮细胞；慢性膀胱炎常见较多移行上皮细胞和鳞状上皮细胞；尿道炎常见鳞状上皮细胞增多。

（三）泌尿系统恶性肿瘤细胞学

泌尿系统恶性肿瘤95%以上来自上皮组织，发生于肾盂、肾盏、输尿管及膀胱的移行细胞癌最常见，鳞癌和腺癌少见。

1. 移行细胞癌 依细胞分化程度分为Ⅰ～Ⅲ级。Ⅰ级属于早期，分化程度高，细胞的大小、形状和排列与正常移行上皮细胞很相似，仅部分细胞核出现轻度至中度异型。Ⅱ级属于中度分化的移行细胞癌，部分细胞呈较典型癌细胞特征，细胞形态多样化，大小不一，核边不规则，呈锯齿或芽突状（图7-24）。Ⅲ级属低分化移行细胞癌，有较多典型癌细胞，恶性特征明显，细胞单个散在或成团脱落，细胞大小形态各异，排列紊乱；胞核明显增大，核边不规则，呈锯齿状，大小不一，高度畸形、深染；胞质量多少不等，染红色，有空泡，核胞质比明显增大。

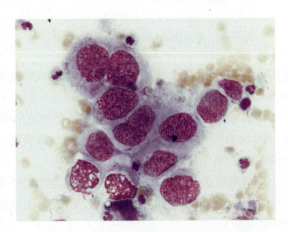

图7-24 膀胱移行细胞癌细胞（瑞-吉复合染色×1000）

2. 鳞癌 较少见，以高分化鳞癌多见。肿瘤细胞的形态与子宫颈鳞癌相似。

3. 腺癌 少见，多来自肾小管。细胞形态与其他部位腺癌细胞相似。

四、呼吸道细胞学检查

肺癌是发病率较高的恶性肿瘤，根据早期临床症状、X线检查、CT扫描、痰液涂片和纤维支气管镜检查等多种方法配合，可进行肺癌的早期诊断。其中，肺部脱落细胞学检查简单、易行，可反复取材，对肺癌的早期诊断及治疗意义最大，可结合肺癌肿瘤标志物作为观察病情的依据。

（一）正常呼吸道细胞学

1. 鳞状上皮细胞 痰液中的鳞状上皮细胞多来自口腔，主要是表层细胞，中层细胞少见。

2. 呼吸道上皮细胞

（1）纤毛柱状上皮细胞：来自鼻咽部、气管、支气管等部位，在痰涂片中较常见。

（2）杯状细胞：为高柱状细胞，胞质内有多量黏液呈泡沫状或空泡状。正常人较少见，慢性炎症时杯状细胞增多。

（3）基底层细胞：在痰液中少见，但在气管刷片中易见到。

3. 非上皮细胞

（1）吞噬细胞：此细胞提示痰液来自下呼吸道，是判断送检痰液标本是否合格的一个重要标志。细胞体积大，大小不一；核圆形、卵圆形或肾形，略偏位，染色质细致均匀，偶见核仁；胞质丰富。吞噬细胞吞噬灰尘称为尘细胞，胞质中见黑色或棕色的颗粒；肺淤血时吞噬细胞吞噬血红蛋白，胞质中可有大量粗大棕色的含铁血黄素颗粒，称为心衰细胞；吞噬脂质，胞质呈泡沫状，称为泡沫细胞（图7-25）。

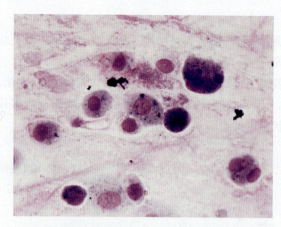

图 7-25 肺尘细胞(瑞-吉复合染色×1000)

(2) 白细胞：主要是中性粒细胞和淋巴细胞。支气管哮喘或肺部寄生虫感染时，涂片中可见大量嗜酸性粒细胞和夏科-雷登结晶。

(3) 其他：植物细胞、钙化凝结物及非致病菌等。

(二) 良性病变细胞学

支气管炎、支气管扩张、肺炎及肺结核等急性或慢性炎症皆可引起上皮细胞形态的变化。

1. 纤毛柱状上皮细胞退变　纤毛脱落，细胞和纤毛呈横向断裂，形成无核纤毛丛和各种形态无纤毛的核、胞质残体；胞质残体内可见1个或多个嗜酸性包涵体。常见于肿瘤、病毒或细菌感染时。

2. 多核纤毛柱状细胞　细胞体积大，呈多边形或不规则形，含有2~30个或更多的大小一致、固缩深染的胞核，密集成团，很少见核仁；胞质丰富，嗜酸性，一端有纤毛。多见于支气管冲洗或刷洗液，痰涂片中较少见。

3. 纤毛柱状上皮细胞增生　腺瘤样增生的乳头状中心可见互相重叠、排列紧密的细胞，核大小一致，呈圆形；细胞群内细胞较小，无胞质；细胞群边缘细胞较大，有明显的胞质，细胞团表面还可见纤毛。

4. 储备细胞增生　细胞较小，呈立方形或圆形；核圆形或卵圆形，偏位，深染，染色质分布较均匀，可见染色质小体；胞质少，嗜碱性；常成团脱落。

5. 鳞状化生细胞　细胞呈多边形或立方形；胞核大小一致，呈卵圆形，染色质呈细颗粒状，有些胞核深染固缩；胞质很少，嗜酸性，巴氏染色呈橘黄色。在鳞状化生细胞团周边有时可见纤毛柱状细胞。

(三) 肺癌细胞学

肺部恶性肿瘤以原发性肺癌为主，其次为转移，肉瘤少见。原发性肺癌中鳞癌占46%，小细胞未分化癌占30%，腺癌占16%，类型不明者占8%。

1. 支气管癌

(1) 鳞癌：主要发生于大支气管，痰液细胞学检查阳性率较高。根据癌细胞是否出现角化，进一步分为分化好的鳞癌和分化差的鳞癌。分化好的鳞癌癌巢中多有角化细胞珠形成，分化差的鳞癌细胞异型性明显，无角化现象，多无细胞间桥。肺鳞癌形态与子宫颈鳞癌形态基本相同(见图7-10，图7-11)。

(2) 大细胞未分化癌：癌细胞体积大，核大且不规则，核仁明显，胞质较多，嗜酸性。多为单个存在，亦可成群出现，成群细胞大小不一，很少重叠。既无鳞癌、亦无腺癌的特征。未分化大细胞癌恶性特征明显，定型诊断并不难。如定型诊断困难时，需在排除腺癌或鳞癌细胞后，才能作出诊断。

(3) 小细胞未分化癌：是肺部常见的恶性程度较高的恶性肿瘤。多为中央型，较早发生转移。癌细胞体积较小，直径8~10μm，似淋巴细胞样，呈圆形、卵圆形、三角形或特殊形态，如燕麦形，一端钝圆另一尖细；核外形不规则，染色质致密深染，结构不清，似墨水滴状；胞质很少，略呈嗜碱性，核胞质比明显增大。癌细胞多拥挤重叠成堆，背景常出现坏死现象，应与退变的淋巴细胞鉴别(见图7-14)。

(4) 腺癌：较为少见，常见于周围型，癌变来源于细支气管上皮细胞。分化好的腺癌以成群脱落癌细胞为主,细胞群大,互相重叠呈立体结构;分化差的腺癌,单个癌细胞增多,细胞群较小,结构松散,排列成腺腔样。癌细胞一般为圆形、卵圆形或不规则形;核圆形或卵圆形,明显偏位,染色质呈颗粒状,核膜常折叠或呈锯齿状,常见双核或多核细胞。

2. **转移性癌** 人体大多数恶性肿瘤皆可经过血液转移至肺,且多为晚期。肺转移性癌需要破坏肺支气管才能出现在痰涂片中,故痰阳性检出率较低。

五、淋巴结细针吸取细胞学检查

淋巴结肿大是一种常见的临床病理现象,最常见的原因是各种炎症和肿瘤。用细针吸取细胞学检查,方法简便、快速、安全,确诊率较高。

(一)淋巴结正常细胞学

正常淋巴结穿刺涂片中,主要是淋巴细胞,占95%以上,以成熟小淋巴细胞为主,幼稚淋巴细胞很少,原始淋巴细胞、单核细胞和浆细胞等少见,偶见中性粒细胞、嗜酸性粒细胞及组织细胞等。

(二)淋巴结良性病变细胞学

1. **急性淋巴结炎** 病变早期涂片中可见大量小淋巴细胞及少量转化型淋巴细胞和散在的组织细胞。急性化脓性炎症时可见大量中性粒细胞及脓细胞,有时见退变组织细胞。

2. **慢性淋巴结炎** 常见,好发于颈部、颌下和腹股沟,由邻近组织慢性感染所致。涂片中可见大量小淋巴细胞、少量转化型大淋巴细胞和组织细胞(有吞噬现象)。

3. **淋巴结结核** 具有诊断意义的细胞或结构有上皮样细胞、朗格汉斯巨细胞(即结核巨细胞)、干酪样坏死等。①上皮样细胞:系由组织细胞增生并吞噬结核分枝杆菌后变形而成。胞体直径20~30μm,长形或卵圆形;胞核大小不等,椭圆形或肾形、哑铃形、棒状,细长略弯似鞋底样者多见,染色质疏松、细致呈网状,有1~2个小核仁;胞质丰富,染蓝色或灰红色,细胞界限不明显,多呈数量不一的聚集状,单个散在者较少见(图7-26)。②朗格汉斯巨细胞:为结核病较为特异的细胞,具有较高的细胞学诊断价值。细胞体积大,直径可达60~90μm;胞核可达数十个,圆形或卵圆形,形似上皮样细胞的核,通常排列于胞质的周边,呈花环状或马蹄铁状;胞质丰富,染淡蓝色或灰蓝色,边界不清(图7-27)。③干酪样坏死:为灰蓝色或紫蓝色粉末状结构的均匀样物质,肉眼观察如豆腐渣样。抗酸染色可以找到抗酸阳性杆菌。

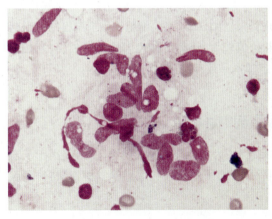

图7-26 淋巴结核穿刺物中上皮样细胞(瑞-吉复合染色×1000)

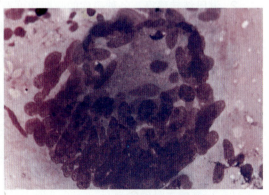

图7-27 朗格汉斯巨细胞(瑞-吉复合染色×1000)

(三)淋巴结恶性病变细胞学

淋巴结恶性肿瘤是一组淋巴结或其他淋巴组织的恶性肿瘤,可分为原发性淋巴瘤和转移癌两大类。

1. 原发性淋巴瘤 起源于淋巴结和淋巴组织。

（1）霍奇金病（Hodgkin disease，HD）：临床表现为无痛性淋巴结肿大，90%病例累及横膈以上的淋巴结，以颈部为主，其次是纵隔和腋窝，各年龄段均有发病。霍奇金病特异的细胞学诊断基于 Reed-Sternberg 细胞（R-S 细胞），又称霍奇金细胞。其形态特征为：①细胞体积大，直径40～100μm，大小不等，呈不规则圆形。②胞核巨大，染色质疏松，呈网状或水肿状，核边厚且深染。③核仁巨大，超过5μm，染蓝色或淡紫色，周边整齐，核仁周围透亮，在核仁和核边之间有纤细的染色质丝连接。④胞质丰富，染蓝色或淡紫色，常见空泡。R-S 细胞可分为单核、双核、巨核和多核4种类型，双核对称者称为"镜影核"。背景细胞可见反应性增生的淋巴细胞、粒细胞和组织细胞（图7-28）。

霍奇金病肿瘤组织中细胞成分较复杂，根据其病理组织学变化，霍奇金病分为淋巴细胞为主型、结节硬化型、混合细胞型和淋巴细胞消减型等四型，各型细胞成分见表7-8。

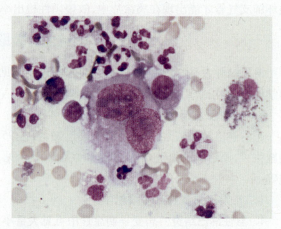

图7-28 淋巴结穿刺霍奇金病 R-S 细胞（瑞-吉复合染色×1000）

表7-8 各型霍奇金病的细胞成分

类型	R-S 细胞	嗜酸性粒细胞	组织细胞	浆细胞	淋巴细胞
淋巴细胞为主型	1+	-	1+～3+	-	3+
结节硬化型	2+	1+	1+～3+	1+	1+～3+
混合细胞型	2+	2+	2+	1+	2+
淋巴细胞消减型	3+	1+～2+	-～+	1+	-～1+

（2）非霍奇金淋巴瘤（non-Hodgkin lymphoma，NHL）：是一组细胞形态、免疫表型、生物学规律、发展速度和治疗反应各不相同的多种类型的淋巴瘤。其涂片细胞学共同特点为：瘤细胞成分单一、弥散，多以一种细胞成分为主。

2. 淋巴结转移癌 各种癌症的晚期均可表现为淋巴结转移，当癌细胞转移至淋巴结可引起淋巴结增大。淋巴结针吸细胞学对转移癌的诊断价值较大，穿刺可抽出大量排列成团、互相堆叠的癌细胞团，癌细胞形态与原发部位癌细胞形态基本一致；淋巴细胞减少甚至消失，但形态正常，常出现变性坏死的中性粒细胞及坏死物。

六、乳腺细针吸取细胞学检查

乳腺肿瘤虽良性居多，但乳腺癌的发病率亦相当高，为女性恶性肿瘤的第2位，仅次于子宫颈癌。乳腺癌位于体表，较易发现，细胞学检查取材简便，采用细针吸取细胞学检查法，对乳腺癌的确诊率达90%以上。

（一）乳腺正常细胞学

1. 乳腺导管上皮细胞 一般情况下，乳腺处于静止期，涂片中不易见到脱落的导管上皮细胞。细胞呈圆形或类圆形，多成团或蜂窝状排列；核呈圆形或卵圆形，形态规则，大小较一致，染色质细颗粒状均匀，居中或偏位，不易见核仁；胞质适中，染色偏蓝，可见空泡。妊娠后期和产后2个月，由于受内分泌的影响，导管上皮细胞可呈乳头状瘤样增生，核增大，深染且偏位，有双核或多核，核仁明显，胞质丰富，常出现空泡，切勿误认为病变细胞（图7-29）。

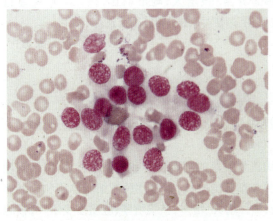

图 7-29　乳腺导管上皮细胞（瑞-吉复合染色×1000）

2. **泡沫细胞**　涂片中常见，细胞体积较大，形态类圆形，直径 15～100μm，散在或成团；胞核小、偏位，形状不固定；胞质丰富，内含较多大小不等的空泡呈泡沫状。其来源可能为吞噬细胞或导管上皮细胞。

3. **巨噬细胞**　形态与泡沫细胞相似，内含有多少不等的吞噬物。妊娠期或乳腺炎症时增多，在非孕期正常妇女涂片中，该细胞少见。

4. **其他**　正常涂片可见少数白细胞，无红细胞。白细胞增多且有淋巴细胞时，见于急性、慢性乳腺炎或分娩前后。

（二）乳腺良性病变细胞学

1. **乳腺炎**　该类患者很少有乳头溢液，涂片中主要见炎症细胞、组织细胞、吞噬细胞、泡沫细胞，导管上皮细胞形态正常。慢性炎症以淋巴细胞为主；浆细胞性乳腺炎时可见大量浆细胞；急性炎症则见大量中性粒细胞，并有部分退变、坏死；结核性乳腺炎可见上皮样细胞和朗格汉斯巨细胞。

2. **乳腺增生症**　是乳腺最常见的疾病，又称慢性囊性乳腺增生、乳腺腺病、乳腺小叶增生症等，在性成熟期的妇女发病率很高。乳腺增生症的特点是穿刺进针较困难，细胞成分不易吸取，穿刺物外观呈灰白色。整个涂片中细胞数量极少，多分化良好的乳腺导管上皮细胞，细胞及细胞核的大小较一致，核染色质致密呈细颗粒状，核仁不明显。腺上皮细胞可散在或成团排列，有时可见泡沫细胞及脂肪细胞。

3. **乳腺纤维腺瘤**　为乳腺最常见的良性肿瘤，有明显肿块触及。涂片中可见：①导管上皮细胞：细胞常成团，排列规则呈典型蜂窝状，细胞核大而圆，染色质细致均匀，核仁明显。细胞间夹有来源于肌上皮细胞或小叶内间质细胞的双极裸核细胞，该细胞无胞质，核呈椭圆形或梭形，两端可有尖，有时像麦粒，此种细胞的出现一方面表明为良性，另一方面有助于纤维腺瘤诊断。②黏液：淡蓝、淡红云雾状结构，是乳腺纤维腺瘤的重要特征之一。③成纤维细胞：红染呈梭形，核卵圆形或梭形，染色较淡，有时可见小核仁。

4. **导管内乳头状瘤**　临床主要表现为乳头溢液，多是咖啡色透明液体，有时为血性溢液。涂片中以导管上皮细胞为主，细胞常粘连成团，排列整齐，呈乳头状。瘤细胞与正常乳腺上皮细胞相似，细胞核有时可见轻度异型性。背景为血性，多伴有少量泡沫细胞，有感染时可见较多中性粒细胞。

（三）乳腺恶性病变细胞学

乳腺恶性肿瘤中绝大多数为乳腺癌，临床表现为乳腺肿块，坚硬固定，界限不清，主要是乳腺导管上皮细胞的癌变，故基本上都是腺癌。病变部位穿刺易吸取成功，吸出物多为血性或灰白色颗粒状。涂片中细胞数量较多，多成团分布，排列紊乱，无极性，有相互重叠现象，有时可见乳头状、腺泡状、菊花团

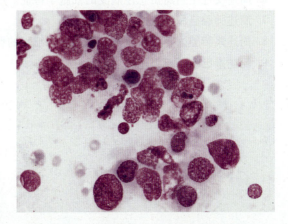

图 7-30　乳腺癌细胞（瑞-吉复合染色×1000）

样、蜂窝状等特征性排列;胞体大小悬殊,形态异常;核增大,畸形明显,核仁大而明显且数量增多,可见较多的异常核分裂象;核胞质比明显增大(图7-30)。

（张家忠）

本章小结

正常脱落的上皮细胞根据其组织类型和来源以及细胞质和细胞核的特征,分为鳞状上皮细胞、分泌性腺上皮细胞、纤毛上皮细胞和间皮细胞。

进行细胞学检查,首先要掌握不同组织正常脱落的细胞种类和形态学特征,以及病理情况下细胞形态学变化特点,尤其是恶性肿瘤细胞的特征,如恶性肿瘤细胞体积和核显著增大,畸形;核染色质明显增多、增粗、深染,核仁增大、增多,核膜增厚;胞质多少不一,核胞质比增大等。诊断恶性肿瘤细胞的性质与类型时,应结合组织细胞来源、涂片背景、伴随细胞的出现等情况,并与相类似的细胞、核异质细胞等进行鉴别,综合分析作出判断。

正确采集合格的细胞学标本是准确进行细胞学诊断的前提。根据采集的标本不同,可选用适合的方法进行涂片和染色。目前,检验科所进行的脱落细胞学检查标本和制片主要有浆膜腔积液、尿液等离心取沉淀物涂片,痰液涂片,子宫颈管刷检物,内镜刷检物涂片,活检组织印片等,常采用的染色为瑞-吉复合染色,有时也用苏木素-伊红染色,除了液基细胞学检查,很少使用巴氏染色。

临床细胞学诊断采用直接法或分级法进行报告。由于2006年原卫生部颁布的《医疗机构临床实验室管理办法》(卫医发[2006]73号)第十九条明确规定:诊断性临床检验报告应当由执业医师出具。因此,检验科在进行细胞学诊断时,应由具有执业医师资格的人员进行,否则可对观察到的结果进行描述性报告。

复习题

1. 名词解释:核胞质比、肿胀性退变、固缩性退变、核异质、化生、角化不良。
2. 细胞学标本常用的采集方法及涂片制备方法有哪些?
3. 简述正常上皮细胞的形态特点。
4. 简述恶性肿瘤细胞的形态特点。
5. 简述巴氏染色的原理及方法学评价。
6. 简述女性生殖道良恶性病变的细胞学特征。
7. 简述肺腺癌和鳞癌的细胞形态特征。
8. 简述浆膜腔内正常细胞及**转移性**腺癌细胞的形态特征。
9. 简述淋巴结结核细胞学主要特征。

参考文献

1. 王永才,崔娴维.针吸/脱落细胞学诊断图谱.北京:人民军医出版社,2003
2. 龚道元.医学检验操作技能考核与评价.北京:中国医药科技出版社,2005
3. 叶应妩,王毓三,申子瑜.临床检验操作规程.第3版.南京:东南大学出版社,2006
4. 郑文芝.临床基础检验学.北京:人民军医出版社,2006
5. 丁国良,赵树华,王珍.实用输血学.上海:第二军医大学出版社,2007
6. 王宝燕.临床输血手册.北京:科学出版社,2008
7. 李元堂,张炳昌.临床脱落细胞学图谱分析及诊断.济南:山东大学出版社,2008
8. 李捷,吴颂时,赵学涛.最新输血技术手册.石家庄:河北科学技术出版社,2008
9. 石凌波,崔伟历,张凤川.检验医学分析前质量控制.北京:人民军医出版社,2008
10. 刘成玉.临床检验基础.第2版.北京:中国医药科技出版社,2010
11. 罗春丽.临床检验基础.第3版.北京:人民卫生出版社,2010
12. 杨宝成,张印刚.采供血及输血管理.北京:人民卫生出版社,2010
13. 兰炯采,贠中桥,陈静娴.输血免疫血液学实验技术.北京:人民卫生出版社,2010
14. 杨江存,曹晓莉.临床输血质量管理.北京:人民卫生出版社,2010
15. 高峰.临床输血与检验.第2版.北京:人民卫生出版社,2010
16. 龚道元.临床检验基础实验指导.北京:人民卫生出版社,2010
17. 吴晓曼.临床检验基础实验指导.第4版.北京:人民卫生出版社,2011
18. 高东英译.血液管理学基础.北京:人民卫生出版社,2011
19. 刘成玉,罗春丽.临床检验基础.第5版.北京:人民卫生出版社,2012
20. 王建中.临床检验诊断学图谱.北京:人民卫生出版社,2012
21. 胡丽华.临床输血学检验.第3版.北京:人民卫生出版社,2012
22. 穆世杰.西京输血科临床工作手册.西安:第四军医大学出版社,2012

中英文名词对照索引

B

靶形红细胞 target cell	37
白细胞 white blood cell	18
白细胞分类计数 differential count, DC	21
本周蛋白 Bence Jones protein, BJP	162
比重 specific gravity, SG	137
标准操作规程 standard operating procedure, SOP	3

C

餐后尿 postprandial urine	133
晨尿 first morning urine	133
出血时间 bleeding time, BT	52
出血时间测定器 template bleeding time, TBT	52
纯合分型细胞 homozygote typing cell, HTC	109
促红细胞生成素 erythropoietin, EPO	31

D

D-二聚体 D-dimer, D-D	52
大红细胞 macrocyte	36
单核细胞 monocyte, M	18
单核细胞减少 monocytopenia	24
单核细胞增多 monocytosis	23
低荧光强度网织红细胞 low fluorescent reticulocyte, LFR	44
淀粉颗粒 starch grain	183
杜勒体 Döhle bodies	26
多角度偏振光散射 multi angle polarized scatter separation, MAPSS	65
多尿 polyuria	135

F

非霍奇金淋巴瘤 non-Hodgkin lymphoma, NHL	250
非前向运动精子 non-progressive motility, NP	188
非运动精子 immotility, IM	189
粪便分析工作站 feces analysis work station	185
辐照血液 irradiated blood components	121

G

高峰胃酸排量 peak acid output, PAO	223
高铁血红蛋白 hemiglobin, Hi	33
高荧光强度网织红细胞 high fluorescent reticulocyte, HFR	45
固有误差 inherent errors	20
关节腔积液 articular cavity effusion	220
管型 cast	146
国际输血协会 International Society of Blood Transfusion, ISBT	87

H

含铁血黄素 hemosiderin	166
核异质 dyskaryosis	233
核右移 shift to the right	25
核左移 shift to the left	25
核左移指数 left index, LI	65
红细胞 red blood cell	31
红细胞沉降率 erythrocyte sedimentation rate, ESR	46
红细胞大小不均 anisocytosis	37
红细胞计数 red blood cell count, RBC	32
红细胞平均体积 mean corpuscular volume, MCV	42
红细胞平均血红蛋白含量 mean corpuscular hemoglobin, MCH	42
红细胞平均血红蛋白浓度 mean corpuscular hemoglobin concentration, MCHC	42
红细胞体积分布宽度 red blood cell volume distribution width, RDW	61
红细胞形态不整 poikilocytosis	38
红细胞自凝 self-agglutinating	40
还原血红蛋白 reduced hemoglobin, Hbred	33
混合淋巴细胞培养试验 mixed lymphocyte culture, MLC	109
活化部分凝血活酶时间 activated partial thromboplastin time, APTT	52
霍奇金病 Hodgkin disease, HD	250

J

肌红蛋白尿 myoglobinuria	164
基础胃酸排量 basic acid output, BAO	223
棘红细胞 acanthocyte	38
计时尿 timed urine	133
计算机辅助精液分析 computer aided semen	

中文	英文	页码
	analysis, CASA	191
技术误差	technical errors	20
间接抗球蛋白试验	indirect antiglobulin test, IAT	103
浆膜腔积液	serous effusion	214
精液	seminal fluid	185
精液减少症	oligospermia	187
精液增多症	polyspermia	187
精子活动力	sperm motility	188
精子活动率	sperm vitality rate	189
精子活率	sperm vitality	190
精子计数	sperm count	191
精子质量分析仪	sperm quality analyzer, SQA	191
巨大未成熟细胞	large immature cell, LIC	66
巨红细胞	megalocyte	37

K

卡波环	Cabot ring	39
抗凝剂	anticoagulant	5
空泡	vacuoles	26
口形红细胞	stomatocyte	38
库尔特原理	Coulter principle	61
快速贴壁细胞	rapidly adhering cell, RAC	226

L

泪滴形红细胞	teardrop cell, dacrocyte	38
类白血病反应	leukemoid reaction	23
冷沉淀	cryoprecipitate, Cryo	120
冷冻血浆	frozen plasma, FP	120
冷链	cold chain	116
镰形红细胞	sickle cell	37
裂片红细胞	schistocyte	38
淋巴细胞	lymphocyte, L	18
淋巴细胞毒试验	lymphocytotoxicity test, LCT	108
淋巴细胞减少	lymphocytopenia	23
淋巴细胞增多	lymphocytosis	23
罗-琼试验	Ross-Jones test	210

M

缗钱状排列	rouleaux formation	40

N

脑脊液	cerebrospinal fluid, CSF	206
黏蛋白定性试验	Rivalta test	217
尿渗量	osmolality, Osm	139
尿液	urine	132
凝血酶时间	thrombin time, TT	52
凝血酶原时间	prothrombin time, PT	52
浓缩红细胞	concentrated red blood cell, CRC	117
诺-爱试验	Nonne-Apelt test	210

P

潘氏试验	Pandy test	210

Q

前列腺特异抗原	prostate specific antigen, PSA	196
前列腺液	prostatic fluid	196
前向运动精子	progressive motility, PR	188
氰化高铁血红蛋白	hemiglobincyanide, HiCN	33
球形红细胞	spherocyte	37
全血	whole blood	4

R

染色质小体	Howell-Jolly body	39
人类白细胞抗原	human leucocyte antigen, HLA	107
人类粒细胞抗原	human neutrophil alloantigen, HNA	110
人类免疫缺陷病毒	human immunodeficiency virus, HIV	129
人类血小板抗原	human platelet antigen, HPA	111
人绒毛膜促性腺激素	human chorionic gonadotropin, hCG	167
乳糜尿	chyluria	166

S

少尿	oliguria	135
渗透浓度	osmotic concentration	139
十二烷基硫酸钠血红蛋白	sodium dodecyl sulfate hemoglobin, SDS-Hb	34
嗜碱性点彩红细胞	basophilic stippling cell	40, 46
嗜碱性粒细胞	basophil, B	18
嗜碱性粒细胞减少	basopenia	23
嗜碱性粒细胞增多	basophilia	23
嗜酸性粒细胞	eosinophil, E	18
输血	blood transfusion	87
输血传播性疾病	transfusional infectious disease	129
输血后紫癜	post-transfusion purpura, PTP	111
随机尿	random urine	133

T

特发性血小板减少性紫癜	idiopathic thrombocytopenic purpura, ITP	111

特发性血小板增多症　essential thrombocythemia, ET … 52
退化变性　degeneration ……………………………… 232
脱落细胞学　exfoliative cytology ………………… 229
椭圆形红细胞　elliptocyte ………………………… 37

W

网织红细胞　reticulocyte, Ret ……………………… 43
网织红细胞生成指数　reticulocyte production
　　index, RPI ……………………………………… 46
微量清蛋白　micro-albumin, MAlb …………… 165
卫星核　satellite nucleus ………………………… 28
未染色大细胞计数　large unstained cell count, LUC … 65
胃液　gastric juice ………………………………… 222
无精液症　azoospermia …………………………… 187

X

细胞病理学　cytopathology ……………………… 229
细针吸取细胞学　fine needle aspiration cytology … 229
夏科-雷登　Charcot-Leyden …………………… 181
纤维蛋白(原)降解产物　fibrin/fibrinogen degradation
　　products, FDP ………………………………… 52
纤维蛋白原　fibrinogen, Fg ……………………… 52
线索细胞　clue cell ……………………………… 201
小红细胞　microcyte ……………………………… 36
新生儿溶血性疾病　hemolytic disease of the
　　newborn, HDN ……………………………… 129
新生儿同种免疫性血小板减少症　neonatal alloimmune
　　thrombocytopenia, NAITP …………………… 111
悬浮红细胞　suspended red blood cell, SRC …… 117
血红蛋白　hemoglobin, Hb 或 HGB ……………… 33
血细胞比容　hematocrit, HCT; packed cell
　　volume, PCV …………………………………… 40
血细胞分析仪　blood cell analyzer, BCA ………… 61
血小板计数　platelet count, PLT ………………… 49
血小板平均体积　mean platelet volume, MPV …… 61
血小板特异性抗原　platelet-specific antigen …… 111
血小板吞噬现象　platelet phagocytosis ………… 52
血小板卫星现象　platelet satellitism …………… 52
血小板相关性抗原　platelet-associated antigen … 111
血型　blood groups ………………………………… 87
血型集合　blood group collection ……………… 89
血型系统　blood group systems ………………… 87
血液保养液　blood preservation solution ……… 114
血液管理信息系统　blood management information
　　system, BMIS ………………………………… 116

Y

羊水　amniotic fluid, AF ………………………… 225
氧合血红蛋白　oxyhemoglobin, HbO$_2$ ………… 33
异常角化　dyskeratosis …………………………… 234
异型淋巴细胞　atypical lymphocyte ……………… 27
阴道分泌物　vaginal discharge ………………… 198
阴道加德纳菌　Gardnerella vaginalis, GV ……… 201
隐血试验　occult blood test ……………………… 160
有核红细胞　nucleated erythrocyte ……………… 40
预致敏淋巴细胞试验　primed lymphocyte
　　test, PLT ……………………………………… 109

Z

正铁血红蛋白　methemoglobin, MHb …………… 33
直接抗球蛋白试验　direct antiglobulin test, DAT … 103
中毒颗粒　toxic granulations …………………… 26
中性分叶核粒细胞　neutrophilic segmented
　　granulocyte …………………………………… 18
中性杆状核粒细胞　neutrophilic stab granulocyte … 18
中性粒细胞　neutrophil, N ……………………… 18
中性粒细胞病理性增多　neutrophilia …………… 22
中性粒细胞核象变化　nuclear shift ……………… 24
中性粒细胞减少　neutropenia …………………… 23
中荧光强度网织红细胞　middle fluorescent
　　reticulocyte, MFR …………………………… 45
主要组织相容性复合体　major histocompatibility
　　complex, MHC ……………………………… 107
主要组织相容性抗原　major histocompatibility
　　antigen, MHA ………………………………… 107
自动血液分析仪　automated hematology analyzer,
　　AHA …………………………………………… 61
自身输血　autotransfusion ……………………… 127
最大胃酸排量　maximal acid output, MAO …… 223